保膝截骨：
Osteotomy About the Knee
手术指南
A Comprehensive Guide

主　编　（英）萨姆·奥斯迪克（Sam Oussedik）

　　　　（法）塞巴斯蒂安·勒斯蒂格（Sebastien Lustig）

主　审　黄　野　孟庆才

主　译　方　锐　邓迎杰

北方联合出版传媒（集团）股份有限公司

辽宁科学技术出版社

·沈　阳·

©2023 辽宁科学技术出版社
著作权合同登记号：第 06-2022-121 号。

图书在版编目（CIP）数据

保膝截骨：手术指南 /（英）萨姆·奥斯迪克（Sam Oussedik），（法）塞巴斯蒂安·勒斯蒂格（Sebastien Lustig）主编；方锐，邓迎杰主译. — 沈阳：辽宁科学技术出版社，2023.5
ISBN 978-7-5591-2938-3

Ⅰ.①保… Ⅱ.①萨… ②塞… ③方… ④邓… Ⅲ.①关节—外科手术 Ⅳ.①R684

中国国家版本馆CIP数据核字（2023）第045924号

出版发行：辽宁科学技术出版社
　　　　　（地址：沈阳市和平区十一纬路25号　邮编：110003）
印 刷 者：辽宁新华印务有限公司
经 销 者：各地新华书店
幅面尺寸：210mm×285mm
印　　张：16
插　　页：4
字　　数：350千字
出版时间：2023年5月第1版
印刷时间：2023年5月第1次印刷
责任编辑：吴兰兰
封面设计：顾　娜
版式设计：袁　舒
责任校对：王春茹

书　　号：ISBN 978-7-5591-2938-3
定　　价：248.00元

投稿热线：024-23284363
邮购热线：024-23284357
E-mail:2145249267@qq.com
http://www.lnkj.com.cn

译者名单

主　审　黄　野　北京积水潭医院

　　　　　孟庆才　新疆医科大学附属中医医院

主　译　方　锐　新疆医科大学附属中医医院

　　　　　邓迎杰　新疆医科大学附属中医医院

参译人员（按照姓氏拼音排序）

　　　　　郭　浩　新疆医科大学附属中医医院

　　　　　洪汉刚　新疆医科大学附属中医医院

　　　　　加　亨　新疆医科大学附属中医医院

　　　　　李雷疆　新疆医科大学附属中医医院

　　　　　李祥生　新疆医科大学附属中医医院

　　　　　梁治权　新疆医科大学附属中医医院

　　　　　刘鹏程　新疆医科大学附属中医医院

　　　　　任晓强　新疆医科大学附属中医医院

　　　　　史　亮　新疆医科大学附属中医医院

　　　　　吾米提江·吾其坤　新疆医科大学附属中医医院

　　　　　吴伟光　新疆医科大学附属中医医院

　　　　　向文远　新疆医科大学附属中医医院

　　　　　张　凯　新疆医科大学附属中医医院

编者名单

Sam Oussedik

Orthopaedic Surgery Department

University College London Hospitals

London

UK

Sebastien Lustig

Orthopaedic Surgery, Arthritis and Joint

Replacement Department

Lyon Croix-Rousse Univeristy Hospital

Lyon

France

前言

我们生活在一个追求越来越高的时代。我们的患者对功能的期望不再随着年龄的增长而降低，不断增长的肥胖症的流行导致越来越年轻的患者患膝关节退行性疾病的比率逐渐增高。在一些发展中国家，接受昂贵的关节置换手术仍然是个挑战。

膝关节截骨术是通过调整肢体力线来减轻疼痛和恢复关节功能，从而为这些临床问题提供了一个可能的解决方案。

然而，自现代膝关节置换术问世以来，截骨术已经相对地被逐渐淘汰。正是为了迎接上述挑战，截骨术应当成为所有膝关节手术医生们所拥有治疗方法的一部分。虽然技术要求较高，但经验丰富的手术医生所取得的临床结果使其成为了一种可靠和可重现的治疗膝关节退行性疾病的选择。

希望本文所列各章节能够为初学的医生们提供新的选择，并为有经验的手术医生提供技术建议。我们邀请了最有经验的截骨术医生来分享他们的经验、技术、技巧和成果，最终希望能够改善世界各地患者的临床结果。

英国伦敦　Sam Oussedik

法国里昂　Sebastien Lustig

致谢

感谢 Elliot Sappey-Marinier 医生对本书出版所作出的努力和贡献。

目录

第一部分　基础科学

第 1 章 从希波克拉底到 Conventry 及后世：关节修复重建术的发展史

Henk Giele，Richard Barton

1.1 引言

关节修复重建术的历史可追溯至几千年以前。通过一些伟大的矫形先驱者的努力，该手术已经实现了巨大的飞跃。如麻醉的引入、无菌手术技术和手术仪器的发展，临床 X 线的应用及其先进成像技术的发展，以及我们对肢体力线、骨折固定的精进理解和住院患者的选择等，均在一定程度上应用手术方法为有效地改善所选患者的疼痛症状和肢体功能奠定了基础。

目前，我们拥有计算机导航技术、机器人辅助技术、先进的 3D 技术、动态成像技术和人工智能技术等，这些技术已经使我们能够对之前可望而不可及的手术操作变得触手可及，并将有助于手术准确度和再现性达到更高的水平。

在本章中，我们将介绍关节修复重建术的发展史，重点介绍膝关节周围截骨术的演变历程。

1.2 古代思想家至 19 世纪的先驱

人们在古代就开始思考畸形矫正的原则。古埃及的《艾德温・史密斯纸草文稿》（约公元前 1600 年）中记载了 3 例肱骨骨折力线矫正的病例。希波克拉底（公元前 460—370 年）使用一种后来被称为希波克拉底凳（图 1.1）的装置，并应用该装置在骨折愈合时重新对齐断裂的长骨以更好地恢复肢体形态。这项希波克拉底凳技术后来也由 Celsus 和 Galen 进一步进行扩展 [1, 2]。但直到 16 世纪，才有人对折骨术（为达到畸形矫正的目的而有意折骨并将长骨稳定的一种方法）进行了描述 [2, 3]。

尽管因缺乏适用的消毒、麻醉技术和基本手术器械而可能导致患者窒息，但 John Rhea Barton 还是在 1826 年实施了第一例截骨术来治疗一位患有髋关节强直的患者 [4]。他意图通过粗隆下截骨使骨折不愈合来制造一个"人工关节"，从而改善功能。大约 10 年之后，在 1835 年，他进行了第一例股骨髁上截骨术，以治疗膝关节强直 [5]。在这一持续了 5min 的无麻醉手术过程中，他从股骨远端前侧取出一块楔形骨，并在

> 在 1835 年，John Rhea Barton 进行了第一例股骨髁上截骨术。

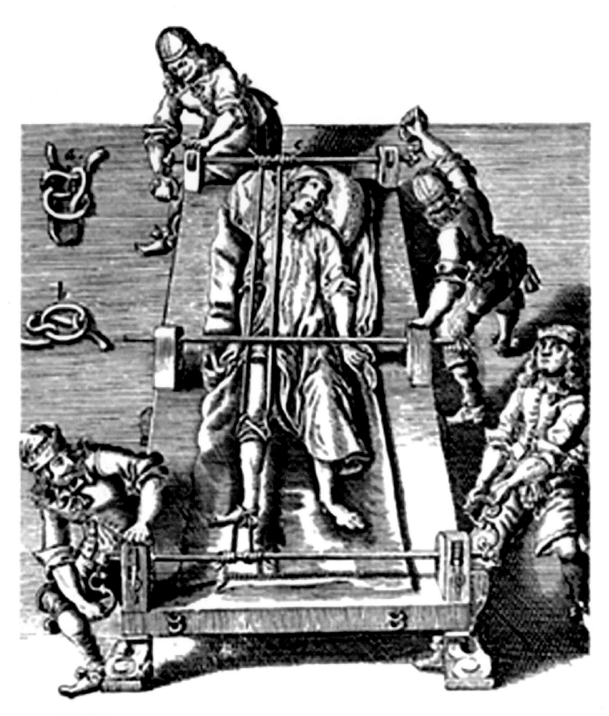

图 1.1 希波克拉底凳

数周内用夹板逐渐矫正屈曲畸形（图 1.2）。据他报道，在 14 例截骨手术中，有 12 例成功案例，另 2 例患者于术后 [3] 因"过度刺激和衰竭"而死亡。John Rhea Barton 的研究成果对畸形矫正截骨术的未来发展和关节成形术，以及关节活动范围概念的发展产生了深远的影响。

图 1.2　1837 年 Barton 做截骨术的插图

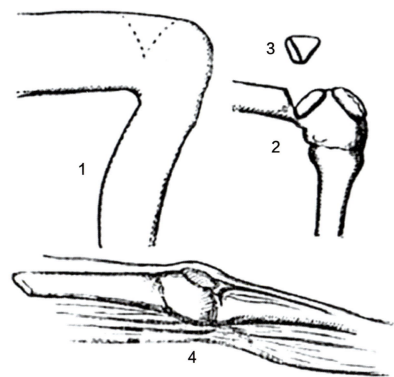

Philadelphia, December, 1837.

1846 年，William Morton 和 Robert Liston 第一次在手术过程中使用乙醚麻醉。

一次重要的突破发生于 1846 年，来自麻省总医院的 William Morton 和来自伦敦大学医学院的 Robert Liston 分别在他们各自的国家使用乙醚进行了第一例外科手术，这也是有效麻醉用于外科手术发展的一个重要里程碑，从而使得手术过程可以更长、手术难度可以更复杂，并且也可以更准确地进行手术操作[6]。

19 世纪 50 年代，Langenbeck 发明了皮下微创截骨技术治疗髋关节和膝关节强直以及下肢畸形。他通过一个使得软组织损伤最小的小切口钻了一个皮质窗，用一个小锯通过这一窗口将骨部分切开，这样就可以人工打断和拉直骨[7]。包括 Billroth、Volkman、Pancoast 和 Gross 在内的医生在后续工作中进一步发展了经皮截骨术的器械和技术，据报道都取得了良好的效果，但术后脓毒血症的发生却成为阻碍该技术发展的一个障碍。

Lister 在抗菌外科的开创性成果已将 Pasteur 的发酵原理应用于创面脓毒血症的病原学中[8]，其影响了来自格拉斯哥皇家医院的 William MacEwen。他于 1878 年在《柳叶刀》杂志上报道了他运用抗菌截骨术治疗下肢畸形，如膝外翻和膝内翻[9]。在一系列

1878 年，William MacEwen 介绍了"抗菌截骨术"。

超过 50 例的截骨术中获得了可喜的结果 [9]。1880 年，MacEwen 出版了第一本专门研究截骨术的书，其中包括改进的抗菌技术和手术技术 [10]，并成为那个时代使截骨术和畸形矫正原则得到广泛应用的贡献者之一。他摒弃了骨柄凿子或木柄凿子，发明了一种切刃为楔形的被他称之为骨凿的全金属器械 [11]。直到 1884 年，据报道他已经做了 1800 多例截骨术，均未出现败血症或致命的伤口并发症 [12]。但由于缺乏内固定、影像学分析和基础固定技术等因素，导致其所获得的手术结果混杂不一。然而，在随后的 75 年中，截骨术的使用和适应证范围仍在不断扩大 [3]。

1.3 畸形矫正治疗关节病

1940 年，截骨术用于治疗患有膝关节骨性关节炎的患者。

膝关节截骨术的又一次飞跃发生于将畸形矫正原则应用于关节病的治疗中。在此之前，严重病例的主要治疗方法是关节固定术。20 世纪 40 年代初期，Steindler 和 Wardle 实施了胫骨和腓骨近端截骨术以治疗膝关节骨性关节炎 [13]。据 Wardle 报道，尽管存在血管并发症的风险，但在他所做的 38 例截骨术中，获得了持续 5 年以上的良好结果，并通过静脉造影研究认为疼痛的即刻缓解部分是由于髓内静脉压的降低。1948 年，Brittain 报道了一种股骨远端外侧开放楔形截骨术，用于治疗患有膝外翻但对手术治疗有抵抗的儿童患者和同时患有膝关节外侧间室骨性关节炎的成年患者 [14]。

1961 年，Jackson 和 Waugh[15] 发表了他们运用"杵臼式"胫骨高位截骨术（HTO）治疗 11 例膝关节骨性关节炎（OA）的报道。在平均 31 个月的随访后测量了内翻或外翻畸形的矫正度，第一次通过影像学检查证实了其发生修复重建和愈合的过程。1964 年，Gariepy 报道了在胫骨结节近端行经腓骨外侧

1961 年，Jackson 和 Waugh 发表了关节修复重建的第一次放射学证据。

闭合楔形胫骨高位截骨术（HTO），在 1~7 年的随访中所实施的 22 例截骨手术均取得了良好的效果 [16]。这启发了罗切斯特市梅奥诊所的 Mark Coventry，他发明了在胫骨结节近端行闭合楔形胫

1965 年，Mark Coventry 介绍了闭合楔形截骨术 U 形钉固定技术，并确定了截骨术的原则。

骨高位截骨术（HTO）的技术。该技术在手术中用 1~2 枚 U 形钉固定截骨断端，术后使用石膏对患肢进行 4~6 周的固定（图 1.3）[17]，并将该技术用于治疗有内翻或外翻畸形的膝关节骨性关节炎。他介绍了几个相关的原则，建议 HTO 应该达到：①完全矫正或过度矫正畸形；②矫正部位应靠近畸形所处位点；③截取能迅速愈合的骨骼；④早期实现活动范围和负重；⑤必要时允许探查膝关节；⑥将风险降到最低 [17]。Mark Coventry 还强调，胫骨结节近端截骨术可以将股四头肌的压力转移，从而促进骨愈合 [17]。在他最初实施的 30 例膝关节手术中，对 22 例患者随访 1 年以上，其中 18 例获得满意的结果（大部分的术前疼痛得到缓解，屈曲度＞90°，完全主动伸展

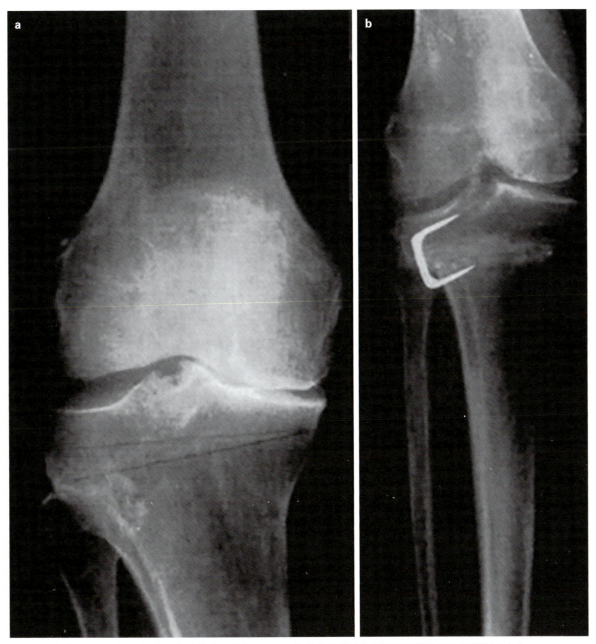

图 1.3　术前（a）和术后（b）X 线片检查，来自于 1965 年考文垂描述的胫骨近端截骨术及 U 形钉固定术

和良好的稳定性）。2 例使用光滑、圆形不锈钢 U 形钉的患者出现膝关节松动，使用 Vitallium 直角 U 形桥钉的病例未出现膝关节松动，也无血管损伤，1 例患者出现腓神经麻痹（石膏压迫所致），之后部分恢复。Conventry 承认，在选定的患者组中获得了良好的效果，特别是对早期退行性膝关节骨性关

> 1970 年，Freeman 和 Swanson 研制出了用于膝关节成形术的全髁型假体。

节炎患者，还可相对保护内侧或外侧间室[18]。20 世纪 70 年代，外科手术技术的种类繁多，适应证不明确，固定方法不理想，以及伤口感染、骨不愈合和腓神经麻痹等并发症，引发了各种报道[3]。

与此同时，随着全髁型膝关节假体[19]的出现，膝关节成形术显示出了良好的临床效果。因此，除了少数几个中心仍在继续实施 HTO 手术以外，许多手术医生不再采用截骨术。

1.4 固定技术的进步

直到 20 世纪 80 年代，大多数手术医生在截骨术后仍使用石膏托或 U 形钉固定，通常辅以矫正器具或石膏托来维持矫正[3]。在此期间，矫正度丢失和畸形复发仍然是一个严重问题。Coventry 在 1969 年推出了阶梯式 U 形钉，以改善 U 形钉插入肢体远端的一致性和接合深度[20]。然而，固定技术的一个重大进步来自于骨折固定原则的应用。1958 年，国际内固定研究学会（现称为 AO 基金会）成立。尽管早期的固定装置失败率很高，但 Müller（创始成员之一）在 1971 年公布 83% 的患者在接受 HTO 后的 1~6 年

> 1971 年，Muller 报道了使用 AOT 型钢板所取得的良好结果。

中仍然获得了良好或优异的效果，提倡使用 AO 的 T 形钢板[21]。由此，人们也逐渐认识到实现早期稳定固定才可能保证早期膝关节的活动范围。1988 年，Krackow 小组在行股骨远端截骨术时采用了 90° AO 股骨远端接骨板，其中 93% 的患者获得良好或优异的效果[22]。Miniaci 等在 41 例 HTO 中使用了一种类似由中空板制成的器械，早期效果良好，但 50% 的病例出现机械轴线矫正不理想，这使得他们在 1989 年时报道了一种新的术前方案来应对机械轴线矫正问题[23]。

20 世纪 90 年代，固定技术的发展呈现出多样性和复杂性。继 Dror Paley 在畸形矫正方面作出的努力，以及 Illizarov 技术的运用产生的影响力[24]。由于动态外固定架具有可早期负重的优势和控制术后矫正度的潜能，所以将其用于 HTO[25, 26]。然而，该方法在技术上有较高的要求，且该方法面临患者依从性和针道并发症发生的挑战[3]。随着更专业制板系统的发展，如垫板（Puddu 板，Arthrex Inc.，美国佛罗里达那不勒斯）和角稳定固定板，如 TomoFix 板（Mathys Inc.，瑞士 Bettlach），开放楔形截骨术也出现了复苏现象[27, 28]。前者为不锈钢板，其中包含尺寸可变的垫片，以协助维持矫正；后者为钛板，带有角稳定的锁定螺钉。TomoFix 之所以受到欢迎，是因为其生物力学性能得到了改善，包括扭转强度、失效载荷上升以及降低了截骨向对侧皮质延伸时发生位移的风险[28-31]。当然，也有一些作者仍然提倡再增加植骨或其替代物来降低手术失败的风险。

1.5 对理想的下肢矫正和术前计划改进的理解

在放射成像出现之前，畸形分析和矫正是靠"肉眼"判断的，Wilhelm Conrad Röentgen 在 1985 年第一次应用 X 线技术，从而开创了应用于人类骨骼成像的纪元。局部膝关节 X 线片得到运用，但未考虑肢体的整体轴线或畸形所在的位置。随着矫正方案和影像学分析评估更广泛的应用，作者们开始质疑力线目标，从解剖轴线矫正发展到在下肢全长成像上测量的机械轴矫正，Harris

和 Kostuik 在 1970 年强调了其价值[32]。

矫正目标尚不明确，直到 1979 年 Fujisawa 等报道了关节镜和纤维软骨再生的组织学证据，在 54 例接受外翻 HTO 治疗膝关节骨性关节炎的患者中，其机械轴被矫正到距胫骨平台中点外侧 30%~40% 的程度[33]。这一点被广泛接受，并被纳入了不断发展的术前方案中[23, 34]。Miniaci 等在 1989 年报道了他们的术前方案技术，除了内翻和外翻应力试验外，还使用了下肢全长负重片（图 1.4）[23]，确定了投射目标机械轴所要求的矫正角度，这一角度是由 Fujisawa 等定义的。Dugdale 等报道了一种算法来确定矫正度，同时该算法考虑了机械轴和复杂病例中韧带松弛导致的关节线分离等因素（图 1.5）[34]。

> 1979 年，Fujisawa 等确定了治疗外翻 HTO 矫正目标。

Dror Paley（1989 年以后）所作的努力，包括他对畸形旋转中心（CORA）的描述，以及他确定所需矫正部位、大小和方向的方法，有助于我们更深入理解关节修复重建[24, 35]。如果不考虑这些原则，可能会造成新的畸形，如关节线倾斜。

> 1989 年，Miniaci 等报道了矫正的术前方案技术，Paley 还介绍了畸形矫正的原则。

1.6　在股骨远端还是胫骨近端截骨？

早期为治疗内翻和外翻畸形而行股骨远端和胫骨近端截骨术的先驱们在技术和理念上存在巨大的差异。1973 年，Shoji 和 Insall 证实了运用 HTO 治疗外翻畸形的结局不如用其治疗内翻畸形[36]。同年，Coventry 提出，对于外翻畸形 > 12° 或关节线平面与水平方向的倾斜度 > 10°，股骨远端截骨术相较于 HTO 更可取，以免造成关节线倾斜，关节线倾斜则会造成膝关节剪切力过大，而导致手术失败[18]。这些结果于 20 世纪 80 年代在 Maquet、McDermott 和 Healy 等的病例系列和比较研究中都得到了证实[22, 37, 38]。

1.7　21 世纪的截骨术

自 21 世纪初以来，膝关节周围截骨术在固定方法、肢体目标力线的理解、使用技术辅助优化矫正的准确度和精密度，以及监测结局的能力等方面均得到发展。

多种内固定装置现已被证实是有效的[39]。而有效植骨的实用性增加和角稳定钢板的成功应用，促进了开放楔形截骨术的更广泛应用[3]。诸如 Illizarov 和 Paley 等作者的努力使得泰勒氏六轴外固定架的发展成为可能，这种装置可以在计算机软件辅助下即刻负重并逐步矫正。这些已成为复杂畸形矫正手术中的有力工具，但仍存一系列独特风险，如针道感染和难以实现患者一致性，

图 1.4 Miniaci 等对术前
矫正方案的介绍

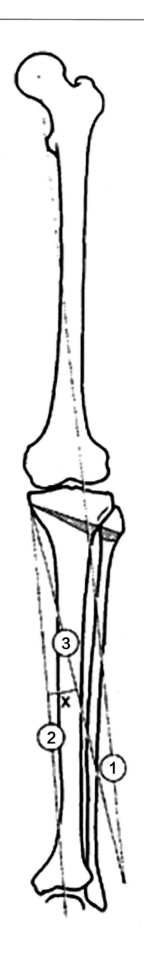

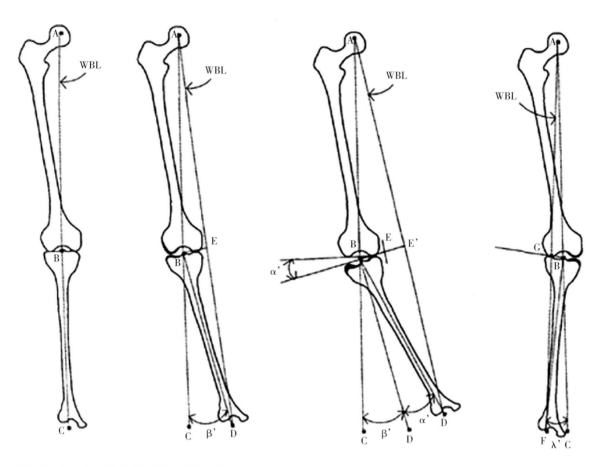

图 1.5　Dugdale 等对术前矫正方案的介绍

所以在技术上仍具有挑战性[3]。

　　计算机导航技术最初是应用于脊柱手术和关节成形术，现已与胫骨或股骨截骨术中的适用流程相适应（图 1.6）。术中和实时力线评估，提高了矫正的准确性和再现性[40]。然而，手术时间的延长和针道的潜在并发症，都是导致其未能得到广泛应用的障碍，并且由于成本的增加其临床获益还没有令人信服的证明[41]。

　　人们越来越多地关注畸形的矢状面和轴状面。很明显，只关注冠状面矫正是不够的[42, 43]。先进的成像方式如 MRI 和 CT 正被推广用于三维分析和矫正方案中，这也促成了 3D 打印导板在截骨术中应用的发展（图 1.7），能够达到在冠状面、矢状面和轴状面实现计划矫正的期望精度[44-46]。

　　确定截骨手术的适应证仍然是一个挑战，因为年龄和运动水平不再是明确的定义特征。一些导致手术失败的危险因素，如吸烟、肥胖和畸形程度，其支持证据又是有限的[47-51]。在 20 世纪 70 年代膝关节成形术的适应证和应用范围的扩大对截骨术适应证的确定也是一个挑战[52-54]，也有越来越多的证据证明单一的截骨术或截骨术联合软骨修复术以及截骨术联合韧带重建术，甚至截骨术联合关节成形术治疗关节不稳定，都具有一定的疗效[55-59]。

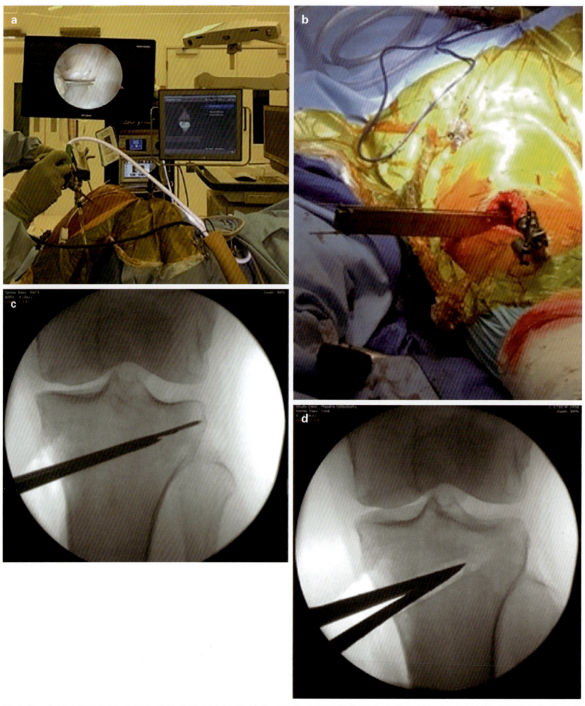

图 1.6 应用计算机导航达到左膝关节外翻的 HTO 技术。注意使用关节镜辅助瞄准（a），内侧开放楔形胫骨高位截骨术（b），术中荧光透视图像（c，d）和导航屏幕截图（e，f）显示机械轴从 7.5° 内翻矫正到 1.5° 外翻，以及（g，h）显示术前和术后的 X 线片

未来截骨术将会如何发展？

几十年来，我们已经能够创建大型临床数据集，这些数据集可用于确定骨科手术的存活率，如关节成形术，以及较小程度的截骨术[56, 60]。然而，随着机器学习和人工智能的发展，我们将这些信

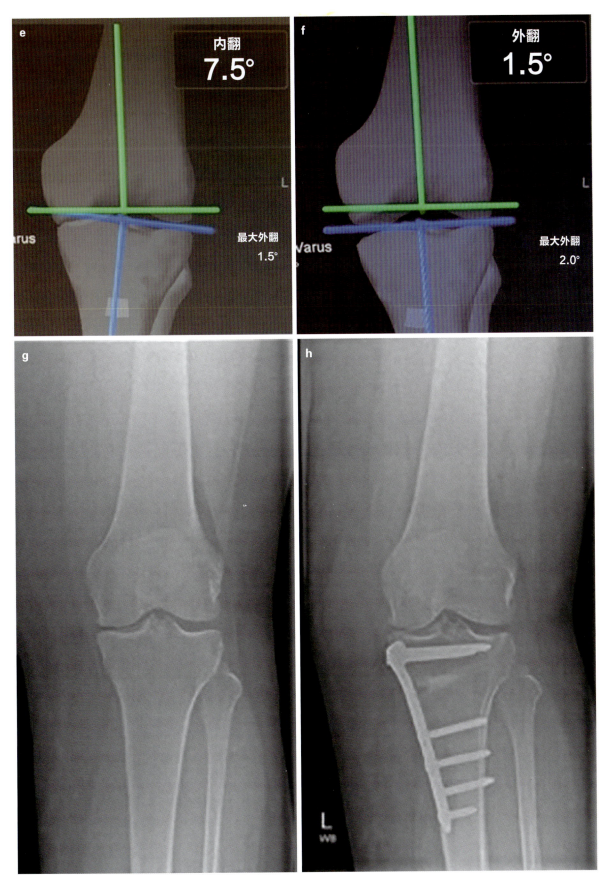

图 1.6（续）

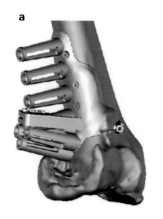
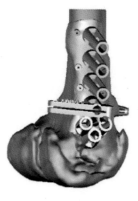
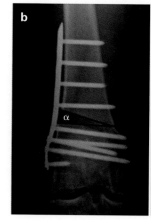
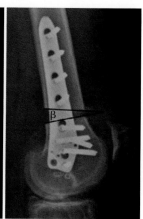

图1.7 3D打印截骨导板的术前规划（a）和截骨术后X线片（b）

息纳入临床决策的能力正在迅速发展，这可能为未来的患者选择和确定最佳矫正方法提供支持[61]。

机器人辅助技术的手术正在被成功地用于髋关节和膝关节成形术中。虽然尚未应用于临床截骨术中，但这项技术已经被成功地应用于动物和尸体模型上，来帮助实现骨折断端力线复位[62]，以及运用先进的截骨方式进行截骨术，如激光和水流切割技术，这为增加截骨的精度和提高执行复杂截骨术的能力成为可能[63–65]。

1.8 总结和结论

千百年来，关节修复重建术的演变得益于极具影响力的先驱们所作的贡献，并继续迅速发展。随着辅助技术在方案设计和手术技术方面提供越来越高的准确度和精密度，我们未来要面对的挑战将是进一步完善手术的适应证，并为每位患者确定合适的矫正方案。

参考文献

[1] Brorson S. Management of fractures of the humerus in Ancient Egypt, Greece, and Rome: an historical review. Clin Orthop Relat Res. 2009;467(7):1907–1914.

[2] Dabis J, Templeton-Ward O, Lacey AE, Narayan B, Trompeter A. The history, evolution and basic science of osteotomy techniques. Strat Traum Limb Recon. 2017;12(3):169–180.

[3] Smith J, Wilson A, Thomas N. Osteotomy around the knee: evolution, principles and results. Knee Surg Sports Traumatol Arthrosc. 2013;21(1):3–22.

[4] Barton JR. On the treatment of anchylosis, by the formation of artificial joints. North Am Med Surg J. 1827;3:279–400.

[5] Di Matteo B, Tarabella V, Filardo G, Viganò A, Tomba P, Marcacci M. John Rhea Barton: the birth of osteotomy. Knee Surg Sports Traumatol Arthrosc. 2013;21(9):1957–1962.

[6] Boott F. Surgical operations performed during insensibility, produced by the inhalation of sulphuric ether. Lancet. 1847;49(1218):5–8.

[7] Adams W. On subcutaneous osteotomy. Br Med J. 1879;2(981):604.

[8] Lister J. Illustrations of the antiseptic system of treatment in surgery. Lancet. 1867;90(2309):668–669.

[9] Macewen W. Lecture on antiseptic osteotomy for genu valgum, genu varum, and other osseous deformities. Lancet.

1878;112(2887):911–914.

[10] Macewen W. Osteotomy with an inquiry into the aetiology and pathology of knock-knee, bow-leg, and other osseous deformities of the lower limbs. London: Forgotten Books; 1880.

[11] Macewen W. Antiseptic osteotomy in genu valgum and anterior tibial curves: with a few remarks on the pathology of knock-knee. Br Med J. 1879;2(981):607–609.

[12] Jones AR. Sir William Macewen. J Bone Joint Surg Br. 1952;34(1):123–128.

[13] Wardle EN. Osteotomy of the tibia and fibula in the treatment of chronic osteoarthritis of the knee. Postgrad Med J. 1964;40(467):536–542.

[14] Brittain HA. Treatment of genu valgum; the discarded iron. Br Med J. 1948;2(4572):385–387.

[15] Jackson J, Waugh W. Tibial osteotomy for osteoarthritis of the knee. J Bone Joint Surg Br. 1961;43(4):746–751.

[16] Gariépy R. Genu varum treated by high tibial osteotomy. J Bone Joint Surg Br. 1964;46:783–784.

[17] Coventry MB. Osteotomy of the upper portion of the tibia for degenerative arthritis of the knee. J Bone Joint Surg Am. 1965;47:984–990.

[18] Coventry MB. Osteotomy about the knee for degenerative and rheumatoid arthritis: indications, operative technique, and results. J Bone Joint Surg Am. 1973;55(1):23–48.

[19] Swanson SA, Freeman MA. A new prosthesis for the total replacement of the knee. Acta Orthop Belg. 1972;38(Suppl 1):55–62.

[20] Coventry MB. Stepped staple for upper tibial osteotomy. J Bone Joint Surg Am. 1969;51(5):1011.

[21] Müller W, Jani L. Experiences with 75 high tibial osteotomies. Reconstr Surg Traumatol. 1971;12(0):53–63.

[22] Healy W, Anglen J, Wasilewski S, Krackow K. Distal femoral varus osteotomy. J Bone Joint Surg Am. 1988;70(1):102–109.

[23] Miniaci A, Ballmer F, Ballmer P, Jakob R. Proximal tibial osteotomy. A new fixation device. Clin Orthop Relat Res. 1989;246:250–259.

[24] Paley D. The principles of deformity correction by the Ilizarov technique: technical aspects. Tech Orthop. 1989;4(1):15–29.

[25] Weale A, Lee A, MacEachern A. High tibial osteotomy using a dynamic axial external fixator. Clin Orthop Relat Res. 2001;382:154–167.

[26] Magyar G, Toksvig-Larsen S, Lindstrand A. Open wedge tibial osteotomy by callus distraction in gonarthrosis: operative technique and early results in 36 patients. Acta Orthop Scand. 1998;69(2):147–151.

[27] Stuart MJ, Beachy AM, Grabowski JJ, An K-N, Kaufman KR. Biomechanical evaluation of a proximal tibial opening-wedge osteotomy plate. Am J Knee Surg. 1999;12(3):148–53; discussion 53–54

[28] Staubli AE, De Simoni C, Babst R, Lobenhoffer P. TomoFix: a new LCP-concept for open wedge osteotomy of the medial proximal tibia–early results in 92 cases. Injury. 2003;34:55–62.

[29] Stoffel K, Stachowiak G, Kuster M. Open wedge high tibial osteotomy: biomechanical investigation of the modified Arthrex Osteotomy Plate (Puddu Plate) and the TomoFix Plate. Clin Biomech. 2004;19(9):944–950.

[30] Agneskirchner J, Freiling D, Hurschler C, Lobenhoffer P. Primary stability of four different implants for opening wedge high tibial osteotomy. Knee Surg Sports Traumatol Arthrosc. 2006;14(3):291–300.

[31] Pape D, Kohn D, Van Giffen N, Hoffmann A, Seil R, Lorbach O. Differences in fixation stability between spacer plate and plate fixator following high tibial osteotomy. Knee Surg Sports Traumatol Arthrosc. 2013;21(1):82–89.

[32] Harris WR, Kostuik JP. High tibial osteotomy for osteo-arthritis of the knee. J Bone Joint Surg Am. 1970;52(2):330–336.

[33] Fujisawa Y, Masuhara K, Shiomi S. The effect of high tibial osteotomy on osteoarthritis of the knee. An arthroscopic study of 54 knee joints. Orthop Clin North Am. 1979;10(3):585–608.

[34] Dugdale TW, Noyes FR, Styer D. Preoperative planning for high tibial osteotomy. The effect of lateral tibiofemoral separation and tibiofemoral length. Clin Orthop Relat Res. 1992;274:248–264.

[35] Paley D. Principles of deformity correction. New York: Springer; 2014.

[36] Shoji H, Insall J. High tibial osteotomy for osteoarthritis of the knee with valgus deformity. J Bone Joint Surg Am. 1973;55(5):963–973.

[37] Maquet P. The treatment of choice in osteoarthritis of the knee. Clin Orthop Relat Res. 1985;192:108–112.

[38] McDermott A, Finklestein J, Farine I, Boynton E, MacIntosh D, Gross A. Distal femoral varus osteotomy for valgus deformity of the knee. J Bone Joint Surg Am. 1988;70(1):110–116.

[39] Gao L, Madry H, Chugaev DV, Denti M, Frolov A, Burtsev M, et al. Advances in modern osteotomies around the knee. J Exp Orthop. 2019;6(1):9.

[40] Neri T, Myat D, Parker D. The use of navigation in osteotomies around the knee. Clin Sports Med. 2019;38(3):451–469.

[41] Wu ZP, Zhang P, Bai JZ, Liang Y, Chen PT, He JS, et al. Comparison of navigated and conventional high tibial osteotomy for the treatment of osteoarthritic knees with varus deformity: a meta-analysis. Int J Surg. 2018;55:211–219.

[42] Lustig S, Scholes CJ, Costa AJ, Coolican MJ, Parker DA. Different changes in slope between the medial and lateral tibial plateau after open-wedge high tibial osteotomy. Knee Surg Sports Traumatol Arthrosc. 2013;21(1):32–38.

[43] d'Entremont AG, McCormack RG, Horlick SGD, Stone TB, Manzary MM, Wilson DR. Effect of opening-wedge high tibial osteotomy on the three-dimensional kinematics of the knee. Bone Joint J. 2014;96-B(9):1214–1221.

[44] Victor J, Premanathan A. Virtual 3D planning and patient specific surgical guides for osteotomies around the knee. Bone Joint J. 2013;95-B(11 Supple A):153–158.

[45] Jones GG, Jaere M, Clarke S, Cobb J. 3D printing and high tibial osteotomy. EFORT Open Rev. 2018;3(5):254–259.

[46] Donnez M, Ollivier M, Munier M, Berton P, Podgorski JP, Chabrand P, et al. Are three-dimensional patient-specific cutting guides for open wedge high tibial osteotomy accurate? An in vitro study. J Orthop Surg Res. 2018;13(1):171.

[47] W-Dahl A, Toksvig-Larsen S. Cigarette smoking delays bone healing a prospective study of 200 patients operated on by the hemicallotasis technique. Acta Orthop Scand. 2004;75(3):347–351.

[48] Sherman SL, Thompson SF, Clohisy JC. Distal femoral varus osteotomy for the management of valgus deformity of the knee. JAAOS. 2018;26(9):313–324.

[49] Rossi R, Bonasia DE, Amendola A. The role of high tibial osteotomy in the varus knee. JAAOS. 2011;19(10):590–599.

[50] Brinkman JM, Lobenhoffer P, Agneskirchner JD, Staubli AE, Wymenga AB, van Heerwaarden RJ. Osteotomies around the knee. J Bone Joint Surg Br. 2008;90-B(12):1548–1557.

[51] Lobenhoffer P. Indication for unicompartmental knee replacement versus osteotomy around the knee. J Knee Surg. 2017;30(8):769–773.

[52] Parratte S, Argenson J-N, Pearce O, Pauly V, Auquier P, Aubaniac J-M. Medial unicompartmental knee replacement in the under-50s. J Bone Joint Surg Br. 2009;91(3):351–356.

[53] Smith WB, Steinberg J, Scholtes S, Mcnamara IR. Medial compartment knee osteoarthritis: age-stratified cost-effectiveness of total knee arthroplasty, unicompartmental knee arthroplasty, and high tibial osteotomy. Knee Surg Sports Traumatol Arthrosc. 2017;25(3):924–933.

[54] Streit MR, Streit J, Walker T, Bruckner T, Kretzer JP, Ewerbeck V, et al. Minimally invasive Oxford medial unicompartmental knee arthroplasty in young patients. Knee Surg Sports Traumatol Arthrosc. 2017;25(3):660–668.

[55] Cantin O, Magnussen RA, Corbi F, Servien E, Neyret P, Lustig S. The role of high tibial osteotomy in the treatment of knee laxity: a comprehensive review. Knee Surg Sports Traumatol Arthrosc. 2015;23(10):3026–3037.

[56] León SA, Mei XY, Safir OA, Gross AE, Kuzyk PR. Long-term results of fresh osteochondral allografts and realignment osteotomy for cartilage repair in the knee. Bone Joint J. 2019;101-B(1_Supple_A):46–52.

[57] Veltman ES, van Wensen RJA, Defoort KC, van Hellemondt GG, Wymenga AB. Single-stage total knee arthroplasty and osteotomy as treatment of secondary osteoarthritis with severe coronal deviation of joint surface due to extra-articular deformity. Knee Surg Sports Traumatol Arthrosc. 2017;25(9):2835–2840.

[58] Dejour D, Saffarini M, Demey G, Baverel L. Tibial slope correction combined with second revision ACL produces good knee stability and prevents graft rupture. Knee Surg Sports Traumatol Arthrosc. 2015;23(10):2846–2852.

[59] Bonin N, Ait Si Selmi T, Donell ST, Dejour H, Neyret P. Anterior cruciate reconstruction combined with valgus upper tibial osteotomy: 12 years follow-up. Knee. 2004;11(6):431–437.

[60] Niinimäki TT, Eskelinen A, Mann BS, Junnila M, Ohtonen P, Leppilahti J. Survivorship of high tibial osteotomy in the treatment of osteoarthritis of the knee. J Bone Joint Surg Br. 2012;94-B(11):1517–1521.

[61] Bini SA. Artificial intelligence, machine learning, deep learning, and cognitive computing: what do these terms mean and how will they impact health care? J Arthroplasty. 2018;33(8):2358–2361.

[62] Wang J, Han W, Lin H. Femoral fracture reduction with a parallel manipulator robot on a traction table. Int J Med Robot. 2013;9(4):464–471.

[63] Sotsuka Y, Nishimoto S, Tsumano T, Kawai K, Ishise H, Kakibuchi M, et al. The dawn of computer-assisted robotic osteotomy with ytterbium-doped fiber laser. Lasers Med Sci. 2014;29(3):1125–1129.

[64] Baek KW, Deibel W, Marinov D, Griessen M, Bruno A, Zeilhofer HF, et al. Clinical applicability of robot-guided contact-free laser osteotomy in cranio-maxillo-facial surgery: in-vitro simulation and in-vivo surgery in minipig mandibles. Br J Oral Maxillofac Surg. 2015;53(10):976–981.

[65] Suero EM, Westphal R, Zaremba D, Citak M, Hawi N, Citak M, et al. Robotic guided waterjet cutting technique for high tibial dome osteotomy: a pilot study. Int J Med Robot. 2017;13(3).

第 2 章　应力、力线及磨损

Arne Kienzle，Carsten F. Perka，Georg N. Duda，Clemens Gwinner

2.1 膝关节运动学基础

人体膝关节位于身体两个最长杠杆臂及最有力的肌肉之间，它是人体最大且最符合生物力学的关节之一。尽管屈伸运动被认为是膝关节的主要运动，但它主要通过 6 个独立自由度实现其完整功能，包括 3 种平移和 3 种旋转（屈曲 / 伸展、前 / 后向位移、外 / 内旋转、内 / 外翻转、挤压 / 分离，以及内 / 外侧位移）。

膝关节屈曲是由于股骨相对于胫骨平台滚动、滑动和旋转而形成。各活动幅度在整个活动范围都会发生变化。自早期膝关节屈曲开始，胫股接触点会随着膝关节的屈曲程度加深向后移动。值得注意的是，这种效应在外侧更为明显，因为相比于股骨内侧髁，股骨外侧髁的滚动半径范围要更大 [1]。髁的这种不对称活动会导致胫骨在屈曲中不可避免地向内旋转。反之亦然，膝关节在伸直末端时，胫骨会向外旋转至原位。

静态和动态结构的共同作用可确保膝关节在活动范围内保持稳定性，以防止在多个运动平面中发生过度活动或出现不稳定。

膝关节的静态稳定结构包括骨性结构。但是，骨骼架构的不协调性以及其关节软骨表面极低的摩擦系数，这些特性限制了其抗平移的能力。而半月板的形状、方向和功能特性可增强股骨髁和胫骨平台之间的协调性，并分散整个膝关节的挤压力。尽管骨和半月板解剖结构对于膝关节的生理运动学很重要，但是当膝关节在传递较大的受力时，提供的稳定性很小。相反，动态稳定结构的方向和材质属性是决定膝关节稳定性的核心，其中包括韧带、关节囊和肌腱软组织。即使这些参数中的任何一个发生很小的变化都将改变前述结构之间的固有且复杂的相互作用，并最终使膝关节的整体运动模式发生变化，最终影响力线、应力分布和膝关节相应结构的磨损。在许多情况下，必须进行医学干预以防止对膝关节造成永久性损害。

2.2 载荷

膝关节的应力分布取决于其运动学、肢体力线、身体习惯和身体活动。这些应力可以分为外力（EF）和内力（IF）。EF 包括体重、地面反作用力和肢端的加速/减速运动。IF 可抵消 EF，产生于肌肉主动收缩、韧带力量和关节接触力。另外，肌肉组件不仅提供稳定性，而且还提高了活动的精确度，因此在控制应力分布方面起着重要作用。

EF 可以使用运动分析仪和测力板在实验室中进行测量。相比之下，IF 只能使用膝关节的分析模型进行估算，并通过等长肌力评估的方法来深入了解[2]。为了在体内对 IF 进行更精确的测量，已使用力量传感器对假关节进行了测量[3]。然而，在假体置换后，膝关节的运动方式与此根本不同。

据报道，水平行走的应力为 200%~400% BW（体重百分比）[4-6]，但根据个体因素和分析所用模型，该应力可高达 670% BW[7-8]。对于日常活动，在楼梯上行和下行过程中最大应力约为 350% BW[9]。

EF 和 IF 均可严重影响膝关节各间室的磨损程度，尤其对半月板和软骨更甚[10]。另外，应力分布中的长期不平衡会导致相应间室对线不良，并且原先存在的对线不良也会导致应力不平衡。为了保证活动不受限，这些原因会导致重要结构的永久受损。当永久性损伤可避免或结构的受损程度可减轻且全膝关节的生理功能可保留时，手术干预是合理的。虽然可以通过减轻体重来减少膝关节总应力的保守疗法治疗，而且通常会对患者有用，但也可通过截骨术来调整膝关节的应力分布来改善病情。无论是为了进行手术干预，还是为了获得令人满意的临床结局，了解有关膝关节的生理性应力分布的知识都是必不可少的。

2.3 力线

2.3.1 冠状位力线

静态膝关节力线受多种影响因素的影响，例如遗传、群体、生物力学、姿势和活动强度。有研究主张，冠状位力线在内外侧间室之间的应力分布以及膝关节内软组织张力中起关键作用。同时，非生理性应力分布会永久性地影响膝关节各间室的生物力学性能，并最终改变其力线。内侧和外侧副韧带复合体是影响冠状位力线的主要因素，同时冠状位力线也会受到磨损、退行性变和冠状位松弛的影响。

除了内翻（拉丁语为"Crooked"）和外翻（拉丁语为"Twisted"或"Bent"）术语易混淆且词源不同外，至今还缺乏统一的方法来测量下肢冠状位力线[11]。一般而言，冠状位力线是使用髋－膝－踝（HKA）角来定义的，大约 180°的值被认为是生理性的。值得注意的是，人们还未就将

180° HKA 作为中立值这一观点达成一致，因为大量研究表明，平均 HKA 趋于轻微内翻[12, 13]。

冠状位力线的另一个重要组成部分是关节线的方向[14]，平均会有 3° 的外翻。因此，股骨机械轴（FMA）与股骨髁切线之间的夹角通常为 3° 外翻，而胫骨机械轴（TMA）与股骨髁切线的夹角通常为 3° 内翻（图 2.1a）。这可能与关节间隙张开角度混淆，即关节汇聚角（JLCA）。总之，FMA、TMA 和 JLCA 的总和等于 HKA（图 2.1b）[15]。

在一项具有里程碑意义的研究中，Hsu 等使用全长负重 X 线片绘制了上述角度[13]。最重要的是，他们注意到 HKA 处于 1.2° 的内翻，并指出在单腿站立期间，有 75% 的应力通过了内侧间室。

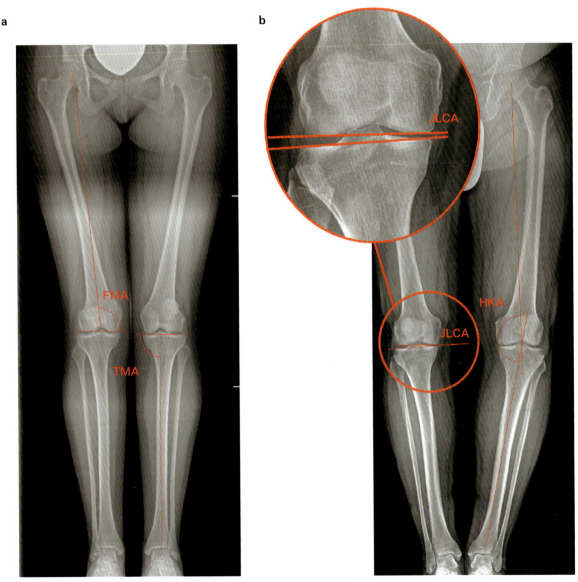

图 2.1　下肢力线影像学分析。（a）股骨机械轴（FMA；右侧）和胫骨机械轴（TMA；左侧）均显示非关节炎性膝外翻。（b）关节汇聚角（JLCA；右侧）。股骨机械轴、胫骨机械轴和关节汇聚角统称为髋 – 膝 – 踝角（HKA；左侧）

应力分布的这种不对称性可以解释与外侧间室相比，内侧间室受累的骨性关节炎（OA）发病率明显更高 [16]。虽然对于膝关节生理功能非常重要，但目前的研究强调了正常膝关节和患有骨关节炎的膝关节在冠状位力线上存在很大差异 [17]。精确生理角度的定义，因为性别特异性差异而变得更加复杂化。Bellenmans 等在一项重要的研究中发现，32% 的男性和 17% 的女性会出现 3°甚至更大生理力线的结构性内翻 [12]。对于股骨旋转的问题，膝关节伸直时，对比通髁轴，后髁轴平均内旋 3° [18]；但是需再次考虑膝内翻和外翻参数的异质性。

明显对线不良会改变膝关节应力分布、磨损，并且之后会损害膝关节结构 [19]。这些情况下，力线可以通过医学干预调整。然而，使用外用护膝会出现好坏参半的结果 [20, 21]。例如，使用截骨术这样的外科干预手段，则能够有效改变下肢冠状位力线 [22]。然而，由于缺乏对冠状位力线的明确定义，使得医生如何决定必要的医学干预变得更加复杂。在大部分正常人群中，会有 ≥ 3°内翻的自然冠状位力线，因此将机械力线手术调整至中立位并不一定合适，甚至对这些人而言是非生理性的 [12]。

2.3.2 矢状位力线

与冠状位力线相似，矢状位力线在关节前后向移动以及控制膝关节应力分布中起着至关重要的作用。而软组织约束对控制膝关节矢状位松弛至关重要，前交叉韧带和后交叉韧带是膝关节矢状位稳定的支柱，并有利于中心枢轴进行内 / 外旋转。然而，目前人们还不太了解胫骨平台中潜在的骨性几何结构在矢状位力线中的作用。

已有新的共识认为，胫骨平台向后倾斜对膝关节运动学有直接影响 [23]，包括韧带前后松弛、旋转中心和交叉韧带受力情况等 [24]。

在现代截骨术的基础研究中，Agneskirchner 和 Lobenhoffer 表明，在胫骨矢状位力线矫正中，可通过增加胫骨倾斜度（TS），抵消胫骨后移 [25]。这些结果在临床研究中得到了验证，已有临床研究表明增加胫骨倾斜度会导致胫骨在简单的负重活动中发生更大的前移 [26]。因此，矢状位力线在交叉韧带的应力分布中起着重要作用。当前的科学文献认为 TS 升高与增加前交叉韧带（ACL）或 ACL 移植物损伤的风险之间存在中度至重度关联 [27-29]。相反，TS 降低的患者更易发生后交叉韧带（PCL）损伤 [30]。事实已证明，TS 增加与健康膝关节中后方松弛度的升高相关 [23]。因此，PCL 重建后 TS 升高可能是有利的，因为它可以避免移植物机械过载 [31, 32]。

2.4 磨损

所有组成膝关节的结构都容易受到磨损。软骨组织由于其血管化较差，再生能力有限，因此尤其处于磨损的危险之中 [10]。一旦出现软骨基质持续形成与分解之间动态平衡的失调，并且超出了系统的代偿能力时，将不可避免的发生基质的不可逆降解。由于受损软骨的生物力学性能损坏，上述级联反应将继续影响周围的软骨，使其更容易受到进一步损伤，随着时间的流逝，这将导致膝关节的骨性关节炎恶化。

"磨耗及损伤"的原理简短解释了 OA 的多因素本质。实际上，膝关节 OA 是一种非常复杂的疾病，包括软骨退化，并伴随滑膜炎、软骨下骨重塑、韧带和半月板变性以及关节囊肥大是发病的重要因素。因此，由于临床表现的多样性，很难严格定义膝关节 OA。

OA 可分原发性（特发性）或继发性。尽管原发性 OA 的病因学大多是不确定的，但人们推测遗传、年龄、种族和生物力学等因素起着关键作用。继发性 OA 的常见原因包括创伤、对线不良以及相对容易理解的传染性、炎性和生化因素等病因。如果膝关节应力分布发生变化，截骨矫形术可能会延缓或阻止继发性 OA 的进展。

对于 OA 的诊断标准，普通 X 线检查仍是金标准。疾病的严重程度可以根据 1957 年颁布的 Kellgren–Lawrence 量表（表 2.1），通过影像学表现进行分级，并且这仍然是目前最常用的分类方法 [33]。然而，尽管普通 X 线检查有很多优点，例如成本效益、实用性和评分者信度，但患者的临床表现和影像学改变往往不一定相关 [34]。

2.5　总结

膝关节是人体最大的关节，也是生物力学上最需要的关节之一。在提供各种运动的同时，形成膝关节的结构必须细致地平衡整个膝关节所承受的压力。骨性结构和动态稳定结构，包括韧带、关节囊和肌腱软组织的方向、形状和材质属性对于膝关节稳定性至关重要。即使这些因素中的任何一个发生很小的变化，都将改变这些结构之间的固有且复杂的相互作用，并最终使膝关节的整体运动模式发生变化，从而影响下肢力线、应力分布和膝关节相应间室的磨损。如下列各章所述，在许多情况下，必须进行外科手术以防止膝关节的永久性损伤。

利益冲突声明　作者已声明，在这篇文章中，与出版方没有利益冲突。

表 2.1　膝关节骨关节炎影像学 Kellgren–Lawrence 分类 [33]

Ⅰ级	Ⅱ级	Ⅲ级	Ⅳ级
可疑的关节间隙狭窄，可能形成骨赘	可能有关节间隙狭窄并具有明确的骨赘形成	明确的关节间隙狭窄，中等程度的骨赘形成，部分硬化，可能有骨端畸形	大量的骨赘形成，严重的关节间隙狭窄和明显的硬化以及骨端明显的畸形

参考文献

[1] Pinskerova V, et al. Does the femur roll-back with flexion? J Bone Joint Surg Br. 2004;86(6):925–931.

[2] Zheng N, et al. An analytical model of the knee for estimation of internal forces during exercise. J Biomech. 1998;31(10):963–967.

[3] D'Lima DD, et al. Tibial forces measured in vivo after total knee arthroplasty. J Arthroplast. 2006;21(2):255–262.

[4] Taylor WR, et al. Tibio-femoral loading during human gait and stair climbing. J Orthop Res. 2004;22(3):625–632.

[5] Kuster MS, et al. Joint load considerations in total knee replacement. J Bone Joint Surg Br. 1997;79(1):109–113.

[6] Morrison JB. The mechanics of the knee joint in relation to normal walking. J Biomech. 1970;3(1):51–61.

[7] Mikosz RP, Andriacchi TP, Andersson GB. Model analysis of factors influencing the prediction of muscle forces at the knee. J Orthop Res. 1988;6(2):205–214.

[8] Seireg A, Arvikar RJ. The prediction of muscular load sharing and joint forces in the lower extremities during walking. J Biomech. 1975;8(2):89–102.

[9] Mundermann A, et al. In vivo knee loading characteristics during activities of daily living as measured by an instrumented total knee replacement. J Orthop Res. 2008;26(9):1167–1172.

[10] Wilson W, et al. Pathways of load-induced cartilage damage causing cartilage degeneration in the knee after meniscectomy. J Biomech. 2003;36(6):845–851.

[11] Houston CS, Swischuk LE. Occasional notes. Varus and valgus—no wonder they are confused. N Engl J Med. 1980;302(8):471–472.

[12] Bellemans J, et al. The Chitranjan Ranawat award: is neutral mechanical alignment normal for all patients? The concept of constitutional varus. Clin Orthop Relat Res. 2012;470(1):45–53.

[13] Hsu RW, et al. Normal axial alignment of the lower extremity and load-bearing distribution at the knee. Clin Orthop Relat Res. 1990;255:215–227.

[14] Hungerford DS, Krackow KA. Total joint arthroplasty of the knee. Clin Orthop Relat Res. 1985;192:23–33.

[15] Cooke TD, Li J, Scudamore RA. Radiographic assessment of bony contributions to knee deformity. Orthop Clin North Am. 1994;25(3):387–393.

[16] Thomas RH, et al. Compartmental evaluation of osteoarthritis of the knee. A comparative study of available diagnostic modalities. Radiology. 1975;116(3):585–594.

[17] Moser LB, et al. Native non-osteoarthritic knees have a highly variable coronal alignment: a systematic review. Knee Surg Sports Traumatol Arthrosc. 2019;27(5):1359–1367.

[18] Koh YG, et al. Gender differences exist in rotational anatomy of the distal femur in osteoarthritic knees using MRI. Knee Surg Sports Traumatol Arthrosc. 2019; https://doi.org/10.1007/s00167-019-05730-w.

[19] Gao F, et al. The influence of knee malalignment on the ankle alignment in varus and valgus gonarthrosis based on radiographic measurement. Eur J Radiol. 2016;85(1):228–232.

[20] Brouwer RW, et al. Braces and orthoses for treating osteoarthritis of the knee. Cochrane Database Syst Rev. 2005;(1):CD004020.

[21] Singer JC, Lamontagne M. The effect of functional knee brace design and hinge misalignment on lower limb joint mechanics. Clin Biomech (Bristol, Avon). 2008;23(1):52–59.

[22] Niemeyer P, et al. Two-year results of open-wedge high tibial osteotomy with fixation by medial plate fixator for medial compartment arthritis with varus malalignment of the knee. Arthroscopy. 2008;24(7):796–804.

[23] Schatka I, et al. High tibial slope correlates with increased posterior tibial translation in healthy knees. Knee Surg Sports Traumatol Arthrosc. 2018;26(9):2697–2703.

[24] Feucht MJ, et al. The role of the tibial slope in sustaining and treating anterior cruciate ligament injuries. Knee Surg Sports Traumatol Arthrosc. 2013;21(1):134–145.

[25] Agneskirchner JD, et al. Effect of high tibial flexion osteotomy on cartilage pressure and joint kinematics: a biomechanical study in human cadaveric knees. Winner of the AGA-DonJoy Award 2004. Arch Orthop Trauma Surg. 2004;124(9):575–584.

[26] Dejour H, Bonnin M. Tibial translation after anterior cruciate ligament rupture. Two radiological tests compared. J Bone Joint Surg Br. 1994;76(5):745–749.

[27] Li Y, et al. Are failures of anterior cruciate ligament reconstruction associated with steep posterior tibial slopes? A case control study. Chin Med J. 2014;127(14):2649–2653.

[28] Webb JM, et al. Posterior tibial slope and further anterior cruciate ligament injuries in the anterior cruciate ligament-

reconstructed patient. Am J Sports Med. 2013;41(12):2800–2804.

[29]　Wordeman SC, et al. In vivo evidence for tibial plateau slope as a risk factor for anterior cruciate ligament injury: a systematic review and meta-analysis. Am J Sports Med. 2012;40(7):1673–1681.

[30]　Bernhardson AS, et al. Posterior tibial slope and risk of posterior cruciate ligament injury. Am J Sports Med. 2019;47(2):312–317.

[31]　Gwinner C, et al. Tibial slope strongly influences knee stability after posterior cruciate ligament reconstruction: a prospective 5- to 15-year follow-up. Am J Sports Med. 2017;45(2):355–361.

[32]　Gwinner C, et al. Posterior laxity increases over time after PCL reconstruction. Knee Surg Sports Traumatol Arthrosc. 2019;27(2):389–396.

[33]　Kellgren JH, Lawrence JS. Radiological assessment of osteo-arthrosis. Ann Rheum Dis. 1957;16(4):494–502.

[34]　Bagge E, et al. Osteoarthritis in the elderly: clinical and radiological findings in 79 and 85 year olds. Ann Rheum Dis. 1991;50(8):535–539.

第 3 章　力线矫正手术的原则

Matthieu Ehlinger，Henri Favreau，David Eichler，François Bonnomet

3.1 引言

膝关节周围截骨术的适应证可分为三大类：

1. 治疗孤立性的单间室骨性关节炎（本章不考虑髌股关节间室）

2. 治疗与韧带松弛和不稳定相关的关节对线不良（与早期骨性关节炎有一定关联）

3. 膝反屈

无论依据哪种手术指征和进行何种截骨，了解和研究下肢的生物力学都是必不可少的。

本章的目的是回顾下肢的生物力学并为这些截骨术设定角度矫正目标。

3.2 影像学评估

影像学评估具有 3 个主要目标：

– 确认手术指征，即病变是否适合通过截骨术进行矫正。

– 确定截骨术级别：DFO 和 / 或 HTO。

– 确定所需的矫正角度。

必须获取双下肢的 X 线片，并应包括以下位置的影像资料：

– 膝关节完全伸直的前后（AP）位和侧位片。

　　·AP 位片：评估关节表面；计算关节线（特别是胫骨关节线）的倾斜度和 Levigne 角[1]，该角度可定义骨骺内翻，这一局部解剖结构可能使胫股骨内侧更易患关节炎（图 3.1）。

　　·侧位片：评估是否存在杯状结构并测量胫骨倾斜度，前提是胫骨近端的前 20cm 可见。

–Rosenberg 位片（膝关节屈曲 45° 的 AP 位片）。

　　·准确分析软骨磨损程度。

–Merchant 位片。

　　·评估髌股间隙及其与下肢冠状面畸形的可能关系。

图 3.1 测量骨骺内翻：骨骺轴（红色粗线），即将胫骨棘中心与前生长软骨板末端的连线中点（红色细线）相连。黑线为胫骨机械轴。α 是 Levigne 骨骺角 [1]

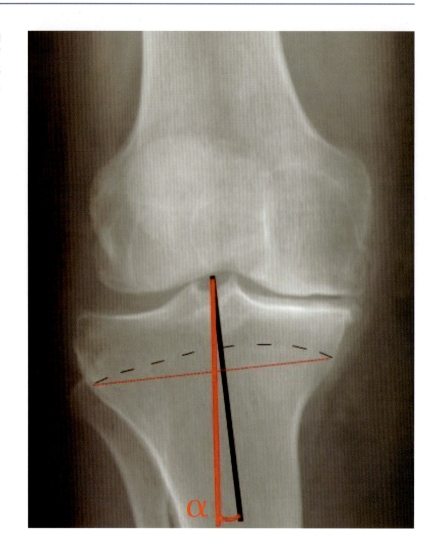

– 冠状面和矢状面的应力位片。

　　·评估松弛度、畸形减少情况以及磨损对畸形的影响。

– 下肢全长负重位片。

　　·AP 位片可以测定膝关节骨在冠状面（即冠状面）的角度偏差和下肢的机械轴、可能的关节开口，并确定内翻偏差（包括内在的、外在的、整体的），以进行内翻力矩测量。

　　·可以采取单腿或双腿站立的姿势。但迄今为止，尚未达成共识。单腿站立姿势能重现步行条件，但容易过度矫正；双腿站立姿势容易矫正不足 [2]。可以同时获得两者数值并取平均值（图 3.2）。

　　·必须为手术前后测量的可重复性和可比性提出精确的方案。任何髋关节或膝关节的旋转或屈曲都会改变观察到的角度。

　　·当有明显的骨性或韧带引起的反屈时，特别需要侧位全长视图（图 3.3）。

– 最后，特别是在相关韧带不稳定的情况下，有时可进行 MRI 检查。

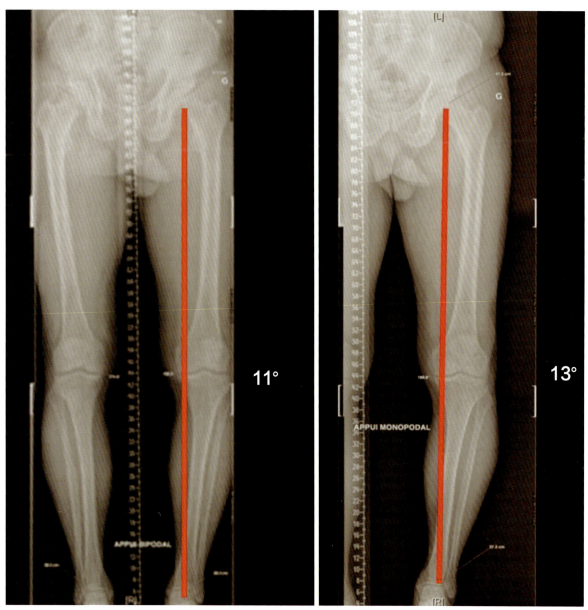

图 3.2 双腿和左单腿站立的姿势下全长 AP 位片之间的 2° 差异

3.3 股骨－胫骨轴

3.3.1 静态下肢的角度测量

股骨和胫骨均存在机械轴和解剖轴。股骨的解剖轴穿过股骨干髓内和股骨远端髁间窝的尖端。胫骨的解剖轴从胫骨棘的中心延伸到踝关节的中部。

股骨机械轴从股骨头的中心（H 点）到髁间窝的尖端，与解剖轴有 5°~7° 的倾斜角度差。

胫骨机械轴与其解剖轴重叠。

图 3.3 由于未诊断的后侧－后内侧
韧带病变引起的 25°反屈

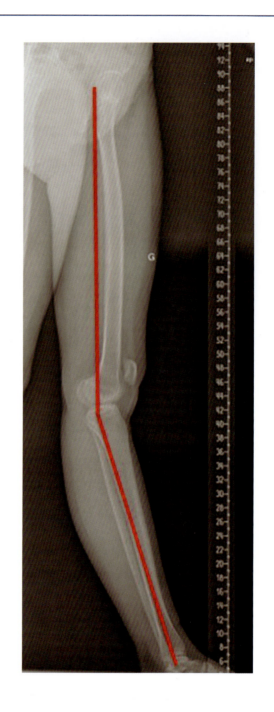

下肢机械轴（图 3.4）是应力通过的轴线，即股骨头中心（H 点）和踝关节中心（A 点）的连接线。其相对于膝关节中心的位置（K 点），即股骨髁中心处切线与胫骨脊切线的垂线的交点，可确定下肢内翻（角度＜ 180°）或外翻（角度＞ 180°）。通常认为，从内侧角度测量，下肢机械轴为 180° ±2°。

最后，重要的是需要测量股骨和胫骨的机械角度。

在下肢全长站立位 X 线片检查上，测量股骨髁切线和股骨机械轴之间的夹角为机械股骨角（HKI）（图 3.5）。通常是向外侧测量的，大约为 92° ±2°。

在下肢全长站立 AP 位片中，内侧近端胫股角（MPTA），是测量胫骨平台切线与胫骨机械轴

图 3.4　下肢机械轴（HKA）。股骨头中心（H 点），膝关节中心（K 点），踝中心（A 点）。股骨机械轴（HK 线），胫骨机械轴（KA 线）。HA 连线

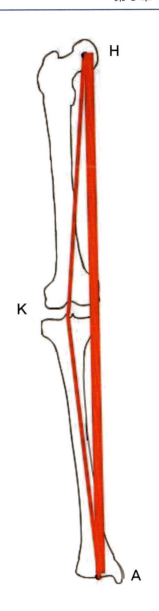

之间的夹角（图 3.6）。通常是在内侧进行测量，大约为 88°±2°。

当针对骨关节炎进行截骨术时，股骨和胫骨机械角对于确定发生畸形的原因以及矫正部位至关重要。

3.3.2　动态下肢角度测量或膝关节生物力学

在单腿站立姿势下，在膝关节处施加的力等于体重（P）。该重力直接施加在身体的重心上方（由 S2 表示），并且位于膝关节内部。为了避免关节脱位，外侧肌腱 – 韧带复合体在外侧施加的作用力（L）与之抗衡（图 3.7）。

理解膝关节表面上的关节力矩（图 3.8）和合力（R）（图 3.9）的平衡很重要，因为在这两个力的平衡中发生的任何紊乱都会对关节磨损产生影响。

图 3.5 股骨机械角（HKI）

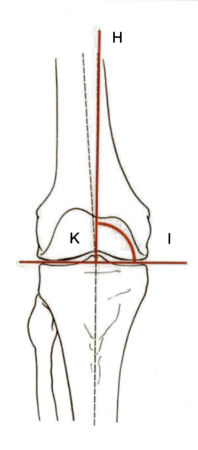

图 3.6 内侧近端胫股角（MPTA）

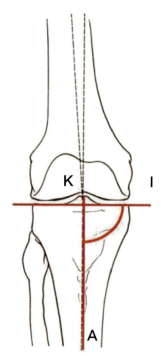

由于下肢机械轴（HKA）和通过跟骨将 S2 连接到地面的重力轴（G）之间存在间隙，因此会有较大的内翻应力。该偏离被 Thomine 等称为"外部可变距离"（EVE）[3]（图 3.10）。

合力作用于膝关节中央内侧这一事实导致内侧间室过早磨损（图 3.11）。

图 3.7 体重（P）和侧向复合体（L）

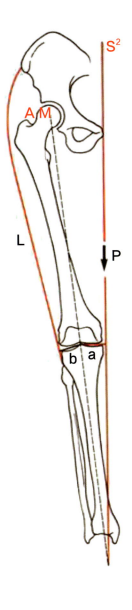

图 3.8 作用力相互平衡的力学方程式。体重（P）乘以它与膝关节中心的距离（a）等于侧向复合体作用力（L）乘以它与膝关节中心的距离（b）

$$a \cdot |\overrightarrow{P}| = b \cdot |\overrightarrow{L}|$$

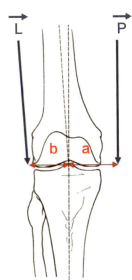

图 3.9 重力（P）和侧向复合体作用力（L）的合力（R）是体重（P）的 2~3 倍，并稍微向膝关节中央作用，因此，使作用力偏向膝关节的内侧

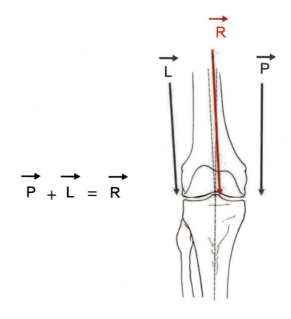

图 3.10 根据 Thomine 等的"外部可变距离"（EVE）[3]。红线是下肢机械轴（HKA）。P，体重；G，重力轴

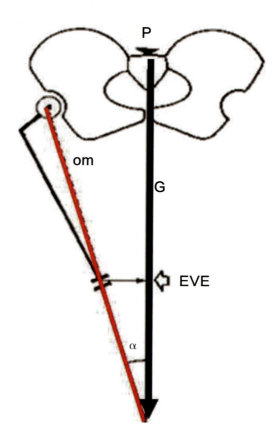

3.3.3 内翻轴偏差

除 EVE 外，还有一个膝关节中心与 HKA 之间的距离对应的且与畸形有关的内在内翻偏差（EVI）（图 3.12）。

EVE 和 EVI 的总和是总内翻间隙（EVG）。

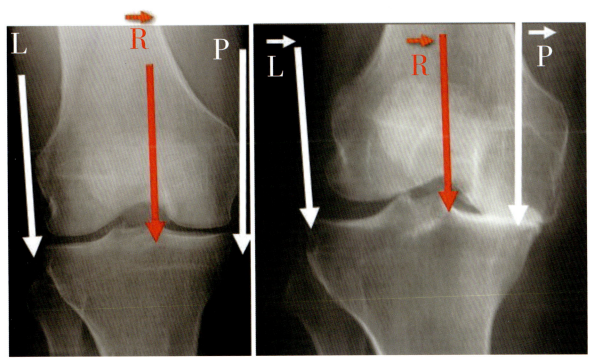

图 3.11 内侧间室的磨损是由于合力（R）作用于膝关节中央内侧

图 3.12 根据 Thomine 等提出的内在内翻偏差（EVI）和整体（EVG）[3]。红线代表内翻状态下下肢机械轴。P，体重

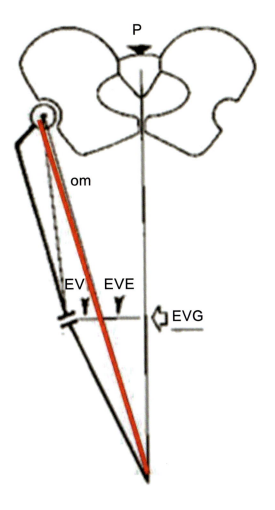

这种磨损会增加内翻角，从而增加 EVI。结果会使 EVG 增加。合力（R）将越来越多地施加在内侧间室，从而进一步加剧了内侧间室的磨损（图 3.13）。

3.3.4 发生外翻偏差

在外翻情况下，不再有 EVI 的作用力，EVE 的值会自动减小或者消失，甚至出现负值，从而出现外翻偏差（EVL），其结果与上述的相反（图 3.14）。

力的合力（R）于膝关节外侧抵消，从而导致外侧间室磨损（图 3.15）。

3.4 实践意义：矫正目标

偏差角度相等时，膝关节内翻的应力在直立的膝关节上作用力更大，导致内侧磨损比外侧磨损更大。同时，EVI 使内翻成角效果增加并限制外翻成角。因此，外翻畸形可长期耐受。

股骨或胫骨截骨术治疗单间室骨性关节炎的目的是减轻受累间室受局部机械力影响的压力，而内翻与外翻的术前矫正目的会有所不同。

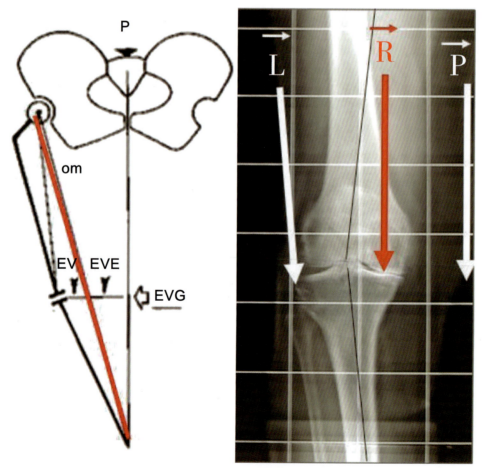

图 3.13 继发于内翻畸形的合力（R）内移增加。P，体重；L，侧向复合体的作用力

图 3.14　外翻畸形（红线：穿过膝关节中心的下肢机械轴）。P，体重；G，重力线

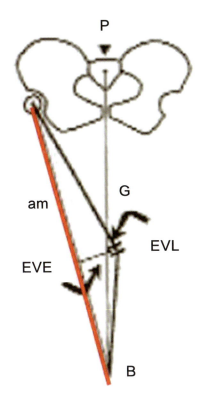

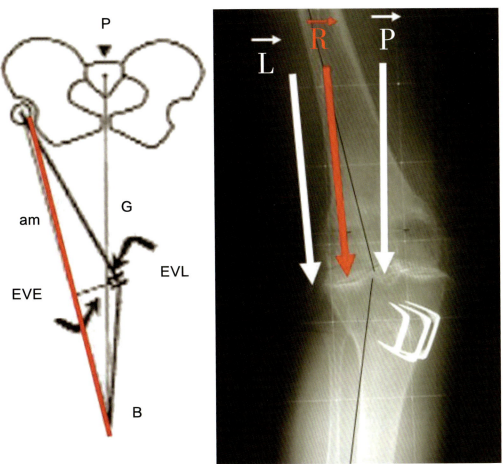

图 3.15　从外侧施加在膝外翻上力的合力（R）。P，体重；L，侧向复合体的作用力；G，重力线

– 对于膝内翻，在进行中立矫正时，代偿剩余 EVI 很有必要。因此，建议对外翻稍微进行过度矫正 3°~6° [4]。这种过度矫正可弥补与重力（P）反向作用的侧向复合体（L）的不足。

– 另一方面，对于膝外翻，矫正的目标角度是有争议的。对于某些患者来说，为了不使内侧间室超负荷且不影响侧向复合体（L）或产生 EVI 的情况下减轻外侧间室的压力，有必要进行中立矫正以限制 EVE 的发生，通常 0° 或 2° 内翻是可被接受的 [5-9]。相反，对于其他患者，则有必要预留 2°~4° 残余外翻，即进行矫正不足 [10, 11]。

在任何情况下，都应该明确外翻或内翻的过度矫正超过 5°时，会产生远期不良效果 [12, 13]。

3.5 实践意义：矫正角度的测量

矫正膝关节内翻时，有几种方法可测量冠状面 PTO 的矫正角度：

– 其中最简单，但并非最准确或最精确的方法是在截骨术水平上设置一个与所需矫正角度相对应的角度。

矫形规划取决于所采用的测量方法对畸形程度的度量和矫正目标的设定。

– 对于内侧开放胫骨高位截骨术（HTO），Hernigou 等 [14] 定义了一个三角函数表格，根据截骨的长度，对给定的矫正角度来决定切口高度（单位：mm）（表 3.1）。

– 最后，导航系统非常适用于 HTO 手术，可以根据观察到的成角和所需目标进行矫正 [15-16]。

Dugdale 等 [16] 描述了用于治疗膝外翻畸形的内翻股骨远端截骨术（DFO）的角度矫正测量的最常用方法（图 3.16）。

3.6 实践意义：退行性病变在冠状面上的矫正位置

在存在内侧磨损的情况下，通常存在内翻畸形。无论胫骨异常是否伴有明显的继发于动态因

表 3.1 Hernigou 等绘制的矫正表格 [14]

	β	4	5	6	7	8	9	10	11	12	13	14	15	16	17	18	19
M																	
50		3	4	5	6	7	8	9	10	10	11	12	13	14	15	16	16
55		4	5	6	7	8	9	10	10	11	12	13	14	15	16	17	18
60		4	5	6	7	8	9	10	11	12	14	15	16	17	18	19	20
65		5	6	7	8	9	10	11	12	14	15	16	17	18	19	20	21
70		5	6	7	8	10	11	12	13	15	16	17	18	20	21	22	23
75		5	6	7	9	10	12	13	14	16	17	18	20	21	22	24	25
80		6	7	8	10	11	13	14	15	17	18	19	21	22	24	25	26

β，所需的矫正角度；M，截骨长度（以 mm 为单位）。上述两者在表格中相交的数值是截骨术的矫正高度（以 mm 为单位）。如所需的矫正角度 β=10°，截骨长度 M=60mm，那么切口高度为 10mm

图 3.16 股骨远端截骨术的矫正外翻的计算方法[16]：（a）外翻下肢的机械轴。（b）矫正角度，即从股骨头中心到胫骨平台中心的连线与从胫骨平台中心到距骨中心连线之间的角度。（c）通过股骨远端开放楔形截骨术矫正机械轴

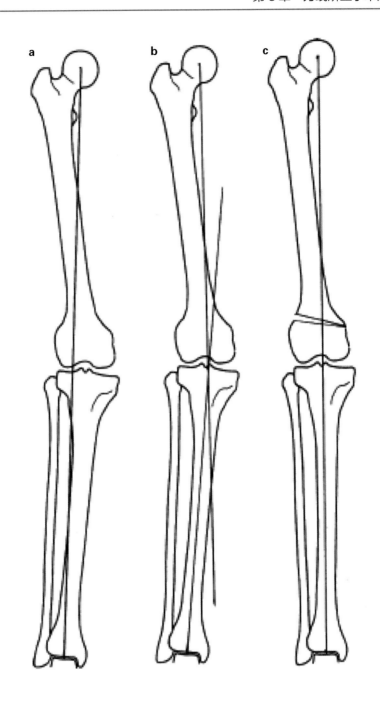

素（例如因外侧复合体无力导致外翻力矩减少、或由于超重或明显的内翻形态导致内翻力矩增加）的胫骨骺内翻，都将在胫骨水平进行矫正。

在存在外侧磨损的情况下，通常存在外翻畸形，大多数时候，它们与外侧髁的发育不全相关。机体通常对这种外侧骨关节炎具有良好的长期耐受性，且通常具有有效的外侧复合体。对关节线方向的分析是很有必要的，因为它反映了畸形的情况。当 HKA 角是外翻并且伴随关节线的内翻或中立，提示畸形来源于胫骨，因此需要矫正胫骨。否则，进行股骨内翻截骨时可能会进一步增加关节线的倾斜。反之，当关节线处于外翻位时，则需要进行股骨矫正。

当股骨和胫骨均异常时，如果矫正引起关节力线变化角度小于 10° 时，则最好选择矫正胫骨。

另一方面，建议进行股骨和胫骨双侧截骨术，并在每个阶段根据 HKI 和 AKI 的角度大小定义矫正角度，总体的矫正角度目标需要符合上述规则。

3.7 截骨术治疗额状位或矢状位韧带松弛

在这些适应证中，可以通过骨性手术矫正力线问题来治疗伴有膝关节韧带不稳定的患者。

冠状面的矫正最常见于胫骨。在冠状面上，可用胫骨内翻截骨术治疗内侧或后内侧副韧带不稳定，如果外侧和后外侧副韧带不稳定，应进行胫骨外翻截骨术（图 3.17）。矫正的下肢力线目标是外翻或内翻 0°~2°，具体可根据所需矫正方向确定。

在矢状面中，由于矢状位的股骨远端截骨术有技术困难，矫正部位通常位于胫骨水平。最典型的病例是膝关节后内侧或后外侧病变相关的关节后方松弛（图 3.18）。矫正角度目标是达到完全矫正，考虑切除 1mm 矫正 1°。

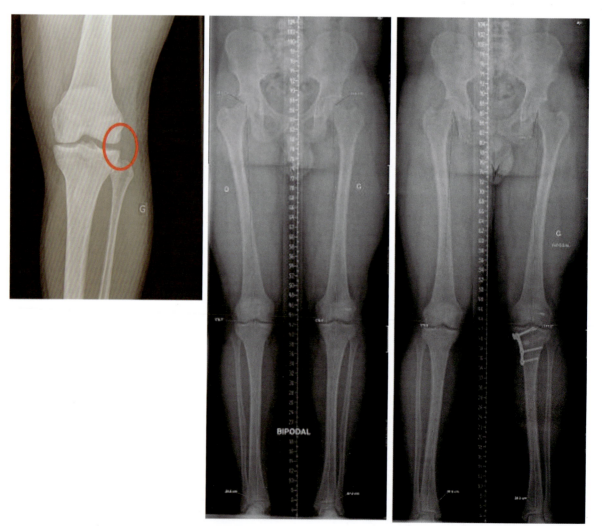

图 3.17 胫骨外翻截骨术治疗外侧和后外侧副韧带松弛

图 3.18　后侧 – 后内侧韧带病变（如图 3.3 所示）被忽视导致 25°膝反屈，因此进行胫骨屈曲截骨术后影像

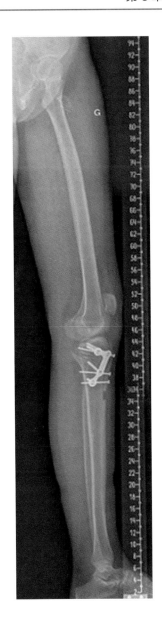

3.8　总结

膝关节截骨术是手术医生治疗方法中强而有力的手段，可用于治疗关节不稳定和磨损导致的疼痛。术前方案需确定理想的目标矫正部位和矫正幅度。应注意避免矫正不足或过度矫正。为此，必须进行下肢全长 X 线检查，并仔细测量畸形的位置和尺寸，以指导手术操作和矫正程度。

利益冲突声明　H.F., D.E.：无利益冲突

F.B.：Consultant education Amplitude®，Serf®

M.E.：Consultant education Depuy–Synthes®，Newclip®，Lepine®，Amplitude®，associated redactor of Conférences d'Enseignement de la SOFCOT.

参考文献

[1] Levigne C, Dejour H, Brunet-Guedj E. Intérêt de l'axe épiphysiare dans l'arthrose. In: les gonarthroses. Journées Lyonnaises du genou. 1991. p. 127-141

[2] Hunt MA, Birmingham TB, Jenkin TR, Giffin JR, Jones IC. Measures of frontal plane limb alignment obtained from static radiographs and dynamic gait analysis. Gait Posture. 2008;27:635–640.

[3] Thomine JM, Boudjema A, Gibon Y, Biga N. Varizing axial distances in osteoarthrosis of the knee. Rev Chir Orthop Reparatice Appar Mat. 1981;67:319–327.

[4] Babis GC, An KN, Chao EY, Larson DR, Rand JA, Sim FH. Upper tibia osteotomy: long term results-realignment analysis using OASIS computer soft-ware. J Orthop Sci. 2008;13:328–334.

[5] Puddu G, Cipolla M, Cerullo G, Franco V, Gianni E. Which osteotomy for a valgus knee? Int Orthop. 2010;34:239–247.

[6] Brouwer RW, Huizinga MR, Duivenvoorden T, van Raaij TM, Verhagen AP, Bierma-Zeinstra SM, Verhaar JA. Osteotomy for treating knee osteoarthritis. Cochrane Database Syst Rev. 2014;12:CD004019.

[7] Mitchell JJ, Dean CS, Chahla J, et al. Varus-producing lateral distal femoral opening-wedge osteotomy. Arthrosc Tech. 2016;5:e799–807.

[8] Quirno M, Campbell KA, Singh B, et al. Distal femoral varus osteotomy for unloading valgus knee malalignment: a biomechanical analysis. Knee Surg Sports Traumatol Arthrosc. 2017;25:863–868.

[9] Forkel P, Achtnich A, Petersen W. Midterm results following medial closed wedge distal femoral osteotomy stabilized with a locking internal fixation device. Knee Surg Sports Traumatol Arthrosc. 2015;23:2061–2067.

[10] Zarrouk A, Bouzidi R, Karray B, Kammoun S, Mourali S, Kooli M. Distal femoral varus osteotomy outcome: is associated femoropatellar osteoarthritis consequential ? Orthop Traumatol Surg Res. 2010;96:632–636.

[11] Thein R, Bronak S, Thein R, Haviv D. Distal femoral osteotomy for valgus arthritic knees. J Orthop Sci. 2012;17:745–749.

[12] Marin Morales LA, Gomez Navalon LA, Zorrilla Ribot P, Salido Valle JA. Treatment of osteoarthritis of the knee with valgus deformity by means of varus osteotomy. Acta Orthop Belg. 2000;66:272–278.

[13] Sharma L, Sorig J, Felson DT, Cahue S, Shamiyeh E, Dunlop DD. The role of knee alignment in disease progression and functional decline in knee osteoarthritis. JAMA. 2001;286:188–195.

[14] Hernigou P, Ovadia H, Goutallier D. Mathematical modeling of open-wedge tibial osteotomy and correction table. Rev Chir Orthop Reparatrice Appar Mot. 1992;78:258–263.

[15] Saragaglia D, Chedal-Bornu, Rouchy RC, Rubens-Duval B, Mader R, Pailhé R. Role of computer-assisted surgery ostéotomies around the knee. Knee Surg SportsTraumatol Arthrosc. 2016;24:3387–3395.

[16] Dugdale TW, Noyes FR, Styer D. Preoperative planning for high tibial osteotomy. the effect of lateral tibiofemoral separation and tibiofemoral length. Clin Orthop Relat Res. 1992;274:248–264.

第二部分　修复重建术（HTO/DFO）

第 4 章　内侧关节病的手术结果

Sven Putnis，Thomas Neri，David Parker

4.1 引言

膝关节由 3 个关节间室组成，其中内侧间室最常受孤立性关节病影响。这是由于通过正常对齐的膝关节内侧间室可以传递 60%~70% 的负重受力，而内翻是最常见的对线不良 [1]。与外侧面相比，内侧结构损伤的发生率更高，其中软骨和半月板的损伤最为常见 [2]。半月板对关节的受力分布和保护非常重要，损伤后会破坏半月板的内在环向应力，从而加剧软骨损伤的进一步发展 [3]。内侧间室的软骨磨损会加重内翻对线不良，进一步增加内侧的受力分布和加重骨性关节炎（OA）的发生。

由于孤立性内侧关节病的高发病率，在膝关节周围进行一种可以减轻内侧间室受应力的截骨术，这可能会使大多数患者受益。而确定冠状内翻力线以及造成冠状内翻力线的力量是决定是否应行截骨术的重要步骤。如果有，则该截骨术是最合适的方法。为了用最小的楔形截骨在膝关节力线中产生最大的角度矫正，截骨需要放置在尽可能靠近膝关节的位置。对孤立性内侧关节病而言，胫骨高位截骨术（HTO）是最常见的膝关节截骨术，包括内侧开放楔形截骨与外侧闭合楔形截骨两种方式。

有研究为解决该病理问题已经对其他截骨术病例进行了描述。因有些情况下冠状位内翻力线可能是由于股骨远端畸形所致，从而可以选择实施股骨远端截骨术进行纠正 [4]。近年来，采用孤立的腓骨截骨术或者联合 HTO 手术来减轻内侧间室受力的方法也受到越来越多的关注 [5]。

全膝关节成形术（TKA）和膝关节内侧单间室成形术（UKA）的改进意味着从 HTO 中获得的结果必须经过详细检查以审查它们的相关性。有几种方法可以评估截骨术的结局和疗效。在本章中，使用患者报告结局测评（PROMs）和步态分析，以及通过后续制定有关术后结局的术前预测因素，进行功能结局报告。影像学可以显示并判断已完成的冠状位畸形矫正结果，并强调胫骨倾斜度或髌骨高度可能发生的意外变化。磁共振成像（MRI）和二次关节镜检查可以评估截骨术前后的软骨修复程度的变化 [6]。分析每种特定截骨术并发症的类型和频率，以进一步指导选择手术方案。长期随访的目的是确定 OA 的进展情况，并解决所有膝关节手术医生和他们的患者都想知道的问题：这个手术有效期多久，采用该手术，能否避免行膝关节成形术？

本章总结了关于 HTO 两种主要类型即内侧开放楔形（图 4.1）和外侧闭合楔形（图 4.2 和图 4.3）的最佳证据，以指导手术医生选择手术方案。

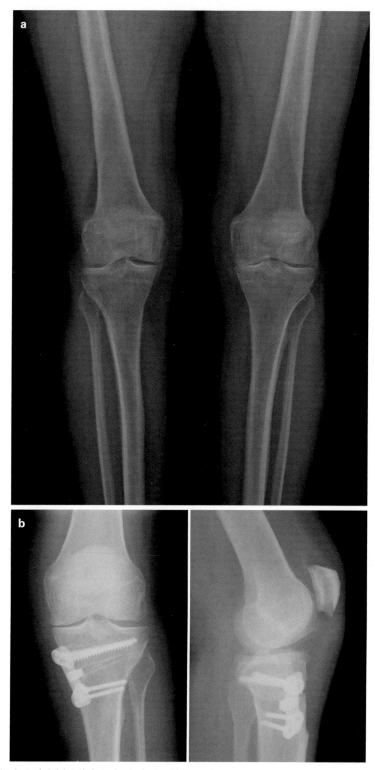

图 4.1 X 线片显示（a）左膝内侧关节病和（b）术后开放楔形矫正

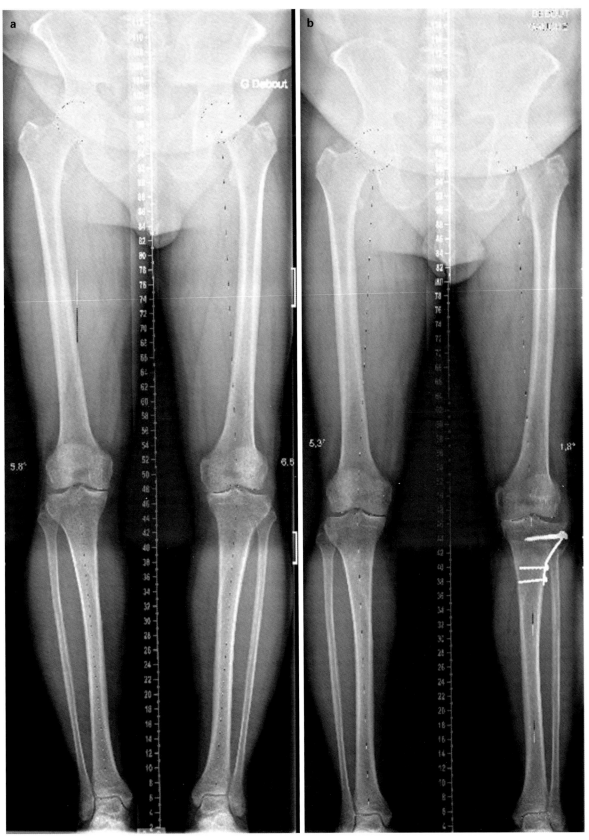

图 4.2　下肢全长 X 线片显示（a）术前至（b）术后 1 年使用闭合楔形 HTO 进行力线矫正

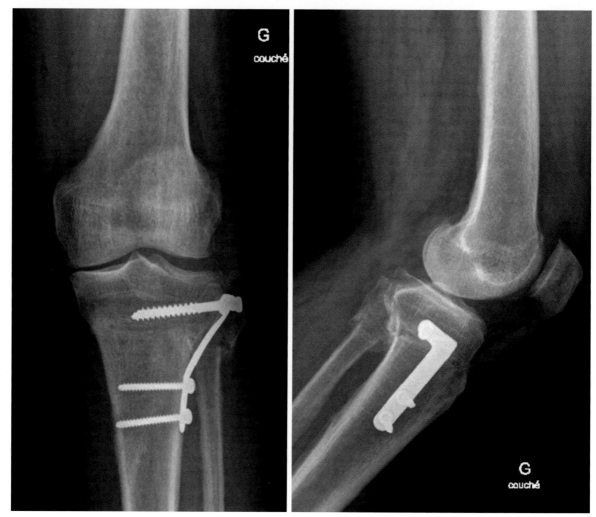

图 4.3 闭合楔形 HTO 联合腓骨近端截骨术的术后 X 线片

4.2 胫骨高位截骨术（HTO）

4.2.1 功能结局

4.2.1.1 患者报告结局测评（PROM）

临床研究论文必须报告患者如何评估自己的康复和结局。已经验证了几种不同的评估评分，并且正在使用中。总的来说，HTO 患者的期望是缓解膝关节内侧疼痛，提高功能，改善长期预后。期望可以恢复到高水平功能，并且在文献报告中都对此有共识，即大多数患者报告其临床结局有了显著改善[7-12]。

根据前瞻性研究，我们已经发现开放楔形 HTO 后患者功能有显著改善。在年龄为 31~64 岁（平均 47 岁）的 52 个膝关节的研究中[11]，平均矫正角度为 8°，并使用内侧锁定钢板（Puddu Instruments，Arthrex，那不勒斯，佛罗里达州）和髂嵴自体移植骨进行固定，膝关节损伤和骨性关节炎结局评分（KOOS）的所有 5 个子评分在第一年中都比术前值显著提高了 40%~131%。对那些存活的截骨患者进行了 10 年的随访，结果发现其都保持了这种改善。7 例患者需要 TKA 转换，5 年生存率为 94%，10 年生存率为 83%[11]。一个更大的回顾性系列研究证实了这一数据，Kaplan-Meier 分析表明，在一个为期 11 年的 210 例患者队列中，5 年生存率为 97.7%，10 年生存率为 80%[13]。

闭合楔形截骨术的类似研究设计也证明了在 PROM 中的改善。西安大略和麦克马斯特大学骨性关节炎（WOMAC）评分涵盖疼痛、僵硬和身体机能。在一项由 298 例患者组成的队列中，在 5.2 ± 1.8 年的平均随访期内，观察到评分从 48.0 ± 17.2 下降到 23.6 ± 19.7（$P < 0.001$），且 5 年生存率为 93%[14]。95 例患者的 10 年治疗结局显示 WOMAC 和膝关节协会评分（KSS）在术前（平均评分 61；32~99）、与术后第 5 年（平均评分 88；35~100，$P=0.001$）和术后第 10 年（平均评分 84；38~100，$P=0.001$）相比具有明显改善。尽管老年患者的翻修率较高，但总体而言，老年患者的功能结局更好[10]。

在一些开放和闭合楔形技术的对比研究中可以看到 PROMs 的改进。一项为期 2 年的随机对照试验发现，每个 KOOS 子评分在 30%~80% 的范围内有所改善，并且评分在术后 12 个月开始达到平稳。在这项综合研究中还使用了一系列其他的 PROMs 评分，牛津大学膝关节平均得分（OKS：26~37）、Lysholm 膝关节评分（48~72）、Tegner 活动量表（2.3~3.0）和加利福尼亚大学洛杉矶分校（UCLA）活动量表（5.5~6.2），在 2 年的研究期间，这些评分均有综合改善[9]。

在 2014 年的 Cochrane 综述中将这些结果进行整合，并通过分析 PROMs，得出结论：外翻生成性 HTO 手术可减轻膝关节内侧间室病变患者的疼痛并改善膝关节功能[12]。在 2017 年的一项综合荟萃分析中也指出了这些结局的改善，尤其在特种外科医院（HSS）膝关节评分（通过 4 项研究）、膝关节疼痛的视觉模拟量表（VAS）（通过 5 项研究）和 Lysholm 膝关节评分（通过 4 项研究）中改善显著[8]。

4.2.1.2 步态分析

与正常人群相比，膝关节骨关节炎和内翻对线不良患者的步态中膝关节内收力矩增加，这与疼痛相关，也可导致 OA 进展[15]。因此，有望证明 HTO 可以减少这种内收力矩。这可以通过步态分析来评估，从而为该手术在膝关节生物力学方面的积极效果提供客观证据。这也可以为达到预期效果所需的矫正程度提供指导。

2017 年的一项系统综述和荟萃分析发现 4 个 2 级研究和 8 个 3 级研究，共 237 例开放楔形 HTO 和 143 例闭合楔形 HTO。总体结果显示，与术前基本步态变量值相比，患者行走速度和步长增加，内收力矩和侧摆减少。手术后内侧肌群同步收缩的变化取决于额状力线。然而，在机械轴矫正幅度和膝关节内收力矩轴的变化之间没有明确的关系[16]。

Leitch 等观察 HTO 患者水平行走和爬楼梯，得出结论：开放楔形 HTO 与所有 3 个平面中膝关节力矩的持续变化有关，表明在行走过程中膝关节的受力发生了实质性变化。术后 12 个月的平均变化提示膝关节内收、屈曲和内旋力矩峰值降低。尽管行走速度增加了，但还是观察到这些下降。在术前和术后，膝关节内收力矩峰值在爬楼梯时显著低于水平行走时的峰值（$P=0.001$），而屈曲和内旋力矩峰值则是显著增加（$P < 0.01$）。这项研究发现，机械轴角度的变化幅度和步态之间存在直接相关性，且内翻减轻程度与内收力矩（$P=0.027$）和内旋力矩（$P=0.011$）之间 Pearson 指数存在相关性。作为对照，非手术肢体的膝关节力矩没有变化[17]。

Morin 等的进一步研究证实了步行感知的改善。这项研究在 21 例潜在性和连续发病的患者（14 例男性和 7 例女性，中位年龄为 52 岁）中进行。将术前和术后 1 年的患者进行步态分析，并与健康对照组进行比较。他们首先证明，与对照组人群相比，内侧间室 OA 患者的步态发生了改变。他们的行走速度更慢，步距更短，单腿站立时间更短，而双腿站立时间更长（所有 $P < 0.001$）。两组患者的术前步距相当，但实验组患者术后的步距更大（$P=0.003$）。从术前中位 7° 内翻（范围：1°~11°）矫正到 3° 外翻（范围：0°~6°）后，步态的时距参数没有明显变化。然而，在术前和术后根据患者总体步行感知使用主观评分系统（较差、一般、良好或极好）进行对比，可以看到改善，因此与对照组不再有区别[18]。

通过使用外固定器稳定 HTO 可以逐步实现冠状和矢状位修复重建。McClelland 等在一项对 36 例截骨术后患者使用 Garches 外固定器进行动态开放楔形矫正的研究中，描述了这种方法的潜在优势。研究中他们允许患者在矫正时进行完全负重大约 5 周以上，直到患者感到膝关节内侧间室已减轻受力，并且对他们而言力线"感觉正常"。步态分析随后显示，在维持平均 6 年的随访期内，内收力矩的变化有统计学意义（$P < 0.001$）[19]。

4.2.2 影像学和宏观结局

4.2.2.1 影像学机械轴

在 Fujisawa 等[20] 的研究后，提出了力线应通过胫骨平台整个宽度的 62% 的点的概念。该点是指从胫骨平台中点开始测量，刚好位于胫骨外侧棘的侧面，对应于外翻 3°~5° 的整体机械轴（称为 Fujisawa 点）。为了提高生存率，可能会增加外翻角度[21]，或者如果有外侧间室病理改变，则可以减少外翻。无论手术的指征和目的是什么，都需要准确达到和保持所需的矫正量。截骨术的稳定依赖于充足的固定。一项随机对照研究表明，采用手术特制锁定钢板（Tomofix，Synthes，瑞士）固定开放楔形截骨间隙时，即使即刻负重，也对矫正没有任何影响。在可以即刻负重的组中，平均胫股机械角由内翻 6° 矫正为外翻 4°，而在手术后 2 个月开始完全负重的组中，则由内翻 5° 矫正为外翻 3°。他们报告所有患者均没有损失所需的矫正度[22]。

由于各种各样的固定和移植技术，因此很难进行研究之间的比较。Nerhus 等发表了一篇详细研究，评估了开放和闭合楔形 HTO 后的影像学结果，其中开放楔形使用内侧锁定钢板（Puddu Instruments，Arthrex，那不勒斯，佛罗里达州）和自体髂骨植骨进行固定，闭合楔形使用两个 U 形钉进行固定。对于开放和闭合楔形 HTO 术前髋 – 膝 – 踝（HKA）角分别由 –6.2°±3.5° 和 –6.0°±2.6° 变为 0.6°±2.6° 和 0.4°±2.3°。两组力线丢失发生率相似，计划矫正率分别为 9.7°±3.3° 和 9.7°±3.0°，以致术后 6 个月矫正率分别达到 6.8°±2.9° 和 6.4°±2.4°[9]。在一项研究中，开放和闭合楔形截骨术均使用相同的内侧锁定钢板（Numelock Ⅱ System，Stryker，瑞士）支撑，预期的 HKA 矫正值为外翻 4°，其两组术前 HKA 内翻角度分别为 4.3° 和 4.1°，而在 1 年的随访期后测量分别为外翻 3.8° 和 4.4°[23]。

4.2.2.2 MRI 评估

HTO 可提供冠状面修复重建，主观上减轻疼痛和提高生活质量，同时也具有保护关节软骨和促进再生的潜在优势。在钛固定装置置入后的所有区域和钴铬固定装置置入后的大多数区域，都可以进行精确的 T2 成像[24]。有研究已经采用钆剂延迟增强成像（dGEMRIC）方法（手动分割）及 T1-Gd 弛豫时间（反映黏多糖含量），经术前和术后（6 个月、1 年和 2 年）MRI，在 10 例接受开放楔形 HTO 术的患者中，探讨了手术随时间推移对软骨的作用。HTO 术后 6 个月时，所有患者的内侧 T1-Gd 值均下降，HTO 术后 1 年和 2 年，除 2 例参与者外，其余所有患者的 T1-Gd 值均下降。内侧胫骨平台 T1-Gd 的阳性改变与内侧间室出现的整体阳性变化有关[6]。在 22 例 HTO 患者的 MRI 评估中，还发现了软骨下骨结构的变化，在平均术后 1.5 年，骨小梁数目明显减少（$P < 0.05$），且内侧比外侧减少更明显（$P < 0.001$）[25]。

4.2.2.3 关节镜评估

在移除锁定钢板时使用二次关节镜检查，研究已经提供了关于 HTO 后关节软骨状况的信息[20, 26, 27]。Kim 等评估了术后 2 年的 104 例患者，他们发现在既往有软骨损伤的膝关节中股骨内侧髁和内侧胫骨平台的改善分别为 54 例（51.9%）和 36 例（34.6%），股骨内侧髁和内侧胫骨平台的部分或全部软骨再生分别为 75 例（72%）和 57 例（55%）。虽然总体的临床改善是可见的，但这项研究没有将这些临床改善与软骨再生率关联起来[27]。Kumagai 等进行了一项在 131 个膝关节中进行为期 2 年的二次关节镜检查的类似研究，研究发现在 71% 的膝关节中有新形成的股骨软骨组织，而在 51% 的膝关节中有新形成的胫骨平台软骨组织，但该研究也没有将软骨再生率与临床结局关联起来[26]。然而，以上两项研究都表明软骨再生与患者体重指数（BMI）较低有关。

4.2.3 生存

4.2.3.1 转换到 TKA 的时间线

需要进行长期研究才能准确估计 TKA 的转化率。Naudie 等 20 年前发表的一篇文章提供了早期洞察力，对 106 例 HTO 患者进行了 10~22 年的随访，5 年患者平均生存率为 73%，10 年平均生存率为 51%，15 年平均生存率为 49%，20 年平均生存率为 30%[28]。4 年后，一项进一步研究表明整体 10 年生存率更佳，为 74%，而有较大外翻矫正（在 1 年时影像学测量外翻角度为 8°~16°）的患者可提高到 90%[21]。最近研究分别探讨了开放楔形和闭合楔形 HTO，二者 10 年生存率相似，均为 75%，但使用开放楔形技术最高可达到 90%[29]。在本章的"开放楔形和闭合楔形 HTO"部分中，可找到详细的比较。

使用状态转移概率计算机模型和由疼痛、术后并发症和后续手术过程定义的健康状态及健康结局作为质量调整寿命年（QALYs），已证明在 50~60 岁的患者中，与 UKA 和 TKA 相比，HTO 是一种成本效益高的选择。这是基于 HTO 术后生存率进行计算的，如果 HTO 年转化率由每年 2.3% 的基线值提高至 2.6%，那么 TKA 将成为一个成本效益更高的方法[30]。

令人欣慰的是，有证据表明，HTO 术后再次行 TKA 的疗效类似于初次 TKA，包括那些具有机械轴外翻的 TKA[31]。2015 年的一项系统综述观察了 HTO 术后转换为 TKA 的结局，发现了在 2 个研究中具有 3 级证据，8 个研究中具有 4 级证据。对比研究没有显示出具有相似翻修率的临床或影像学的统计学显著差异[32]。新西兰注册数据也显示，即使在 65 岁以下的患者中，原始 TKA 和因截骨术失败的 TKA 的平均 OKS 也没有显著差异[33]。

4.2.3.2 翻修术

有证据表明，在闭合楔形 HTO 术后的 TKA 中会出现技术问题。一篇早先的系统综述发现，更频繁地需要进行例如剪断股四头肌、胫骨结节截骨术和外侧软组织松解等的手术，并且由于在闭合楔形 HTO 组中缺乏胫骨近端骨解剖结构，因此存在诸如骨量减少和胫骨假体柄撞击胫骨外侧皮质等问题[32]。

因此，在选择 HTO 类型时，可能会担心在 OA 进展后 TKA 的难度和后续结局存在差异。然而，开放和闭合楔形 HTO 术后，胫骨近端成角畸形差异很小，并且已被证明与临床无关，且对随后的 TKA 困难程度的影响很小。骨性畸形的数量和随后的技术挑战将取决于之前矫正的程度。术前方案很重要，因为 TKA 胫骨假体置入和骨内膜骨之间存在干扰风险，尤其是在闭合楔形后[34]。另外，闭合楔形截骨术后的 TKA 常需要二期手术，首先移除初始内固定物，然后采用新的手术切口进行 TKA。尽管存在这些问题，报告显示闭合楔形截骨术后的 TKA 患者 5 年临床结局与那些接受开放楔形截骨术的 TKA 患者是相似的[35]。

4.2.3.3 预后因素

随着越来越多诸如英国膝关节截骨术注册中心（UKKOR）等外科注册机构的应用，也将会获得越来越多关于 TKA 转换率的准确信息。上面已经讨论了关节保留 HTO 的成本效益，需要确定哪些患者具有最佳 HTO 寿命[30]。在 2004 年，国际关节镜 – 膝关节外科 – 骨科运动医学协会（ISAKOS）率先制定了一份理想的、可能的和不适合的 HTO 的患者因素清单（表 4.1）[36]。

研究表明非进展期中度 OA 患者有更好的临床结果，这组的转化率较低是不足为奇的[11, 37]。

表 4.1 根据国际关节镜 – 膝关节外科 – 骨科运动医学协会（ISAKOS）制定的理想的、可能的和不适合 HTO 的患者因素清单[36]

理想的	可能的	不适合的
孤立性内侧关节线疼痛	中度髌股关节炎	两髁间（内侧和外侧）OA
外侧和髌股部分均正常		对截骨术待受力的针道浅表感染
年龄（岁）40~60	年龄为 60~70 岁或 < 40 岁	
对线不良 < 15°	屈曲挛缩 < 15°	固定的屈曲挛缩 > 25°
干骺端内翻，例如，TBVA > 5°		
高 – 活动要求，但不跑或跳	希望继续进行所有运动	肥胖患者
BMI < 30		
	既往感染	
全部活动范围		
正常韧带平衡	ACL、PCL 或 PLC 功能不全	
IKDC（A）B、C、D/Ahlback Ⅰ ~ Ⅳ		
无顶状结构		
不吸烟者		
一定程度的疼痛耐受		

BMI，体重指数；TBVA，胫骨内翻角度；IKDC，国际膝关节评分委员会骨关节炎分类；ACL，前交叉韧带；PCL，后交叉韧带；PLC，后外侧角；OA，骨性关节炎

因此，在早期决定谁将受益于 HTO 是很重要的。此外，在一系列的 210 例患者中，那些在进行手术时同时进行软骨治疗（微骨折、软骨成形术、基质诱导的自体软骨细胞置入）的软骨缺失患者将 TKA 的转化率降低了 5.3 倍（$P=0.025$）[13]。

已经确定了与不良结局显著相关的其他变量：年龄 > 56 岁（$P=0.008$）和术后膝关节屈曲受限角度 < 120°（$P < 0.001$）。除了 OA 等级较低外，术前症状轻微且术前 KSS 极好的患者（$P < 0.001$）也被证明功能更好且持续时间更长[37]。对 95 例接受闭合楔形截骨术的患者进行了 10 年随访，给予了类似的指导。这些患者的生存率的提高与年龄 < 55 岁、术前 WOMAC 评分 > 45 分和 BMI < 30 有关[10]。

研究发现返院行术后随访的患者中，存在早期转化为 TKA 的预测因素。如果患者在术后 2 年的 KOOS 生活质量（QoL）子评分低于 44 分，则进行后期 TKA 转化的风险比那些 QoL > 44 分行后期 TKA 患者高 11.7 倍（$P=0.017$）[11]。

4.2.4 并发症

HTO 可能是一种具有技术挑战的手术，特别是对于身材较小的手术医生，而且 HTO 的术后并发症发生率较高，尽管大多数并发症的症状轻微。

一项包含 209 例开放楔形 HTO 的多中心研究发现，总体并发症发生率为 29.7%。大多数并发症症状轻微，最常见的并发症为胫骨外侧合页断裂无移位。主要并发症（需要移除内固定物为 4.8%，深部伤口感染为 1.9%，矫正度丢失为 1%，截骨断端不愈合为 0.5%，早期转换到关节置换

术约为 0.5%）的发生率为 8.6%，并且那些患者的临床结局更差（WOMAC，$P=0.001$）[38]。

在对 115 例患者的回顾性研究中发现，出现严重的并发症很罕见，但总体并发症发生率相似，为 31%。包括小伤口感染（9.6%）、主要伤口感染（3.5%）、金属内植物刺激需要取出钢板（7%）、骨折不愈合需要进行翻修（4.3%）、血管损伤（1.7%）和筋膜室综合征（0.9%）。没有观察到血栓栓塞并发症。并发症的发生率与体重指数、内植物类型、所用植骨类型或手术时患者年龄无关 [39]。

4.2.5 开放楔形 HTO 和闭合楔形 HTO

最新的 Cochrane Review 发表于 2014 年。这是 2009 年出版的更新版本，共涉及 21 项研究，包括 1065 例的随机对照临床试验。结论是外翻性胫骨高位截骨术可减轻内侧间室骨关节炎患者的膝关节疼痛并改善其膝关节功能，并明确指出没有证据表明开放和闭合楔形 HTO 技术之间存在明显差异。

自从这篇文章发表以来，已经有一些新的研究旨在确定这两种方法之间的区别。Duivenvoorden 等随机选择 92 例患者，并进行 6 年的随访。骨折不愈合、矫正度丢失、髂嵴损伤刺激等并发症只在开放楔形 HTO 组中观察到，有 8% 的患者最终转为 TKA，而闭合楔形 HTO 组中转为 TKA 的患者比例为 22%（$P=0.05$）。在剩余的开放和闭合楔形截骨术的患者中，其临床结局和放射线检查的力线没有区别 [13]。他们还进行了一项更大队列包含 412 例患者的长期回顾性研究，发现 10 年后在闭合楔形 HTO 中存活率为 75%，而在开放楔形 HTO 中存活率为 90%（$P < 0.05$）。然而，他们强调，根据国际骨关节炎研究协会（OARSI）的标准，两组中"需要假肢"的患者数相等 [29]。

Nerhus 等进行了一项前瞻性随机对照试验，并进行了 2 年的随访。他们的结局是以选择 PROM 和膝关节活动范围检查为指标。HTO 的闭合和开放楔形技术之间，在临床改善的时间过程上没有差异，在 HTO 之后的 6 个月至 1 年之间，身体功能的持续改善与所使用的技术无关 [40]。

并非所有研究获得的临床结果均相似。尽管 Van Egmond 等随机选择 50 例患者进行研究，所得结果非常相似，需要转为关节置换术的患者数量相同（每组 5 例，平均 7.9 年），而且总体 PROM 相似，但进一步分析 PROM 内的特定类别发现，闭合楔形 HTO 的 VAS 满意度和 WOMAC 中的疼痛和僵硬子量表的结局显著优于开放楔形 HTO。他们认为这个证据足以证明他们的结论：采用闭合楔形 HTO 后的临床结果更好。一种提出的解释是开放楔形 HTO 后低位髌骨的发育，导致髌股关节不适和更差的结果 [41]。总而言之，这些研究并没有找到两种手术方法在临床结果间存在的明显差异。

进一步的研究还观察了每一种类型截骨术后的解剖学变化以及随后膝关节功能的潜在变化。发现两种影响：截骨术对胫骨后倾的影响和对髌骨高度的影响。Wu 等通过使用比 Cochrane Review 更新的证据，包括这些参数，对 22 项研究进行了新的综合荟萃分析。除了临床结果表明两组之间无差异外（$P > 0.05$），这些研究中有 11 项关于后倾的结果，而 7 项研究观察了髌骨高度。影像学参数变化的总结是有趣的，表明尽管平均矫正角没有差异，但开放楔形 HTO 组比闭合楔形 HTO

组显示出更大的活动范围（$P=0.003$）。与闭合楔形 HTO 组相比，开放楔形 HTO 组有更大的胫骨后倾角（$P < 0.001$）和更低的髌骨高度（$P < 0.001$）[8]。值得注意的是，胫骨倾斜度的变化通常很小，在闭合楔形中降低 1°~2°，而在开放楔形中类似增加 1°~2°。这些类型的细微变化可能仅在 ACL 缺损的患者中变得与临床相关，或在很长一段时间内发挥其作用，因此只能在长期临床研究中观察到其变化。

研究发现矢状力线可能发生意外改变且后倾会增加，这些引起人们对 ACL 缺损膝关节进行开放楔形 HTO 的一些担忧，建议仔细规划截骨方向，以避免无意中增加患者组的胫骨后倾 [42]。胫骨倾斜度的增加可能会产生或加重屈曲挛缩，这是我们不愿意看见的。旨在解决担忧 ACL 缺损患者的尸体研究表明，与开放楔形相比，闭合楔形更可能导致胫骨后倾再生中立化，并且 ACL 缺损患者的胫骨前移减少。然而，其他研究发现闭合楔形与胫骨轴向外旋增强和髌骨外侧倾斜度增加有关，这可能对髌股关节产生不利影响 [43]。髌骨高度的改变可能导致接触压力的变化，最近进一步的证据表明，采用大的开放楔形矫正（> 13mm，$P=0.019$）的患者的髌股关节骨性关节炎有进展 [44]。

综上所述，对于大多数患者来说，开放和闭合楔形截骨术都可能是有效的修复重建手术选择，其中最重要的变量是实现适当矫正的手术精度，手术医生的偏好取决于对许多不同解剖因素的评估。

4.3　内侧关节病的选择性截骨术

4.3.1　股骨远端截骨术

当计划手术时，了解导致内侧关节病的骨骼变化因素是非常重要的。Cooke 等在 1997 年比较了健康成人受试者和膝关节内侧间室 OA 患者的 X 线片，得出结论：内翻对线不良和 OA 的进展是由股骨远端外翻角减小和胫骨平台髁角增大引起的 [45]。最近一项包含 797 例正常和 454 例受 OA 影响的膝关节患者的更大规模的研究，根据年龄对健康受试者进行细分，根据肢体力线对受 OA 影响的受试者进行细分，从而进一步推测了膝关节 OA 的进展情况。他们得出的结论是：基于在正常膝关节中随年龄增加的力线改变，OA 的发生和早期进展可能主要是股骨干由外侧向内侧弯曲畸形的转变介导的，并伴有股骨颈干角的降低 [46]。考虑到这些股骨驱动因子，尽管股骨远端存在正常生理性外翻，但重要的是要明确内侧间室关节病且整体内翻的冠状位力线无须矫正股骨侧。虽然不常见，但如果有局限于股骨内的内翻畸形，则最好采用外侧闭合楔形股骨远端截骨术进行矫正 [4]，也可以联合 HTO 进行矫正 [47]。

4.3.2　腓骨截骨术

腓骨截骨术已与闭合楔形截骨术联合使用以减少铰链（图 4.4），现在已有文章报告了孤立

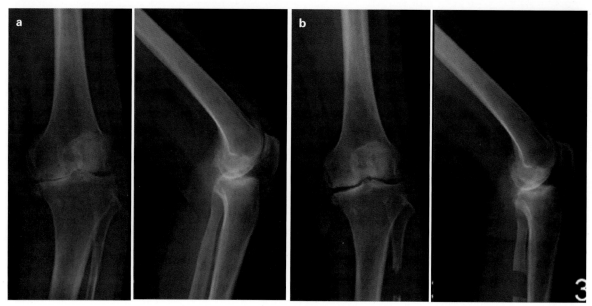

图 4.4 （a）一名 64 岁女性的术前 AP 和侧位 X 线片，显示严重的内侧间室骨关节炎和膝关节内翻畸形。（b）腓骨近端截骨术后 AP 和侧位 X 线片，显示内侧关节间隙恢复、力线改善和腓骨缺失 [48]

性腓骨截骨术减轻了内侧间室 OA 受力的积极效果，其假设是腓骨截骨术移除了腓骨在膝关节外侧的夹板作用，使受力在负重表面上更均匀地分布。最大的临床系列研究出自 Yang 等，他们报告了由内侧间室 OA 引起严重疼痛并在放射线检测中具有显著内翻且保守治疗失败的 110 例患者的结果。腓骨截骨术在腓骨头下 6~10cm 处进行，并切除 2cm 长的骨质。至少随访 2 年（范围：24~189），在长期疼痛缓解的同时，放射线检查表现（平均矫正 3° 外翻，外侧关节间隙减少 5mm）和临床功能（平均 VAS $P < 0.001$，平均 KSS $P < 0.005$）均有显著改善。4 例患者需要早期转化为 TKA（平均 12.4 个月，范围：7~17 个月）[48]。最近的一项研究增加了进一步的证据，在 47 例接受腓骨截骨术的患者中，术后 4 个月疼痛明显缓解，术后平均 13.4 个月关节功能得到改善，并且没有观察到包括伤口感染、延迟愈合或神经损伤在内的术后并发症 [5]。

最近的一项尸检研究很好地证明了这些临床结果的可能解释。研究人员发现，在接受腓骨近端截骨术后的膝关节内侧间室的压力读数明显降低，这使得作者推测，该方法可能减轻膝关节内侧间室骨关节炎患者的膝关节疼痛并改善其功能 [49]。

Liu 等分析了 111 例接受腓骨高位截骨术患者，发现在术前 KSS 临床评分最高的患者、内侧间隙变窄较少的患者、股骨髁远端和胫骨平台之间的角度更小的患者中可获得最佳的临床结果 [50]。

这些结果为腓骨截骨术在治疗内侧关节病中占有一席之地提供了可能，并为进一步的长期临床研究提供了基础。

4.4 结论

HTO 是膝关节周围最常见的截骨术，有充分的证据证明，在选择适当的患者后，HTO 可以显著改善临床结局和功能，也有证据证明，减轻内侧间室受力也可以促进软骨再生。最近在患者选择和外科手术技术上的改进已经证明可以减少并发症、改善结局和获得极好的生存率，并且对随后的关节置换术没有显著的影响。

参考文献

[1] Arden N, Nevitt MC. Osteoarthritis: epidemiology. Best Pract Res Clin Rheumatol. 2006;20:3–25.

[2] Majewski M, Susanne H, Klaus S. Epidemiology of athletic knee injuries: a 10-year study. Knee. 2006;13:184–188.

[3] Badlani JT, Borrero C, Golla S, Harner CD, Irrgang JJ. The effects of meniscus injury on the development of knee osteoarthritis: data from the osteoarthritis initiative. Am J Sports Med. 2013;41:1238–1244.

[4] van der Woude JAD, Spruijt S, van Ginneken BTJ, van Heerwaarden RJ. Distal femoral valgus osteotomy: bone healing time in single plane and biplanar technique. Strategies Trauma Limb Reconstr. 2016;11:177–186.

[5] Wang X, et al. Proximal fibular osteotomy: a new surgery for pain relief and improvement of joint function in patients with knee osteoarthritis. J Int Med Res. 2017;45:282–289.

[6] Parker DA, Beatty KT, Giuffre B, Scholes CJ, Coolican MRJ. Articular cartilage changes in patients with osteoarthritis after osteotomy. Am J Sports Med. 2011;39:1039–1045.

[7] Duivenvoorden T, et al. Comparison of closing-wedge and opening-wedge high tibial osteotomy for medial compartment osteoarthritis of the knee: a randomized controlled trial with a six-year follow-up. J Bone Joint Surg Am. 2014;96:1425–1432.

[8] Wu L, Lin J, Jin Z, Cai X, Gao W. Comparison of clinical and radiological outcomes between opening-wedge and closing-wedge high tibial osteotomy: a comprehensive meta-analysis. PLoS One. 2017;12:e0171700.

[9] Nerhus TK, et al. Radiological outcomes in a randomized trial comparing opening wedge and closing wedge techniques of high tibial osteotomy. Knee Surg Sports Traumatol Arthrosc. 2017;25:910–917.

[10] Howells NR, Salmon L, Waller A, Scanelli J, Pinczewski LA. The outcome at ten years of lateral closing-wedge high tibial osteotomy: determinants of survival and functional outcome. Bone Joint J. 2014;96-B:1491–1497.

[11] Ekeland A, Nerhus TK, Dimmen S, Thornes E, Heir S. Good functional results following high tibial opening-wedge osteotomy of knees with medial osteoarthritis: a prospective study with a mean of 8.3years of follow-up. Knee. 2017;24:380–389.

[12] Brouwer RW, et al. Osteotomy for treating knee osteoarthritis. Cochrane Database Syst Rev. 2014:CD004019. https://doi.org/10.1002/14651858.CD004019.pub4.

[13] Figueroa F, et al. Symptomatic relief in medial opening wedge high tibial osteotomies for the treatment of knee osteoarthritis is influenced by concurrent procedures and preoperative pain level. J ISAKOS Jt Disord Amp Orthop Sports Med. 2018;3:8.

[14] Huizinga MR, Gorter J, Demmer A, Bierma-Zeinstra SMA, Brouwer RW. Progression of medial compartmental osteoarthritis 2-8 years after lateral closing-wedge high tibial osteotomy. Knee Surg Sports Traumatol Arthrosc. 2017;25:3679–3686.

[15] Baliunas AJ, et al. Increased knee joint loads during walking are present in subjects with knee osteoarthritis. Osteoarthr Cartil. 2002;10:573–579.

[16] Lee SH, Lee O-S, Teo SH, Lee YS. Change in gait after high tibial osteotomy: a systematic review and meta-analysis. Gait Posture. 2017;57:57–68.

[17] Leitch KM, Birmingham TB, Dunning CE, Giffin JR. Medial opening wedge high tibial osteotomy alters knee moments in multiple planes during walking and stair ascent. Gait Posture. 2015;42:165–171.

[18] Morin V, et al. Gait analysis following medial opening-wedge high tibial osteotomy. Knee Surg Sports Traumatol Arthrosc. 2018;26:1838–1844.

[19] McClelland D, et al. Medium- and long-term results of high tibial osteotomy using Garches external fixator and gait analysis for dynamic correction in varus osteoarthritis of the knee. Bone Joint J. 2016;98-B:601–607.

[20] Fujisawa Y, Masuhara K, Shiomi S. The effect of high tibial osteotomy on osteoarthritis of the knee. An arthroscopic study of

54 knee joints. Orthop Clin North Am. 1979;10:585–608.

[21] Sprenger TR, Doerzbacher JF. Tibial osteotomy for the treatment of varus gonarthrosis. Survival and failure analysis to twenty-two years. J Bone Joint Surg Am. 2003;85-A:469–474.

[22] Lansdaal JR, et al. Early weight bearing versus delayed weight bearing in medial opening wedge high tibial osteotomy: a randomized controlled trial. Knee Surg Sports Traumatol Arthrosc. 2017;25:3670–3678.

[23] Gaasbeek RDA, Nicolaas L, Rijnberg WJ, van Loon CJM, van Kampen A. Correction accuracy and collateral laxity in open versus closed wedge high tibial osteotomy. A one-year randomised controlled study. Int Orthop. 2010;34:201–207.

[24] Verschueren J, et al. Possibility of quantitative T2-mapping MRI of cartilage near metal in high tibial osteotomy: a human cadaver study. J Orthop Res. 2018;36:1206–1212.

[25] Gersing AS, et al. Longitudinal changes in subchondral bone structure as assessed with MRI are associated with functional outcome after high tibial osteotomy. J ISAKOS. 2018;3:205–212.

[26] Kumagai K, et al. Factors affecting cartilage repair after medial opening-wedge high tibial osteotomy. Knee Surg Sports Traumatol Arthrosc. 2017;25:779–784.

[27] Kim K-I, et al. Change of chondral lesions and predictive factors after medial open-wedge high tibial osteotomy with a locked plate system. Am J Sports Med. 2017;45:1615–1621.

[28] Naudie D, Bourne RB, Rorabeck CH, Bourne TJ. The Install Award. Survivorship of the high tibial valgus osteotomy. A 10- to 22-year followup study. Clin Orthop Relat Res. 1999;(367):18–27.

[29] Duivenvoorden T, et al. Adverse events and survival after closing- and opening-wedge high tibial osteotomy: a comparative study of 412 patients. Knee Surg Sports Traumatol Arthrosc. 2017;25:895–901.

[30] Konopka JF, Gomoll AH, Thornhill TS, Katz JN, Losina E. The cost-effectiveness of surgical treatment of medial unicompartmental knee osteoarthritis in younger patients: a computer model-based evaluation. J Bone Joint Surg Am. 2015;97:807–817.

[31] Saragaglia D, et al. Computer-assisted total knee replacement after medial opening wedge high tibial osteotomy: medium-term results in a series of ninety cases. Int Orthop. 2016;40:35–40.

[32] Han JH, et al. Total knee arthroplasty after failed high tibial osteotomy: a systematic review of open versus closed wedge osteotomy. Knee Surg Sports Traumatol Arthrosc. 2016;24:2567–2577.

[33] Pearse AJ, Hooper GJ, Rothwell AG, Frampton C. Osteotomy and unicompartmental knee arthroplasty converted to total knee arthroplasty: data from the New Zealand Joint Registry. J Arthroplast. 2012;27:1827–1831.

[34] Kuwashima U, et al. Comparison of the impact of closing wedge versus opening wedge high tibial osteotomy on proximal tibial deformity and subsequent revision to total knee arthroplasty. Knee Surg Sports Traumatol Arthrosc. 2017;25:869–875.

[35] Ehlinger M, et al. Total knee arthroplasty after opening- versus closing-wedge high tibial osteotomy. A 135-case series with minimum 5-year follow-up. Orthop Traumatol Surg Res. 2017;103:1035–1039.

[36] Rand J, Neyret P. ISAKOS meeting on the management of osteoarthritis of the knee prior to total knee arthroplasty. 2005.

[37] Bonasia DE, et al. Medial opening wedge high tibial osteotomy for medial compartment overload/arthritis in the varus knee: prognostic factors. Am J Sports Med. 2014;42:690–698.

[38] Han S-B, et al. Complications associated with medial opening-wedge high tibial osteotomy using a locking plate: a multicenter study. J Arthroplast. 2018; https://doi.org/10.1016/j. arth.2018.11.009.

[39] Woodacre T, et al. Complications associated with opening wedge high tibial osteotomy—a review of the literature and of 15 years of experience. Knee. 2016;23:276–282.

[40] Nerhus TK, et al. No difference in time-dependent improvement in functional outcome following closing wedge versus opening wedge high tibial osteotomy: a randomised controlled trial with two-year follow-up. Bone Joint J. 2017;99-B:1157–1166.

[41] van Egmond N, van Grinsven S, van Loon CJM, Gaasbeek RD, van Kampen A. Better clinical results after closed- compared to open-wedge high tibial osteotomy in patients with medial knee osteoarthritis and varus leg alignment. Knee Surg Sports Traumatol Arthrosc. 2016;24:34–41.

[42] Herman BV, Giffin JR. High tibial osteotomy in the ACL-deficient knee with medial compartment osteoarthritis. J Orthop Traumatol. 2016;17:277–285.

[43] Ranawat AS, et al. Comparison of lateral closing-wedge versus medial opening-wedge high tibial osteotomy on knee joint alignment and kinematics in the ACL-deficient knee. Am J Sports Med. 2016;44:3103–3110.

[44] Tanaka T, et al. Deterioration of patellofemoral cartilage status after medial open-wedge high tibial osteotomy. Knee Surg Sports Traumatol Arthrosc. 2018; https://doi.org/10.1007/s00167-018-5128-7.

[45] Cooke D, et al. Axial lower-limb alignment: comparison of knee geometry in normal volunteers and osteoarthritis patients. Osteoarthr Cartil. 1997;5:39–47.

[46] Matsumoto T, et al. A radiographic analysis of alignment of the lower extremities—initiation and progression of varus-type knee osteoarthritis. Osteoarthr Cartil. 2015;23:217–223.

[47] Nakamura R, Kuroda K, Takahashi M, Katsuki Y. Additional distal femoral osteotomy for insufficient correction after high tibial osteotomy. BMJ Case Rep. 2018;2018:bcr2018224514.

[48] Yang ZY, et al. Medial compartment decompression by fibular osteotomy to treat medial compartment knee osteoarthritis: a pilot study. Orthopedics. 2015;38:e1110–1114.

[49] Baldini T, et al. Medial compartment decompression by proximal fibular osteotomy: a biomechanical cadaver study. Orthopedics. 2018;41:e496–501.

[50] Liu B, et al. Proximal fibular osteotomy to treat medial compartment knee osteoarthritis: preoperational factors for short-term prognosis. PLoS One. 2018;13:e0197980.

第 5 章 外侧关节病的手术结果

Vikram Kandhari，Myles R. J. Coolican

5.1 引言

膝关节的正常力线是变化的，但大约是 5°~7° 的胫股外翻，这导致 30%~40% 的体重由外侧间室承担[1]。膝关节外翻增加导致外侧间室负荷过载和外侧间室关节病的发展[2]。膝关节外翻增加最常见于股骨远端，这导致膝关节线倾斜[3, 4]。

膝关节周围截骨术对于孤立性膝关节外侧间室关节病的治疗来说是一种具有吸引力的方案，特别是对年轻患者和那些工作或娱乐需要高水平活动的患者。重新对齐外翻畸形的膝关节可降低膝关节外侧间室关节病的进展速度，减轻症状，并有助于患者恢复到较高水平的活动[5]。

关节周围截骨术治疗疼痛性外翻膝关节的目的是通过对力线的调整产生一个中立位力线来减轻膝关节疼痛，同时矫正关节线倾斜。这可减少膝关节外侧间室关节病的进展。此外，截骨术使患者手术后能够从事繁重的工作并继续进行较高水平的文娱活动，这是截骨术与全膝关节成形术（TKA）相比的一个显著优势，尤其是在年轻又活跃的患者中[5, 6]。

用于矫正膝关节外侧间室关节病患者的膝关节外翻力线的关节周围截骨术，可采用股骨截骨术（外侧开放楔形或内侧闭合楔形）或胫骨截骨术（外侧开放楔形或内侧闭合楔形）。对于临床医生来说，在选择手术前知道每种手术的功能性和影像学结果及潜在并发症是至关重要的。与内翻骨性关节炎相比，膝关节外翻畸形更少见，因此关于膝关节外翻截骨术结局的发表文献很少。在本章，我们将全面总结外翻关节炎的临床和影像学特征，提出我们的手术技术，并讨论针对外侧间室关节病的膝关节外翻截骨术的结局和并发症。

5.2 股骨远端内翻截骨术

文献一致认为，在大多数外侧负荷过载的病例中股骨远端的畸形是导致外翻畸形的原因，而外侧负荷过载导致了随后的外侧关节炎的发展。对这些患者，股骨远端内翻截骨术是矫正外翻畸形的首选方法，具体为通过股骨远端外侧入路在股骨髁上进行内翻截骨，从而降低外侧间室关节炎的进展。它提倡在胫股外翻畸形＞12°和关节线倾斜＞10°的患者中应用[4]。股骨远端内翻截骨术有两种技术：股骨远端内侧闭合楔形截骨术和股骨远端外侧开放楔形截骨术。下面将讨论各个技术的临床和影像学结果以及生存率（图 5.1）。

5.3 外侧股骨远端外侧开放楔形截骨术（DFLOWO）

DFLOWO 最近比传统的股骨远端内侧闭合楔形截骨术更受欢迎，由于它具有技术优势：可通过导航进行控制性增量矫正，且具有单一骨切口的优点。一篇英语综述文献确定了 10 个关于 DFLOWO 的已发表病例系列。我们没有发现任何已发表的随机对照试验或病例对照研究。由于已报告的手术技术、固定方法、康复方案，患者结局指标以及所报告的随访时间方面缺乏一致性，导致在研究之间进行直接比较是不可能的。

采用截骨术治疗更年轻的膝关节炎患者时，一个重要的考虑因素是生存率 – 以转换为全膝关节成形术（TKA）为终点。我们根据平均随访时间对 DFLOWO 的结局进行了文献分组：中长期随访（平均随访时间＞60 个月）有 7 项研究[7-13]，短中期随访（平均随访时间 36~59 个月）有 3 项研究[14-16]。

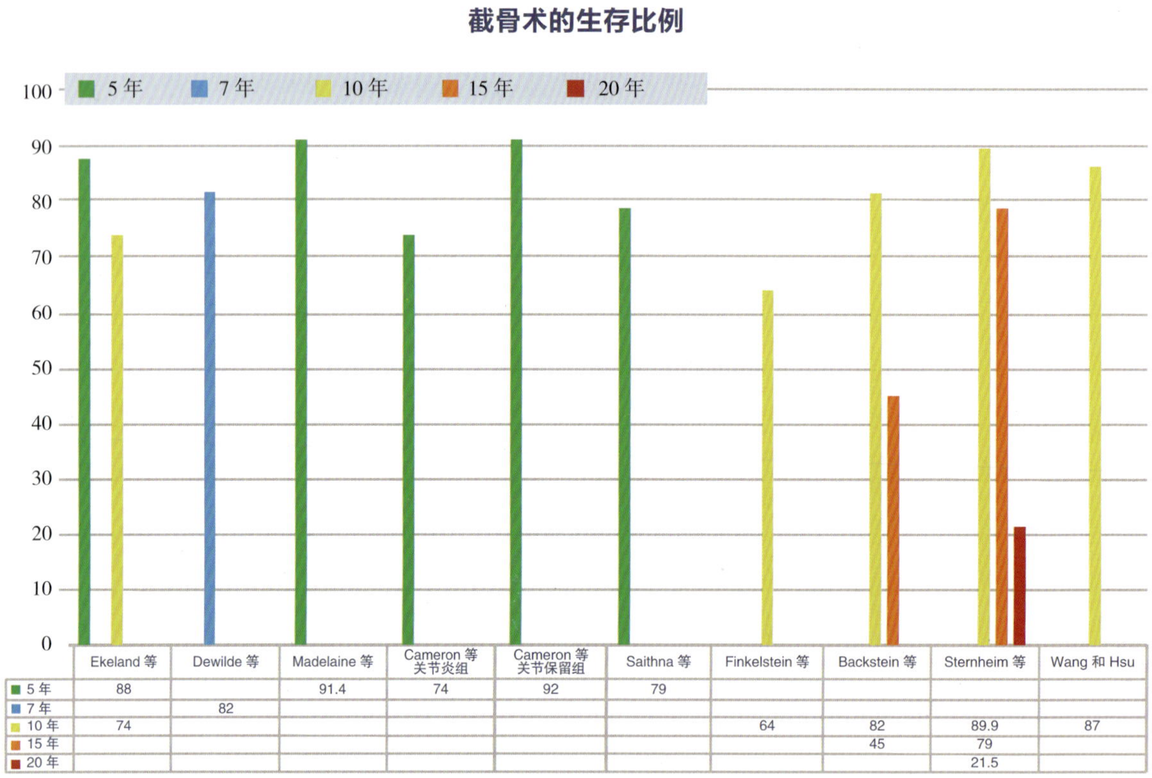

截骨术的生存比例

	■ 5年	■ 7年	■ 10年	■ 15年	■ 20年	
	Ekeland 等	Dewilde 等	Madelaine 等	Cameron 等 关节炎组	Cameron 等 关节保留组	Saithna 等	Finkelstein 等	Backstein 等	Sternheim 等	Wang 和 Hsu
5年	88		91.4	74	92	79				
7年		82								
10年	74						64	82	89.9	87
15年								45	79	
20年									21.5	

股骨远端外侧开放楔形截骨术（DFLOWO）	股骨远端内侧闭合楔形截骨术（DFMCWO）

图 5.1 生存率 – 股骨远端截骨术：该图描述了包括针对孤立性膝外翻外侧间室关节炎的股骨远端外侧开放楔形和内侧闭合楔形截骨术研究报道的比较存活率

5.4 中长期随访研究的结局

我们在英文文献中发现了 7 篇有关 DFLOWO 报告中长期随访结局的研究。Ekeland 等[7] 在一个包含 24 例患者的病例系列中报道了 DFLOWO 后平均随访 94 个月（范围：48~122.4 个月）的结局，平均年龄 48 岁（范围：31.4~62.1 岁）。在最新的随访中，KOOS 的所有子评分均较术前值显著改善（$P < 0.001$），并且在术后前 6 个月的日常活动和术后 1 年的体育和娱乐活动的改善更明显。在截骨术后 10 年，6 个膝关节（25%）在平均 6.4 年（范围：4~11.8 年）转换为 TKA。18 例患者中有 14 例（74%）在 10 年的时间里维持了改善的 KOOS 评分。转换为 TKA 的膝关节的术前 KOOS 评分范围更低，骨性关节炎的放射线检查分级更高。活动范围从术前的 126° 下降到术后 3 个月随访时的 114°，术后 6 个月随访时恢复至术前水平。1 例患者在跌倒后发生创伤后畸形愈合和膝关节屈曲降低导致骨折。1 例患者在术后 3 个月时出现僵硬，并接受了关节镜下关节松解术以恢复术前活动范围。3 例患者出现延迟愈合，其中 2 例服用了可能对骨愈合有不利影响的非甾体抗炎药。2 例患者在截骨术后初期发生截骨内侧铰链的压缩性骨折，导致过度矫正 4°。这 2 例患者的截骨均愈合，并且在术后 10 年都有良好结果。截骨术后 5 年和 10 年生存率分别为 88% 和 74%。在转换为 TKA 的患者和那些没有转化为 TKA 的患者的术后角度矫正并不相似。8 例（44%）患者需要移除内固定物。体重指数对转化为 TKA 没有影响，两组的平均体重指数具有可比性。在术前 X 线检查的 Kellgren–Lawrence 分级和体重指数之间没有相关性。作者得出的结论是对于具有膝外翻畸形的外侧间室关节病的年轻患者来说 DFLOWO 是一个有效的治疗选择。

de Andrade 等[8] 报告了 15 例平均年龄为 49.8 岁，平均随访期为 81.4 个月（范围：43~132 个月）的患者采用新型 V 形 DFLOWO 的结局。在最后的随访中，膝关节协会的评分系统获得了 5 个极好、6 个良好、1 个一般和 3 个较差的评分。与 Ekeland 等[7] 的研究一样，在 73% 的患者中明显显示出极好和良好的结果。在最后的随访中，15 例患者中有 7 例（46%）达到了预期的矫正范围（2° 内翻至 3° 外翻）。患者手术时的年龄、随访时间、术后解剖角度与结局没有相关性。

Das 等在 2008 年[9] 报道了 12 例 DFLOWO 的患者，平均年龄为 55 岁（范围：46~71 岁），平均随访期为 74 个月（范围：51~89 个月），结局指标包括 Lysholm 和特种外科医院（HSS）评分。在 74 个月时，Lysholm 评分从 64 分提高到 77 分，HSS 膝关节评分从 42 分提高到 64 分，HSS 功能评分从 58 分提高到 72 分。在术后 25 个月时，12 例患者中有 7 例需要移除植入物，主要原因是髂胫束刺激。3 例患者在截骨术后病情恶化，其中 2 例患者在术后 37 个月和 42 个月时因持续疼痛接受 TKA。与队列中的其他患者相比，这些患者在术前 X 线片上显示有更严重的外侧间室骨性关节炎，且内侧间室性骨性关节炎的分级也更高。1 例患者术前外翻 21°，继发于儿童期股骨髁畸形愈合。术前影像学表现为更严重内侧间室关节病的患者和接受较大角度矫正的患者的功能结果明显较差。

在 Thein 等的系列文章中[10]，患者手术时的平均年龄为 46.7 ± 10.7 岁，平均牛津膝关节评分从术前的 13.1 分增加了 2 倍到平均随访 6.5 年的 26 分。尽管牛津评分很低，但他们文章的主观满意率却出乎意外地高，达到 6.6/10。他们在最后的随访中没有发现任何影像学检查上关节炎的进展。随访时，年龄、体重指数和术前影像学检查结果与结局指标之间无显著相关性。在他们的研究中，手术时年龄较大的患者、接受双侧截骨术的患者以及可能二次患病的患者的结果较差。

Dewilde 等[11] 报告了 16 例平均年龄为 47 岁（范围：30~51 岁）的患者使用 Puddu 固定板和磷酸钙骨替代物进行股骨远端开放楔形截骨术治疗外侧膝关节炎的结局，其中平均持续时间为 5.6 年（范围：2.5~10.5 年）。膝关节协会评分由 43 分提高到 78 分，并且 19 例患者中有 18 例患者感到满意。在最新的随访中，特种外科医院膝关节评分从 65 分提高到 84 分。他们没有发现任何放射线检查上骨关节炎的进展，并报告 7 年的生存率为 82%。虽然没有统计学意义，但在中立位机械轴矫正不足的患者中更容易转换为 TKA（TKA 组：3.1°外翻和非 TKA 组：1.9°外翻）。在随访期间，尽管使用磷酸钙骨替代物的所有截骨术患者中都观察到骨形成，没有任何置入失败，但需要 47±26 个月才能完全吸收和转化为骨。作者建议在中立位机械轴后进行轻微的过度矫正，并推测 DFLOWOs 的中期结果与股骨远端内侧闭合楔形截骨术的结果相当。

Madelaine 等[12] 和 Cameron 等[13] 包括中期研究的两项研究报告了 60 个月的生存率。Madelaine 等[12] 报道了 29 例平均年龄为 44.4 岁的患者。膝关节功能评分从术前的 50.4 提高到随访时的 68.5，并报道术后 60 个月的生存率为 91.4%。有 4 种并发症（14%）。术后 1 年内各有 1 例骨折不愈合、延迟愈合、僵硬、固定失败的患者，并且所有患者均需手术治疗。在平均术后 25.3 个月时，有 23 例（79%）患者因不适而取出钢板。5 例患者在术后 166.6 个月转为 TKA。最后一次随访时，共有 25 例患者（86%）满意或非常满意。作者推荐使用角稳定锁定接骨板进行在截骨部位的内固定。

Cameron 等[13] 报道了 38 例平均随访期为 5 年（范围：2~12 年）患者的 DLFOWO 结局。在他们的研究中，DLFOWO 具有两个独立的适应证，即适用于进展期外侧间室关节炎和为实现关节保护目的（具有外翻力线的外侧间室的孤立性骨软骨损伤）。尽管在截骨术后的最后一次随访中，两组患者术后 IKDC 评分相当（关节保留组：62 分和关节炎组：67 分），但截骨术后 5 年的生存率在关节保留组为 92%，在关节炎组为 74%。在本研究中，关节炎组的生存率远低于其他研究报告的 DLFOWO 术后相似平均随访期中的截骨后 5 年生存率。1 例患者的截骨术部位发生骨折不愈合。

5.5 短中期随访研究的结局

我们发现有 3 项研究[14-16] 报道了 DFLOWO 的短中期随访结局。

Zarrouk[14] 和 Saithna 等[15] 报道了最大平均随访为 54 个月的结局。Zarrock 等[14] 报道了 20 例平均年龄为 53 岁（范围：27~66 岁）患者的 22 例截骨术。在平均随访 54 个月（范围：36~132 个月）时，KSS 和功能评分分别从 49.8 分和 50.68 分提高到 74.23 分和 72.85 分（$P < 0.001$）。在最后一次随访中，80% 的患者感到满意。最后一次随访的平均疼痛评分较术前值平均改善了 26 分（范围：12.72~38.4 分）（$P < 0.001$）。平均活动评分从术前的 23.22 分略微降至最后随访的 21.95 分。与

其他病因（包括脊髓灰质炎、创伤后和多骨骺发育不良）引起的膝关节外翻畸形患者相比，结构性外翻畸形组患者的临床结果有更好的改善趋势；但是，这个患者数量并不足以进行统计学比较。矫正外翻 0°~6°之间的患者的临床结果要好于矫正不足或过度矫正的外翻畸形患者，但差异无统计学意义（$P=0.616$）。在他们的队列中，有 9 例患者（45%）在进行干预之前有髌股关节病，但在最后一次随访时，无论是否有髌股关节病，结果均相当。在 9 例患者中有 7 例患者在截骨术后的随访过程中发现髌骨重定中心，并且 Insall–Salvati 比率从 1.07 增加到 1.15。正如他们的髋 – 膝 – 踝（HKA）角所示，正常轴患者的髌骨重定中心明显。作者报道 8 年的生存率为 91%（CI 为 69%~100%）。

Saithna 等[15]发表了 21 例平均年龄为 41 岁（范围：28~58 岁），平均随访时间为 4.5 年（范围：1.6~9.2 年）的 DFLOWO 截骨术患者的系列结局。4 例患者在术后 20 个月、25 个月、40 个月和 70 个月随访（平均 3.3 年）时转换为 TKA。5 年的累积生存率为 79%（95% CI，0.49~1.09）。对于其余的 17 例患者，所有报告的结局指标均显示出改善的趋势，其中 IKDC 评分（$P=0.0312$）和 KOOS 评分的疼痛亚项（$P=0.0076$）在最后一次随访时与术前值相比具有统计学差异。在随访期间，17 例膝关节中的 16 例进行了再次手术。由于局部不适，有 10 例患者再次手术是为了移除植入物。2 例患者因持续症状而行关节镜检查。但 2 例患者均有矫正度丢失，1 例患者金属假体移位并感染，1 例患者骨折不愈合。以上这 4 例患者都需要进一步的手术。

Jacobi 等[16]在他们的随访研究中发表了 14 例平均年龄为 46 ± 3.1 岁（范围：28~63 岁）且平均随访期为 45 ± 3.4 个月（范围：26~64 个月）并接受 DFLOWO 患者的结果。作者还介绍了他们在 DFLOWO 中使用 Tomofix 固定板的经验。2 例患者延迟愈合，1 例最终愈合，另一例患者需要植骨介入且内侧固定板进行额外稳定。作者没有发现使用髂嵴移植骨或矫正度可影响愈合时间。所有 KOOS 子评分包括最终评分在最后一次随访中都有提高。总分从术前的平均 31 ± 17 分（范围：8~60 分）提高到随访期的 69 ± 22 分［范围：38~100 分（$P=0.002$）］，有显著改善。尽管 Tomofix 固定板在截骨部位提供了出色的稳定性，但是 12 例患者（86%）由于局部刺激需要移除固定板。尽管需要移除植入物，但在最后的随访中，研究报告了 $73\% \pm 18\%$ 的高满意度。

5.6 股骨远端外侧闭合楔形截骨术（DFLCWO）

DFLCWO 是矫正膝关节外翻畸形的替代方法。DFLCWO 对技术的要求更高，因为它需要精确地移除楔形骨块以实现精确的力线矫正，并且它需要两个聚集的骨切口。与 DFLOWO 相比，关于 DFLCWO 的已发表文献涵盖相对较长时间随访所得结果。同样，如有关 DFLOWO 的文献，所有已发表的有关 DFLOWO 文献都包含病例系列研究（Ⅳ级证据），而没有随机对照试验或病例对照研究（分别为Ⅰ级和Ⅲ级证据）。我们描述了已发表的 DFLCWO 结果，并根据报道的平均随访期分为：长期随访（>10 年）、中期随访（5~10 年）和短期随访（<5 年）。在我们的文献检索中，有 4 项已发表的研究报道了长期随访结果，3 项研究报道了中期随访结果，7 项研究报道了短期随

访结果。Mathew 等的一个系列病例中没有报道平均随访时间，但描述了 1~8 年的时间范围。我们已经把这个研究纳入中期研究组中。

5.7 长期随访研究的结局

Finkelstein 等[17] 发表了 21 例 DFLCWO 长期随访的结果。在 10 年时，他们报告其生存率为 64%。在随访期间，21 例 DFLCWO 中有 7 例转换为 TKA，1 例患者死于与膝关节无关的自然原因。与他们的术前值相比，最后一次随访时的临床评分有显著改善（$P < 0.0001$），疼痛缓解方面的改善最为显著。

Backstein 等[18] 发表了 38 例平均年龄为 44.1 岁（范围：20~67 岁）患者的 DFLCWO 结果。38 例中的 24 例（60%）患者的结果为良好或极好，3 例（7.5%）结果为一般，3 例（7.5%）结果为较差。38 个膝关节中有 12 个（30%）在随访期间需要行 TKA，这认为是截骨术失败。最后一次随访时，可供评估的 30 个膝关节的膝关节协会平均客观评分从 18 分（范围：0~74 分）提高到 87.2 分（范围：50~100 分）。膝关节协会平均功能评分从 54 分（范围：0~100 分）提高到 85.6 分（范围：40~100 分）。他们描述了 1 例术前膝关节协会评分为 0 的患者，其患有神经系统疾病，并伴有膝外翻畸形，严重疼痛且几乎没有行走能力。该研究的 10 年生存率为 82%（95% CI，75%~89%），15 年生存率为 45%（95% CI，33%~57%）。

Kosashvili 等[19] 发表了 33 例 DFLCWO 后平均随访期为 15.1 年（范围：10~25 年）的结果。进行截骨术时的平均年龄为 45.5 岁（范围：24~63 岁）。改良膝关节协会评分从术前的平均 36.8 分显著提高到术后 1 年的 77.5 分（$P < 0.01$）。28 例（84.8%）患者的膝关节功能评分为良好或极好。在术后 10 年随访时，改良膝关节协会评分从术后 1 年的 77.5 分显著下降到 66 分（范围：25~91 分）（$P < 0.01$）。该评分仍明显高于术前记录的评分（$P < 0.01$）。18 例（54%）患者在术后 10 年随访时有良好或极好的结局。2 例接受 DFLCWO 的患者在术后随访 6 年和 8 年时转化为 TKA。两人均为病态肥胖，并接受了双侧 DFLCWO 手术。每位患者的一侧都需要转换为 TKA。在平均随访 15.1 年的最后随访中，改良的膝关节协会评分显著下降至 59 分（范围：15~91 分；$P < 0.008$），并且只有 10 例膝关节（30.3%）取得了良好或极好的结果。在平均随访 15.6 年时，所有膝关节中有 16 例（48.5%）失败。

Sternheim 等[20] 在他们的 45 例 DFLCWO 患者的 10 年、15 年和 21 年的生存率分别为 89.9%、78.9% 和 21.5%。平均改良膝关节评分从术前 36.1 分提高到术后 1 年随访时的 74.4 分，并在最后一次随访时下降到 60.5 分。

5.8 中期随访研究的结局

Mathews 等[21] 报道了 21 例 DFLCWO 后随访 1~8 年的结局。在他们的研究中，使用了与

DFLCWO 相同的技术，但是使用了石膏绷带固定或使用 U 形钉或接骨板进行内固定。在他们的研究中，57% 的患者有严重并发症，包括膝关节僵硬（48%）、不愈合 / 延迟愈合（19%）、感染（10%）和固定失败（5%）。有 5 例（19%）患者在 5 年内转换为 TKA。他们推断，在孤立性外侧间室受累且进行严格内固定的患者中，有更好的临床结局。

Edgerton 等 [22] 发表了 24 例平均随访期为 8.3 年（范围：5~11 年）的 DFLCWO 结果。截骨术时平均年龄为 55 岁。平均术前 HSS 膝关节评分为 58 分（范围：27~82 分），6 例膝关节评分良好，5 例评分一般，13 例评分较差。在最后的随访中，平均 HSS 膝关节评分提高到 78 分（范围：40~94 分），其中 8 例（33%）膝关节评分为极好，9 例（38%）评分为良好，3 例（13%）评分为一般，1 例（4%）评分为较差。总的来说，75% 的患者在最后一次随访中感到满意，分析 HSS 膝关节评分显示，术前 HSS 膝关节评分较高的患者术后对结局感到满意的可能性显著提高（$P < 0.04$）。同样，在随访中，外翻矫正不足患者的结局较差，且在随访时与达到中立位力线或内翻力线的患者相比更趋向于对结果感到不满。他们提出术前外翻度更高和外翻矫正不足是手术失败和转换手术的重要原因。与双间室或三间室受累患者相比，孤立性外侧间室受累患者明显有更好的临床结果。总的来说，15 例（63%）患者出现并发症，包括针道感染、矫正度丢失和固定失败以及延迟愈合 / 骨折不愈合。矫正度丢失的主要原因是使用 Hoffman 固定器或 U 形钉进行固定，而不是严格的内固定。大多数（86%）有延迟愈合或不愈合的 DFLCWO 患者有令人满意的结局。

Wang 和 Hsu[23] 报道了 30 例平均随访期为 99 个月（范围：61~169 个月）患者的临床结果。患者手术时的平均年龄为 53 岁（范围：31~64 岁）。在最后一次随访中，有 25 例（83%）患者对结果满意，2 例患者结果一般，3 例患者转换为 TKA。平均膝关节评分从术前的 46 分（范围：20~63 分）显著提高到术后的 88 分（范围：65~99 分）（$P < 0.001$）。虽然整体平均活动范围从术前 121° 提高到术后 124°，但 5 例对结果满意的患者的术后膝关节活动范围有所下降。平均术后胫股角度为 1.2° 外翻，并且在整个随访期间无变化。截骨术后在平均 4.7 个月的随访期内有 29/30 的膝关节愈合。队列中有 13 例患者在截骨部位愈合后接受内固定植体取出。患者的 10 年累积生存率为 87%。30 例伴有严重髌股关节炎的患者中有 8 例在截骨术后膝关节疼痛明显减轻和功能改善。他们的平均膝关节评分从术前的 48 分增加到术后的 90 分（平均改善 42 分；$P < 0.001$）。术后作者还发现有 7/8 患者的髌股关节轨迹不良得到改善。

5.9　短期随访研究的结局

7 项研究 [24-30] 评估了已报道的 DFLCWO 的短期随访结局。在这 7 项研究中，有 5 项发表于 2000 年以前，并且使用的是较老的手术技术。在短期随访的患者中，大多数研究报告了良好的结局和极好的结果。由 Forkel 等 [29] 发表的病例研究是最新的关于患者短期结局的系列报道。所有纳入的患者都接受了植入物取出。22 例随访患者中有 16 例出现有症状的内固定植入物刺激。在最后一次随访中无其他报道的并发症。在最后一次随访中，KOOS 的总分和所有亚组评分与术前相比均有显著提高。同样，疼痛的视觉模拟评分与术前值相比有显著提高（$P < 0.001$）。Tegner 活动评分与术前值相比无显著改善。6 例患者术后没有参加过运动，15 例患者参加了娱乐性体育运动，1 例患者参加了竞技篮球。

Kazemi 等[30] 在他们发表的 40 例患者的系列文章中，比较了使用角钢板和锁定加压钢板固定股骨远端内侧闭合楔形截骨术的结果。作者发现使用锁定加压钢板组中的患者的骨折不愈合的发生率更高，他们建议在股骨远端内侧闭合楔形截骨术时，使用角钢板来固定。

5.10 其他已描述的截骨术

5.10.1 胫骨近端内侧闭合楔形 / 外侧开放楔形截骨术

膝关节截骨术后的预期结局之一是建立一条大致平行于地面的关节线。股骨截骨术将改变关节倾斜度，而胫骨不会，因此，决定是否在膝关节上面或下面进行截骨术将在很大程度上取决于患者的术前关节倾斜度，关节倾斜度应在负重片上进行评估。其他影响截骨水平选择的因素包括畸形程度和成角旋转中心（CORA）。如果外翻畸形 < 12° 并且 CORA 位于胫骨近端，则采用胫骨截骨术比采用股骨远端截骨术更好[31]。这种临床表现可见于继发于既往外伤的外翻畸形患者，或继发于既往外侧半月板切除术的外翻畸形患者。与股骨远端截骨术相比，胫骨高位截骨术的另一个差异和潜在的附加优势是，胫骨截骨术将矫正整个活动范围的畸形，而股骨远端截骨术仅在膝关节伸展时减轻受力[32]。在进行计算机导航下截骨术之前评估患者的力线通过范围，这是选择导航来计划和实施截骨术的另一个优势。

5.10.2 胫骨近端内侧闭合楔形截骨术（PTMCLWO）

很少有发表的研究评估胫骨近端内侧闭合楔形截骨术矫正外翻畸形的临床结局。唯一一项报道 PTMCWO 中长期临床结局的病例系列研究由 Coventry[4] 发表，他报道了连续 31 例平均随访时间为 9.4 年（范围：2~17 年）的 PTMCWO 患者的结果。在最后一次随访中，有 24 例（77%）膝关节无疼痛或轻度疼痛，6 例膝关节中度疼痛，1 例膝关节重度疼痛。6 例患者在平均 9.8 年的随访后转换为 TKA。

5.10.3 胫骨近端外侧开放楔形截骨术（PTLOWO）

3 个已发表的病例系列报告了 PTLOWO 的临床结局。Marti 等[33] 报告了 34 例手术时平均年龄为 43 岁（范围：17~76 岁），平均长期随访为 11 年（范围：5~21 年）的 PTLOWO 患者结局。在最后一次随访时，纳入患者的平均 Insall 膝关节评分为 84 分（范围：54~99 分）。9 例（26%）患者的结局被分级为极好，21 例（62%）为良好，3 例（9%）为一般，1 例（3%）为较差。术前和术后关节活动范围无显著差异。5 例膝关节在随访时显示明显的中度不稳定，但没有一位患者在随访期间表现出骨关节炎进展或矫正度丢失。1 例患者出现浅表伤口感染，3 例为腓总神经神经麻痹，但都在随访 1 年内痊愈。没有出现深部感染或骨折不愈合的病例。

Collins 等[32] 报道了 24 例 PTLOWO 患者的临床和影像学结果，以及 12 例平均随访 52 个月的 PTLOWO 患者的步态分析结果。在下肢功能量表［平均变化（95% CI）=10（2.4，17.6）］和 KOOS 评分［平均变化（95% CI）=10.9（0.5，21.4）］中发现了具有统计学意义的临床改善。机械轴由 2.4° ±2.4° 外翻矫正为 0° ±2.6° 内翻（$P < 0.001$）。步态分析中膝关节内收力矩峰值显著改善了膝关节动态受力向内侧室的重新分配。在研究期间，两例患者需要转换为全膝关节成形术。他们的研究结果支持这样一种观点：胫骨近端外侧开放楔形截骨术是治疗膝关节外翻畸形伴外侧间室关节病需要较小矫正度的可行性治疗选择。

Mirouse 等[34] 最近的一项研究报道了 19 例手术时平均年龄为 54.5 岁，平均随访期为 4.3 年（范围：2~9 年）患者的 PTLOWO 结局。他们的结果与 Collins 等的发现不同。在他们的系列 PTLOWO 研究中，产生了患者不满意的中期结局，失败率为 52%。在平均随访 4.3 年（范围：2~9 年）时，膝关节协会膝关节和功能评分与基线相比有显著改善（$P < 0.05$），10/19 患者的总体膝关节协会评分 < 140 分被认为手术失败。10 例手术失败的患者中，有 7 例患者在平均 5.0±2.7 年的随访后接受了 TKA。作者推断，最后随访时总体 IKS 评分 < 140 分可预测转为 TKA。在他们的研究中，随访期间 HKA 角在 180° ~183° 范围外且关节线倾斜度 > 10° 的患者与 PTLOWO 的不良结局相关。

5.10.4 新型截骨术

Wagner[35] 和 Abdi 等[36] 发表了在患有孤立性外侧间室骨关节病患者中进行股骨远端截骨和外翻畸形矫正的新技术。尽管在进行每项研究的患者中都注意到临床和影像学的改善，但这些技术并没有得到广泛应用。目前，没有足够的证据推荐使用这些技术中的任何一个，但是感兴趣的读者可以查阅文章以了解更多细节。

5.11 导航下截骨术治疗膝关节外翻畸形的结果

Saragaglia 和 Chedal-Bornu[37] 最近的研究之一报道了在平均年龄为 42.4±14.3 岁（范围：15~63 岁）患者的 DFLOWO、DFMCWO 和双重截骨术（胫骨近端和股骨远端）的综合结局。他们利用计算机导航来评估所获得的术中矫正度。在平均随访 50.9±38.8 个月（范围：6~144 个月）时，对 23 例患者的 25 个膝关节行截骨术的结果进行回顾性分析。平均 Lysholm 评分为 92.9±4 分（范围：86~100 分），平均 KOOS 评分为 89.7±9.3 分（范围：68~100 分），平均膝关节协会评分为 88.7±11.4 分（范围：60~100 分），并且功能评分为 90.6±13.3 分（范围：55~100 分）。22 例患者对结果满意或非常满意，1 例患者对结果不满意，没有患者需要转换为 TKA。86.2% 的患者实现了机械轴矫正的术前目标，并在最后的随访中维持了这一目标。他们得出的结论是，在计算机辅助和导航下，膝关节周围截骨术可获得极好的中期临床和影像学结果。仅 1 例患者出现暂时性腓总神经麻痹，恢复后无后遗症。

5.12 内侧闭合或外侧股骨远端外侧开放楔形截骨术的选择

在常用的 DFLCWO 和 DFLOWO 中，直接比较两种手术的临床和影像学结果的文献很少。最新出版的有助于决策的文献是由 Kim 等发表的系统性综述[38]。他们得出的结论是两种方法的临床和影像学结果及生存率都是相似的。虽然开放楔形手术仅有单骨切除的低技术要求，但它确实需要植骨。闭合楔形截骨术在技术上更为复杂，因为它需要精确的术前方案和准确的截骨术实施来实现预期的矫正，而且在手术中很难精密确定。选择一种技术而不是另一种技术在很大程度上取决于手术医生在培训过程中的经验以及可用的资源，尤其是植骨或其替代品和导航。

5.13 运动恢复

Voleti 等[39]研究了股骨远端截骨术治疗膝关节外翻合并外侧间室关节炎的运动人群的运动恢复。该研究包括 13 例患者（8 例男性，5 例女性），手术时的平均年龄为 24 岁（范围：17~35 岁）。平均体重指数为 27.4kg/m^2（范围：23~31kg/m^2）。6 例患者接受内侧闭合楔形截骨术，7 例患者接受外侧开放楔形截骨术。平均术前外翻（胫股角）从 7°（范围：5°~13°）显著降低到 0°（范围：内翻 0°~2°；$P < 0.0001$）。平均力线矫正为 8°（范围：5°~13°）。在平均随访 43 个月（范围：24~74 个月）时报告结局。4 例患者恢复踢足球，2 例恢复打垒球，2 例恢复慢跑，1 例恢复打橄榄球，1 例恢复打篮球，1 例恢复打冰球，1 例恢复打排球，1 例恢复划船。所有 13 例患者在术后平均 11 个月（范围：9~13 个月）时成功恢复了他们选择的运动项目，并进行至少每周 4 天的体育运动。所有 13 例患者的术后 Marx 活动量表和 IKDC 评分均有显著改善［Marx 活动量表的平均改善为 7±2 分（$P < 0.0001$），且平均最终得分为 11 分（范围：8~14 分）；IKDC 评分的平均改善为 36±8 分（$P < 0.0001$），且平均最终 IKDC 评分为 89 分（范围：78~96 分）］。在所有患者中均未见到包括血栓形成、关节纤维化、骨折不愈合和感染的主要并发症。1 例患者在术后 2 年因钢板刺激引起髂胫束症状而需要移除内固定物。

5.14 步态分析

van Egmond 等[40]最近发表了一项研究，分析了 12 例膝关节外翻并伴有外侧间室关节病的患者接受内翻截骨术的临床和影像学结果以及步态分析的改善。但所有的截骨术均为闭合楔形截骨术，5 例为股骨远端截骨术，3 例为胫骨近端截骨术，4 例患者需要双重截骨术（股骨远端截骨术和胫骨近端截骨术）。为了进行步态分析，他们将研究结果与 10 例正常膝关节进行了比较。接受截骨术的患者的膝关节内收力矩在术后明显增加（$P < 0.05$），并且与对照组相当，表明传递受力有效分配到内侧间室。他们注意到无论采取哪种类型的闭合楔形截骨术，患者报告的结局指标都有显著改善。对患有外侧间室关节病的患者矫正外翻畸形后，股骨远端和胫骨近端的内翻生成性闭合楔形截骨术对外侧间室关节病的患者进行外翻畸形矫正后，可显著改善临床症状和膝关节运动学表现。

5.15 转换为全膝关节成形术的结局

3 项已发表的研究[41-43] 报告了先前接受截骨术矫正外翻畸形的患者进行 TKA 的结局。这些研究的结论是，先前接受股骨远端截骨的患者在进行 TKA 后的临床结局与初次进行 TKA 患者的中期随访结局相似。然而，手术技术难度增加，包括暴露膝关节、保留植入物以及局部骨性解剖结构的改变，增加了假体置入的难度。可能有越来越多的患者需要使用限制性假体来解决膝关节松弛。进行手术的医生应考虑分阶段或同时移除先前的内固定物。对于同时取出内固定物的患者，建议使用带延长杆的股骨假体经过空心螺钉孔。Gaillard 等[42] 建议将股骨假体置入余下可耐受的内翻位中，以对抗外侧软组织松弛，从而降低对约束性植入物的需求。如果保留的内固定物阻塞了髓腔入口，则可能需要髓外导引或计算机导航。重要的是要注意预防髌腱损伤，据报道，在股骨远端内翻截骨术后接受 TKA 的患者中，髌腱损伤的概率明显更高。与早先有切口和植入物的任何膝关节手术一样，伤口问题和深部败血症更常见。

5.16 资深作者首选的外科技术

对于年轻的疼痛性膝关节外翻伴外侧关节炎患者的矫正，资深作者首选的截骨术是股骨远端外侧开放楔形截骨术。手术之前，使用负重长片和标准片来评估力线、磨损模式和关节倾斜（图 5.2 和图 5.3）。这些研究可能要求备选方案，例如，可以通过胫骨内侧闭合或外侧开放楔形截骨术治疗陈旧性外侧平台畸形愈合。术前 MRI 证实内侧间室的情况良好，可以评估磨损模式，特别是股骨外侧髁远端。手术在荧光透视引导下进行，并利用导航来指导所达到的矫正。常规上，我们会在截骨术前使用诊断性关节镜检查来记录力线相关数据点，并处理可能引起患者症状的任何其他可治疗的关节内病变。

手术时取仰卧位，双足置于手术台远端，术中采用膝关节侧撑固定下肢。止血带仅在进行关节镜检查时使用，并在外侧皮肤切开前放气。准备就绪且无菌消毒铺巾后，插入股骨和胫骨跟踪

图 5.2 术前和术后力线视图：（a）术前右下肢外翻力线的负重力线视图。（b）术后右下肢的矫正中立位机械力线的负重力线视图

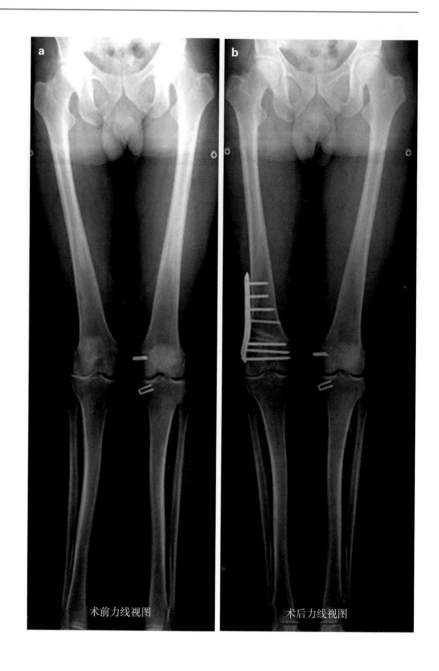

术前力线视图　　　　　　　术后力线视图

器，并瞄准股骨头中心。进行诊断性关节镜检查，并镜下处理引起膝关节内疼痛的病因。然后完成包括股骨远端中心和胫骨近端以及股骨髁、胫骨平台和足踝在内的标志瞄准。在最大伸展和屈膝 90° 时记录力线。这些均被记录在白色书写板上。值得注意的是，最大伸展是矢状平面的替代－如果在手术结束时这一点没有改变，则在矢状平面也没有变化。关节镜检查完成后，止血带放气，开始进行开放截骨术。

　　从膝关节线外侧近端做一 12~15cm 的皮肤切口。立即切开位于髂胫束后方的阔筋膜，暴露股外侧肌并向前抬高外侧肌间隔。利用荧光透视导引，将一根导丝从靠近髌骨上极的股骨外侧表面的中部穿过，并略微倾斜于轴向平面，旨在稍远端靠近内收肌结节（图 5.4）。在进行截骨术之

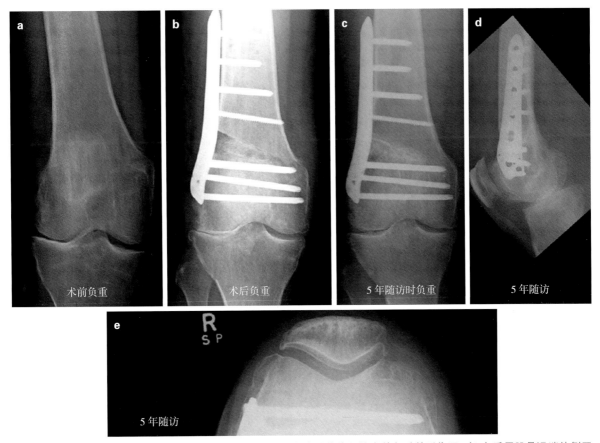

图 5.3　膝关节 X 线检查：（a）表现为外侧间室关节炎的右膝关节外翻的术前负重前后位图。（b）采用股骨远端外侧开放楔形截骨术和植骨进行外翻畸形矫正的右膝关节术前前后位图。（c）5 年随访时右膝关节保持矫正和截骨部位骨愈合的右膝关节负重前后位图。（d）5 年随访时股骨远端截骨术部位愈合良好的右膝关节侧位图。（e）5 年随访时髌骨正中位于滑车凹槽，并有轻度髌股关节炎的髌骨 Merchant 位图

前，根据术前截骨计划在股骨后进行骨膜下切开，将后部神经血管结构从股骨后表面分离。将钝头的 Hohmann 牵开器放置在后部软组织与股骨后表面之间，以保护神经血管结构（图 5.4），而前方 Hohmann 牵开器则保护前伸肌结构。

利用荧光透视和一个矢状位锯，即刻从外侧到内侧通过股骨干骺段骨并接近导丝，以开始进行截骨术。用锯进行股骨外侧和前部截骨术，使用锋利骨凿进行后皮质截骨，并使用钝头 Hohmann 牵开器始终保护后部的神经血管结构。重要的是要保留完整骨的内侧铰链，并且锯和骨凿穿过但不超出髁间窝内侧股骨内侧髁的外侧边缘（图 5.4）。这个标志在荧光透视中很容易看到。尽管这可能在 AP 投射上出现截骨术仅穿过股骨的 2/3 距离，但股骨远端的横截面意味着只有少量的骨质与铰链保持在一起。截骨延长并超过髁间窝的内侧壁，这将导致内侧铰链的不稳定。

截骨术后，在截骨部位使用椎板扩张器并在导航导引下将力线矫正到中立位机械轴，注意不要改变矢状平面的股骨（图 5.4）。一旦实现矫正后，测量楔形骨缺损并使用同种异体移植骨填充，使用 Tomofix 固定板稳定截骨（图 5.4）。确认中立位机械肢体力线，将伤口逐层封闭。我们的目标

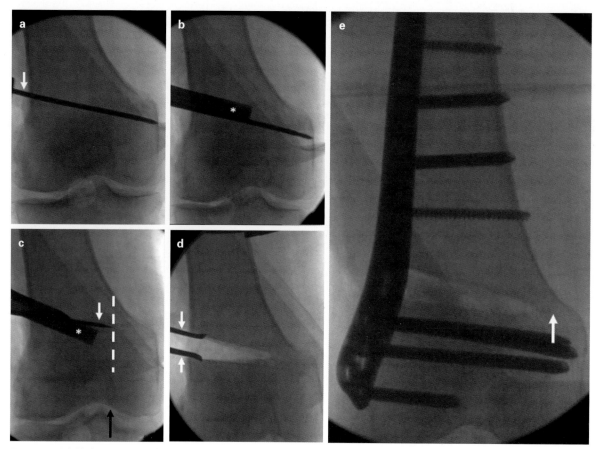

图 5.4 手术技术：（a）在设计的截骨术水平上，导丝（箭头）从外侧向内侧倾斜放置的右膝关节术中荧光透视图。（b）保护后部神经血管结构的后置 Hohmann 牵开器（白色 ∗）的右膝关节术中荧光透视图。（c）使用与股骨内侧髁外侧皮质边缘相对应的骨凿（黑色箭头）进行截骨术的内侧范围（垂直白色虚线）的右膝关节术中荧光透视图。（d）使用椎板扩张器打开截骨部位（白色箭头）的右膝关节术中荧光透视图。（e）股骨远端截骨术的侧板固定和截骨部位植骨的右膝关节术中荧光透视图

是矫正到 0° 机械轴：对于 55 岁以上且磨损更明显的患者，允许 1°~1.5° 内翻：并且要避免改变矢状平面的倾斜度（图 5.2）。

术后肢体在有限的活动范围内完全伸直，支具在术后第一天可允许打开 0°~30° 的范围。允许在支撑下进行部分负重活动：最初为患者可承受体重的 1/4，然后每两周增加 1/4。在第 2 周，支具可允许打开 0°~90° 的范围，并且在物理治疗师的监督下允许逐渐屈曲，直到停止支具使用 6 周为止。有需要时继续使用拐杖，进一步的监督下继续物理治疗，以提高活动范围并强化训练。

5.17 结论

对年轻活跃且具有孤立性外侧间室膝关节病的患者来说，膝关节周围截骨术是一个有吸引力

的治疗选择。对于胫 – 股外翻畸形＞ 12°、关节线倾斜＞ 10°、孤立性外侧间室骨性关节炎的年轻活跃患者，建议行股骨远端截骨术。

虽然研究经常观察到良好的结果，但转为 TKA 前存在症状缓解率较低和生存期变短等预测因素，这些因素包括截骨术时年龄较大、双侧截骨术的效果以及截骨术时是否存在内侧间室骨关节炎。

建议将术前膝外翻力线过度矫正到 1°~2° 内翻，这样患者可以获得更好的临床和影像学结果，也更容易转化为 TKA。这种角度矫正也降低了约束性植入物的使用率。

与胫骨截骨术相比，植入物突出引起软组织刺激更常见，术前应与患者讨论是否需要取出内固定物。

对于胫 – 股外翻畸形＜ 12°、关节线倾斜＜ 10°、胫骨近端畸形的年轻活跃患者，可在胫骨近端水平进行畸形矫正和实施截骨术。

股骨远端外侧开放楔形截骨术在技术上要求较低，有助于控制膝关节机械力线的术中矫正。

膝关节周围截骨术可以有效地实现在步态模式和膝关节机械负荷的显著改善。

患有膝关节外翻及孤立性外侧间室关节病的年轻活跃患者，在采用膝关节周围截骨术矫正外翻畸形后，可恢复到与术前相同的运动水平。

采用股骨远端内翻截骨术治疗外翻膝关节孤立性外侧间室骨关节炎的患者，在术后 10~15 年的随访中，其临床结果和生存率明显恶化。

使用计算机辅助的导航来矫正膝关节外翻伴有孤立性外侧间室骨关节炎患者的机械力线，并有助于准确矫正膝关节的机械力线。在短中期的随访中，导航下膝关节周围截骨术的临床和影像学结果以及生存率均非常好。需要进一步的研究来评估长期随访的结果和生存率。

参考文献

[1] Haddad FS, Bentley G. Total knee arthroplasty after high tibial osteotomy: a medium-term review. J Arthroplast. 2000;15(5):597–603.

[2] Felson DT, Niu J, Gross KD, et al. Valgus malalignment is a risk factor for lateral knee osteoarthritis incidence and progression: findings from the Multicenter Osteoarthritis Study and the Osteoarthritis Initiative. Arthritis Rheum. 2013;65:355–362.

[3] Rosso F, Margheritini F. Distal femoral osteotomy. Curr Rev Musculoskelet Med. 2014;7:302–311.

[4] Coventry MB. Proximal tibial varus osteotomy for osteoarthritis of the lateral compartment of the knee. J Bone Joint Surg Am. 1987;69:32–38.

[5] Hanssen AD, Stuart MJ, Scott RD, Scuderi GR. Surgical options for the middle-aged patient with osteoarthritis of the knee joint. JBJS. 2000;82-A(12):1768–1781.

[6] Chahla J, Mitchell JJ, Liechti DJ, et al. Opening-and closing-wedge distal femoral osteotomy: a systematic review of outcomes for isolated lateral compartment osteoarthritis. Orthop J Sports Med. 2016;4:2325967116649901.

[7] Ekeland A, Nerhus TK, Dimmen S, Heir S. Good functional results of distal femoral opening-wedge osteotomy of knees with lateral osteoarthritis. Knee Surg Sports Traumatol Arthrosc. 2016;24(5):1702–1709.

[8] de Andrade MAP, DCFF G, Portugal AL, de Abreu e Silva GM. Distal femoral varusing for osteoarthritis of valgus knee: a

long-term follow-up. Rev Bras Ortop. 2009;44(4):346–350.

[9]   Das D, et al. Distal femoral opening-wedge osteotomy for lateral compartment osteoarthritis of the knee. Open Access Surg. 2008;1:25–29.

[10] Thein R, Haviv B, Bronak S, Thein R. Distal femoral osteotomy for valgus arthritic knees. J Orthop Sci. 2012;17(6):745–749.

[11] Dewilde TR, Dauw J, Vandenneucker H, Bellemans J. Opening wedge distal femoral varus osteotomy using the Puddu plate and calcium phosphate bone cement. Knee Surg Sports Traumatol Arthrosc. 2013;21(1):249–254.

[12] Madelaine A, Lording T, Villa V, Lustig S, Servien E, Neyret P. The effect of lateral opening wedge distal femoral osteotomy on leg length. Knee Surg Sports Traumatol Arthrosc. 2016;24(3):847–854.

[13] Cameron JI, McCauley JC, Kermanshahi AY, Bugbee WD. Lateral opening-wedge distal femoral osteotomy: pain relief, functional improvement, and survivorship at 5 years. Clin Orthop Relat Res. 2015;473(6):2009–2015.

[14] Zarrouk A, Bouzidi R, Karray B, Kammoun S, Mourali S, Kooli M. Distal femoral varus osteotomy outcome: is associated femoropatellar osteoarthritis consequential? Orthop Traumatol Surg Res. 2010;96(6):632–636.

[15] Saithna A, Kundra R, Getgood A, Spalding T. Opening wedge distal femoral varus osteotomy for lateral compartment osteoarthritis in the valgus knee. Knee. 2014;21(1):172–175.

[16] Jacobi M, Wahl P, Bouaicha S, Jakob RP, Gautier E. Distal femoral varus osteotomy: problems associated with the lateral open-wedge technique. Arch Orthop Trauma Surg. 2011;131(6):725–728.

[17] Finkelstein JA, Gross AE, Davis A. Varus osteotomy of the distal part of the femur. A survivorship analysis. J Bone Jt Surg. 1996;78(9):1348–1352.

[18] Backstein D, Morag G, Hanna S, Safir O, Gross A. Long-term follow-up of distal femoral varus osteotomy of the knee. J Arthroplast. 2007;22(4):2–6.

[19] Kosashvili Y, Safir O, Gross A, Morag G, Lakstein D, Backstein D. Distal femoral varus osteotomy for lateral osteoarthritis of the knee: a minimum ten-year follow-up. Int Orthop. 2010;34(2):249–254.

[20] Sternheim A, Garbedian S, Backstein D. Distal femoral varus osteotomy: unloading the lateral compartment: long-term follow-up of 45 medial closing wedge osteotomies. Orthopedics. 2011;34(9):e488–e490.

[21] Mathews J, Cobb AG, Richardson S, Bentley G. Distal femoral osteotomy for lateral compartment osteoarthritis of the knee. Orthopedics. 1998;21(4):437–440.

[22] Edgerton BC, Mariani EM, Morrey BF. Distal femoral varus osteotomy for painful genu valgum. A five-to-11-year follow-up study. Clin Orthop Relat Res. 1993;(288):263–269.

[23] Wang J-W, Hsu C-C. Distal femoral varus osteotomy for osteoarthritis of the knee. J Bone Joint Surg Am. 2005;87(1):127–133.

[24] McDermott AG, Finklestein JA, Farine I, Boynton EL, MacIntosh DL, Gross A. Distal femoral varus osteotomy for valgus deformity of the knee. J Bone Joint Surg Am. 1988;70(1):110–116.

[25] Healy WL, Anglen JO, Wasilewski SA, Krackow KA. Distal femoral varus osteotomy. J Bone Joint Surg Am. 1988;70(1):102–109.

[26] Learmonth ID. A simple technique for varus supracondylar osteotomy in genu valgum. J Bone Joint Surg Br. 1990;72(2):235–237.

[27] Stähelin T, Hardegger F, Ward JC. Supracondylar osteotomy of the femur with use of compression. Osteosynthesis with a malleable implant. J Bone Joint Surg Am. 2000;82(5):712–722.

[28] Johnson EW Jr, Bodell LS. Corrective supracondylar osteotomy for painful genu valgum. Mayo Clin Proc. 1981;56(2):87–92.

[29] Forkel P, Achtnich A, Metzlaff S, Zantop T, Petersen W. Midterm results following medial closed wedge distal femoral osteotomy stabilized with a locking internal fixation device. Knee Surg Sports Traumatol Arthrosc. 2015;23(7):2061–2067.

[30] Kazemi SM, Minaei R, Safdari F, Keipourfard A, Forghani R, Mirzapourshafiei A. Supracondylar osteotomy in valgus knee: angle blade plate versus locking compression plate. Arch Bone Jt Surg. 2016;4(1):29–34.

[31] Phillips MJ, Krackow KA. High tibial osteotomy and distal femoral osteotomy for valgus or varus deformity around the knee. Instr Course Lect. 1998;47:429–436.

[32] Collins B, Getgood A, Alomar AZ, Giffin JR, Willits K, Fowler PJ, et al. A case series of lateral opening wedge high tibial osteotomy for valgus malalignment. Knee Surg Sports Traumatol Arthrosc. 2013;21(1):152–160.

[33] Marti RK, Verhagen RAW, Kerkhoffs GMMJ, Moojen TM. Proximal tibial varus osteotomy: indications, technique, and five to twenty-one-year results. J Bone Joint Surg Am. 2001;83(2):164–170.

[34] Mirouse G, Dubory A, Roubineau F, Poignard A, Hernigou P, Allain J, et al. Failure of high tibial varus osteotomy for lateral tibio-femoral osteoarthritis with <10° of valgus: outcomes in 19 patients. Orthop Traumatol Surg Res. 2017;103(6):953–958.

[35] Wagner M. Die suprakondyl re Femurosteotomie zur Korrektur des Genu valgum. Oper Orthopädie Traumatol. 2003;15(4):387–401.

[36] Abdi R, Hajzargarbashi R, Ebrahimzadeh MH. Single cut distal femoral varus osteotomy (SCFO): a preliminary study. Arch Bone Jt Surg. 2017;5(5):322–327.

[37] Saragaglia D, Chedal-Bornu B. Computer-assisted osteotomy for valgus knees: medium-term results of 29 cases. Orthop Traumatol Surg Res. 2014;100(5):527–530.

[38] Kim YC, Yang J-H, Kim HJ, Tawonsawatruk T, Chang YS, Lee JS, et al. Distal femoral varus osteotomy for valgus arthritis of the knees: systematic review of open versus closed wedge osteotomy. Knee Surg Relat Res. 2018;30(1):3–16.

[39] Voleti PB, Wu IT, Degen RM, Tetreault DM, Krych AJ, Williams RJ. Successful return to sport following distal femoral varus osteotomy. Cartilage. 2019;10(1):19–25.

[40] van Egmond N, Stolwijk N, van Heerwaarden R, van Kampen A, Keijsers NLW. Gait analysis before and after corrective osteotomy in patients with knee osteoarthritis and a valgus deformity. Knee Surg Sports Traumatol Arthrosc. 2017;25(9):2904–2913.

[41] Nelson CL, Saleh KJ, Kassim RA, Windsor R, Haas S, Laskin R, et al. Total Knee Arthroplasty After Varus Osteotomy Of The Distal Part Of The Femur. J Bone Joint Surg Am. 2003;85(6):1062–1065.

[42] Gaillard R, Lording T, Lustig S, Servien E, Neyret P. Total knee arthroplasty after varus distal femoral osteotomy vs native knee: similar results in a case control study. Knee Surg Sports Traumatol Arthrosc. 2017;25(11):3522–3529.

[43] Kosashvili Y, Gross AE, Zywiel MG, Safir O, Lakstein D, Backstein D. Total knee arthroplasty after failed distal femoral varus osteotomy using selectively stemmed posterior stabilized components. J Arthroplast. 2011;26(5):738–743.

第6章　矢状面不稳定的手术结果

Stefano Pasqualotto，Marco Valoroso，Giuseppe La Barbera，David Dejour

6.1 引言

软组织和骨骼维持膝关节的稳定性，他们负责关节在冠状面和矢状面的整体平衡。

冠状面畸形是一种熟知的膝关节病理结构，且已有相应治疗方案；虽然由于骨性解剖学损伤影响膝关节矢状面平衡的情况不常见，但其是引起胫骨相对于股骨屈曲 / 伸展畸形或位置改变的原因。值得注意的是，胫骨过度前移更常见于早期的屈曲畸形，而胫骨过度后移，也称为胫骨塌陷，在屈曲畸形后期能更好识别 [1-3]。

控制膝关节矢状面稳定性的主要是前交叉韧带（ACL）、后交叉韧带（PCL）、后内侧和后外侧结构、半月板和胫骨后倾（PTS）。

针对 PTS，几项研究强调了 PTS 增高是 ACL 损伤的危险因素，因为存在挤压受力，PTS 增高是导致胫骨前剪切力增加和 ACL 受力增加的原因 [4-11]。

6.2 胫骨后倾

PTS 是由基因决定的；然而，外在因素如直接的物理损伤 [12]、骨折、骨髓炎、髌腱移植、骨骺融合前行胫骨结节移植 [13]、Osgood-Schlatter 症 [14]、长时间固定、胫骨进行钢丝牵引 [15]、放疗、脊髓灰质炎 [16]、骨结构生长障碍都可能改变其发展，即促进或降低其发展 [17, 18]。

如何测量胫骨后倾

已经讲述了几种计算 PTS 的技术。在作者的首选方法中，PTS 被定义为胫骨骨干轴的垂直线与胫骨内侧平台前后缘最高点切线之间的夹角（图 6.1 角 β），通过 X 线和膝关节的实际侧位图来计算 [19]。根据这种方法，生理性 PTS 测量角度约为 7°。然而在其他方法的报道中，使用了不同的纵轴 [20, 21]（图 6.1）例如：

· 胫骨前皮质（角 α）。

图6.1 4 种测量 PTS 的方法。测量 PTS 的参考轴及相关余角：白色，内侧胫骨平台；绿色，胫骨前皮质（α）；橘色，胫骨骨干轴（β）；蓝色，胫骨后皮质（γ）；黄色，腓骨骨干轴（δ）

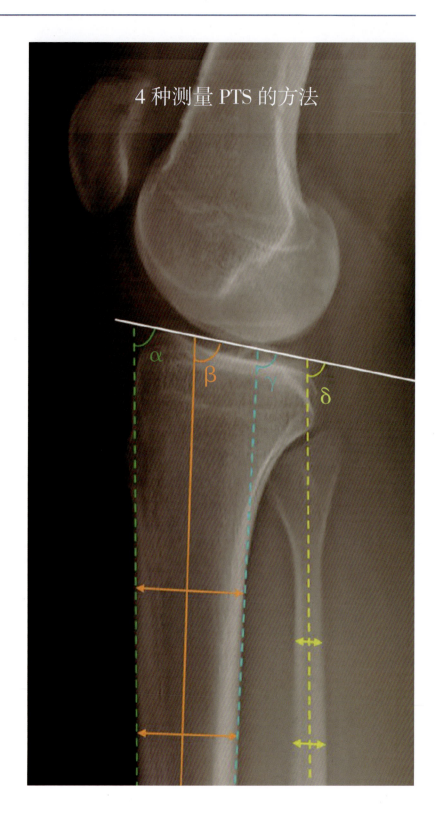

4 种测量 PTS 的方法

·胫骨后皮质（角 γ）。

·解剖学腓骨轴（角 δ）。

由于这些轴不是平行的，PTS 值也根据参考轴的不同而不同。也有使用 CT 或 MRI 扫描的方法来计算 PTS，如：

· 由 Hashemi 等 [22] 提出的中点法，将胫骨近端内的两条前后胫骨线的中点连接起来。

· 由 Hudek 等 [23] 描述的圆法，将胫骨近端内的两个圆的中心连接起来。

然而，使用实际侧位图时，常规的 X 线片在测定具体 PTS 上与 CT 和 MRI 无区别 [24]。

除了骨性结构，软组织也可以保持膝关节的矢状面稳定。特别是，半月板倾斜度（MS）是指半月板前、后角最上缘与胫骨纵轴的切线所形成的角度，其可以在矢状面平衡中发挥作用，因为半月板后角比前角更厚 [25-27]。半月板后角在股骨后髁和胫骨后平台之间起楔形作用，改变 PTS 使其更趋于水平面，阻止胫骨前后移动，减少对 ACL 的应力 [28, 29]。

6.3 如何评估膝关节矢状面不稳定性

患者膝关节屈曲 20° 并叠加股骨后髁，在单足负重状态下获得膝关节的实际侧位图，不仅可以测量 PTS，还可以测量静态胫骨前移位（ATT）[19]。这可以定义为股骨后髁和胫骨平台的两条切线分别与胫骨后皮质切线这条参考线的平行距离。该测量值表示在负重情况下胫骨前位移的值（图 6.2）。

已经介绍了几种评估动态 ATT 的技术，包括 X 线成像设备及手动或自动设备，如 KT-1000™ 和 KT-2000™ 膝关节动度计（MEDmetric Corp，圣地亚哥，加利福尼亚州），Rolimeter®（Aircast Europa，Neubeuern，德国）和 GNRB®（Genourob，Laval，法国）。

在作者首选方法中，使用 Telos™ 应力 X 线成像设备（Metax，Hungen-Obbornhofen，德国）在膝关节屈曲 20° 时测量动态 ATT，该设备的前向力为 150N，并计算损伤膝关节和健康膝关节的两侧间差值（SSD）[30]（图 6.3）。

此外，应力 X 线成像设备是一个有效的工具，不仅可评估 ATT，也可在后交叉韧带（PCL）撕裂的情况下，量化股骨上的胫骨后移（PTT）。目前，它在 PCL 的治疗方法中也是一个重要和客观的要素 [31, 32]。

6.4 伸直截骨术

膝关节前矢状面平衡主要由 ACL、半月板和 PTS 维持，ACL 主要约束 ATT。ACL 撕裂是造成矢状面失衡的最常见原因，其发病率约为每年 30~78/100 000[33]。现如今，ACL 重建是一种有效的手术，75%~97% 的患者报告结局良好或极好 [34]；尽管如此，其再撕裂发生率仍在 1%~11% 之间 [33]，还有一些报道再撕裂率为 34%[35]。

前交叉韧带（ACL）重建失败是骨科医生非常关注的问题，因为它可能对膝关节健康有重要影响，增加软骨和半月板损伤的发生率 [36, 37]。因此，当 ACL 重建失败时，必须采用妥善的处理方

图 6.2 采用单足负重 X 线片测量胫骨前移（ATT）。以胫骨后皮质为参考线（线 A）。绘制两条平行于 A 的线，并于胫骨内侧平台（B 线）和股骨内侧髁后部相切（C 线）

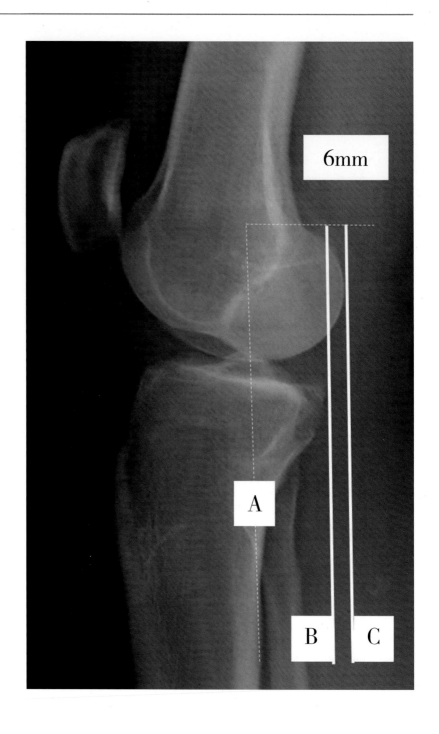

法来识别和纠正潜在的原因。

尽管置入失败的原因可能是多因素的，但一些研究分析了发病诱因，确定了内在和外在危险因素。外在危险因素包括技术性失误是造成失败的主要原因[36, 38]，一些研究报道的发生率为24%~64%[39]。技术失误包括隧道错位，特别是股骨隧道错位，是 45%~79% 患者手术失败的主要原因[39]；超过 15% 的手术失败病例报道有诊断失误，包括未诊断出二级或三级约束损伤[34]；还有移植物固定和 / 或移植物张力。

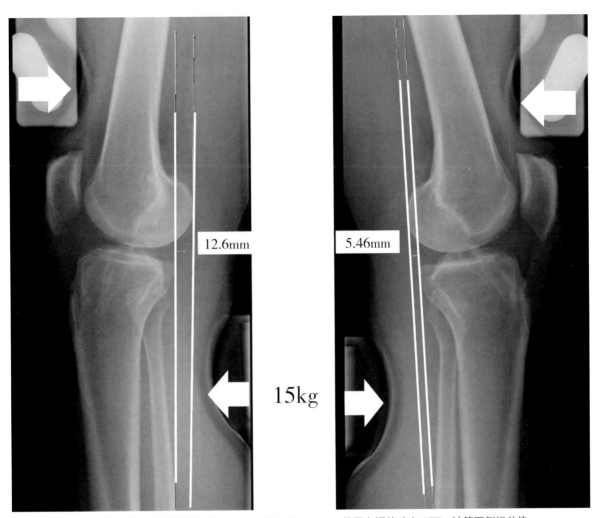

12.6mm

5.46mm

15kg

图 6.3　使用 Telos™ 应力 X 线成像设备（Telos GmbH，Marburg，德国）评估动态 ATT，计算两侧间差值

　　虽然移植物的选择和大小不被认为是技术失误，但其在 ACL 重建的成功与否中起重要作用。确实，与自体移植物相比，使用经辐照的同种异体移植物失败的风险要高出 4 倍以上[40, 41]；移植物直径 ≤ 8mm 会增加再次撕裂的风险[42-45]。康复治疗也可能是 ACL 置入失败的一个危险因素。早期和积极的康复可能会让移植物过度受力，包括变形和伸长。同样，由于不适当的康复计划，动态膝外翻、力量不均衡、腘绳肌和股四头肌群之间的预激活、核心本体感受改变和躯干重新定位的稳定性不佳的存在，增加了运动员重返赛场时 ACL 发生再次撕裂的风险[46]。

　　在内在危险因素中，年龄是发生再次撕裂的一个重要危险因素，21 岁以下的患者与老年患者相比，再次撕裂的风险提高了 8 倍[47]。同样，全身性关节松弛和特定部位关节松弛伴有膝关节过伸是 ACL 再次撕裂的重要危险因素[48]。考虑到骨性结构，较窄的髁间窝、较小的髁间窝宽度指数和 A 形髁间窝均是已知的引起 ACL 移植物撕裂的危险因素。

　　在过去的 20 年里，作为 ACL 撕裂和再撕裂的可能危险因素，PTS 受到了广泛的关注。一些研究和 Meta 分析表明，较高的 PTS 值与增加 ACL 撕裂和再次撕裂的风险相关 [10, 11, 49-52]。胫骨平台内侧和外侧后倾均增加了置入失败的风险。特别是陡峭的内侧 PTS 似乎增加了静态和动态的 ATT[9, 19]，且胫骨外侧平台倾斜度越高，旋转不稳定性越高。

6.4.1 生物力学影响

在兽医文献中，就有报道 PTS 与 ACL 损伤的相关性，自 20 世纪 80 年代以来，前路闭合楔形截骨术就被用于治疗犬的前膝松弛 [55, 56]。

为了将这些概念运用到研究人类膝关节，进行了几项生物力学研究，分析了 PTS 对矢状面不稳定性的影响。当挤压受力或股四头肌力量作用于胫股关节时，PTS 确实影响 ATT[21]。因此，PTS 的增加会加剧 ATT，改变膝关节运动力学及接触压力的分布 [57]。

在 20 世纪 90 年代早期，Dejour 和 Bonnin 观察到 [19]，在单足站立时，PTS 增加 10° 会导致正常和 ACL 缺损的膝关节的 ATT 增加 6mm。随后，2003 年 Liu 和 Maitland 使用二维膝关节数学模型记录到，在行走过程中，PTS 从 4° 增加到 12° 后，ATT 增加 [58]。类似的，Shelburne 等 [59] 通过计算机模型表明 PTS 增加，其在日常生活活动（站立、下蹲和行走）中的前向剪切力和 ATT 近乎呈线性正相关。Giffin 等的一项尸体研究中 [60]，在 5mm 的胫骨前侧开放楔形截骨术后，观察到静息位的胫骨出现前移。同样，Agneskirchner 等在胫骨近端的前侧开放楔形截骨术后，评估了膝关节的运动力学。作者报道，随着 PTS 变得陡峭，ATT 变得更大，结论也就是增高的 PTS 导致前移的增加 [57]。

相对于股骨而言，胫骨更多的前移位也会增加 ACL 的应力 [4]。然而，在分析矫正 PTS 截骨术对 ACL 影响的研究中，产生了相互矛盾的结论。一些作者 [60-63] 在通过胫骨截骨术增加 PTS 时，未能识别出较高的 ACL 原位力值。另外，Shelburne 等 [59] 报道了在站立和行走时 ACL 应力与 PTS 之间的相关性，预测当 PTS 相对于标准值增加 5° 时，ACL 应力将增加 26%。类似的，McLean 等在单腿着地的动态尸体模拟中记录到与胫骨前区加速峰值和 PTS 相关的前交叉韧带前内侧束张力峰值。具体来说，PTS 每增加 1°，胫骨前区加速峰值增加 $1.11m/s^2$，前内侧束张力增加 0.6%[64]。最近，Bernhardson 等 [65] 对 10 具新鲜冷冻尸体的膝关节进行研究，分析 PTS 的改变对 ACL 应力的影响，得出当膝关节轴向受力时，膝关节 ACL 移植物应力与 PTS 增加呈线性相关。Yamaguchi 等也得到了类似的结果，他们观察到在胫骨近端 PTS 降低的截骨术后，ACL 应力和 ATT 显著降低 [66]。

6.4.2 胫骨偏斜截骨术的适应证和禁忌证

前路闭合楔形截骨术的最佳适应证是膝关节前位不稳，需要进行二次或三次 ACL 翻修手术，且 PTS 角度 > 12° [67, 68]。

根据 Kellgren 和 Lawrence 的研究，膝关节过伸（> 10°）、膝关节多韧带损伤、内翻畸形 > 5° 及 IV 级两髁间骨性关节炎是手术禁忌证 [69, 70]。

6.4.3 临床结果

在文献中，偏斜截骨术联合 ACL 翻修术结局的报道较少。这些论文存在样本小、随访时间短等局限性。然而关于不同技术在膝关节稳定性和恢复正常活动上取得良好效果的报道，也是令人振奋的 [67, 70, 71]。

Dejour 等观察到 22 例慢性膝关节前位不稳定与过大的 PTS 相关（平均 16.5°）。在本研究中，有 4 例孤立的胫骨偏斜截骨术和 18 例与 ACL 翻修相关的截骨术。作者报道其后一组有更好的临床结果。此外，术后 PTS 平均矫正 7°，单足站立时 ATT 从术前 12.5mm 下降到最后随访时的 3mm[71]。

Sonnery-Cottet 等报道了 5 例胫骨偏斜截骨术联合胫骨结节截骨术及第二次 ACL 翻修的患者，结果均显示 PTS 升高。作者观察到 PTS 由术前平均 13.6° 降低到术后 9.2°，前侧平均松弛差值从 10.4mm 减少到 2.8mm。在平均 31.6 个月的随访中，Lysholm 和 IKDC 中所有患者均表现为膝关节稳定，具有良好的临床结果。并且，患者恢复到以前的运动水平，没有发生再撕裂的记录 [70]。最后，Dejour 等报道了 9 例二次 ACL 翻修的患者又进行了胫骨偏斜截骨术（图 6.4）。在平均 2 年的随访中，所有病例的膝关节在全活动范围内均稳定，Lysholm 评分显示良好的临床结果，X 线检查显示截骨已愈合。而且，患者主观满意度为 4 例极好，3 例良好，2 例一般。从影像学角度来看，PTS 从术前的 12° 降至术后的 2°（图 6.5），胫骨前移平均两侧间距离由术前 11.7 ± 5.2mm 降至术后 4.3 ± 2.5mm（图 6.6）。

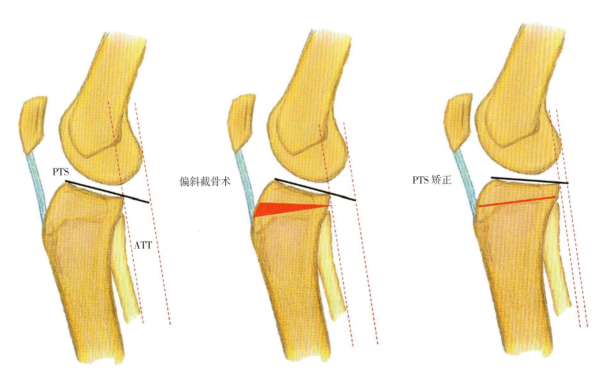

图 6.4　偏斜截骨术示意图，该截骨术矫正了胫骨后倾（PTS），从而减少了 ACL 所承受的剪切力

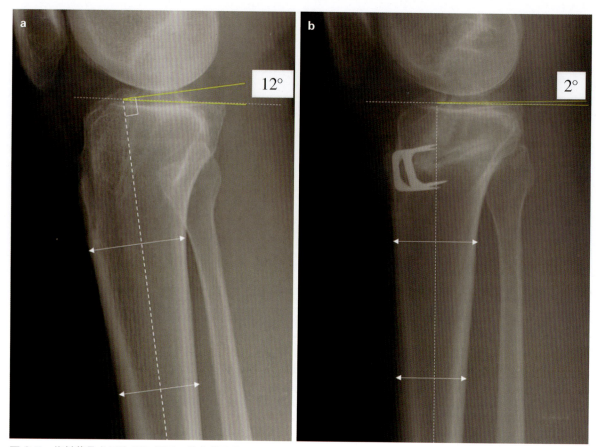

图 6.5 偏斜截骨术后的 PTS 矫正：从术前平均 12°（a）变至截骨术后的 2°（b）

6.5 屈曲截骨术

　　膝关节矢状面的不平衡也可以在过伸的膝关节中发现。当胫骨在股骨上过伸影响双膝且 < 15°时，构成的膝关节反屈认为是生理性的。然而，当它是非对称性和获得性时，膝关节反屈被认为是病理性的。

　　基于骨骼畸形和 / 或软组织的受累，参考文献中描述了 3 种可能的模式[18]：

　　·膝关节反屈伴随骨性成分改变：在这种情况下，畸形主要是骨性的，最常发生在伴有正常 PTS 倒置的胫骨干骺端。更罕见的情况是股骨外侧髁发育不全。

　　·膝关节反屈伴随软组织牵张：这种情况可能是创伤后或后侧结构逐渐牵张的结果；此外，这种情况可能是整体性的，累及所有后侧软组织，或是不对称的，可造成后外侧部不稳定。

　　·膝关节反屈伴骨性成分和软组织改变（混合类型）：在本例中，最初是骨性成分的结构问题，接着是软组织的逐渐牵张（脊髓灰质炎）。

　　膝关节反屈是一种脆弱的状态，因为关节是很不稳定的。如果膝关节的主动锁定功能受损，则会限制患者运动和日常活动，比如在不平整的地面上行走。这种情况不仅削弱了胫股间室，也

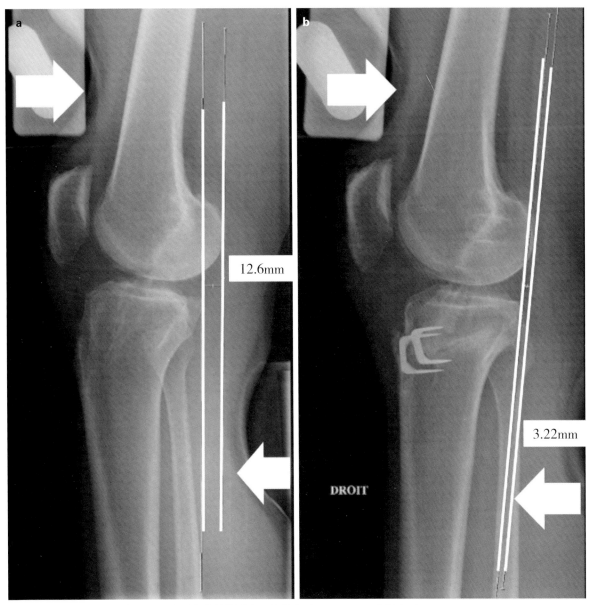

图 6.6　动态 ATT 矫正伴 ACL 翻修联合偏斜截骨术：术前（a）12.6mm 至术后（b）32.2mm

削弱了髌股关节：从而破坏了协调股四头肌功能的髌股杠杆臂，此时，股四头肌收缩往往加剧膝反屈畸形。因此，股四头肌趋于萎缩，患者会出现膝关节前区疼痛。而且，膝反屈会产生假高位髌骨及与滑车的接触不佳，尽管这种现象是违反常理的，因为步态需要膝关节屈曲，而髌骨需要屈曲超过 20° [18, 72]。

6.5.1　生物力学影响

PTS 的变化不仅影响 ATT 和 ACL 应力，而且在静态和动态条件下，影响胫骨后移和作用在 PCL 上的力。

在 PCL 缺损膝关节中，胫骨在高度屈曲的角度下出现向后侧塌陷，这是 PCL 的主要功能[73]。Agneskirchner 等[57] 研究显示，随着解剖倾斜度增加 5°，PCL 切除后的胫骨后移（PTT）完全抵消，甚至变成轻微的前移。这一点已由 Giffin 等的研究证实[60]，他们发现正常膝关节 PTS 增加 4°~5°，可致静息位时的胫骨前移（ATT）2~3mm，从而引起轴向挤压受力增加。同样，Petrigliano 等研究[74] 显示，在 PCL 和 PLC 缺损膝关节中进行后抽屉试验，通过截骨术使 PTS 增加 5°，则内侧间室 PTT 显著减少。而在后抽屉试验和反向轴移试验中，将 PTS 降低 5°，内侧间室 PTT 显著增加。

只有少数研究分析了 PCL 与 PTS 变化的关系。Shelburne 等[59] 通过下肢计算机模型预测，进行下蹲活动时，当 PTS 增加 5°，PCL 力量减少 11%，PLC 力量减少 38%。Singerman 等[75] 对 7 具新鲜冷冻尸体的膝关节进行生物力学研究发现，当 PTS 由 10° 降至 5° 时，PCL 张力会显著增加。类似的，Bernhardson 等[76] 在 10 个新鲜冷冻的膝关节标本中发现，在未受力和受力状态下，随着 PTS 变得平坦，PCL 原位应力均下降。这些结果证实了临床研究中作者们获得的这些结论，即 PTS 的降低是 PCL 撕裂的危险因素，因为当 PTS 约小于 6° 时可能增加 PCL 的张力，导致较高的 PCL 损伤率[77]。

6.5.2 屈曲截骨术的适应证

主要适应证为病理性膝关节反屈及后或后外侧膝关节不稳。

在病理性膝关节反屈中，手术矫正的临床证据是与单腿站立时膝关节不稳相关的不对称且反屈畸形＞15°，并经 X 线检查分析证实（PTS，ATT）。

后或后外侧膝关节不稳是由于 PCL 解剖重建无法恢复静息位或 PTT 无法恢复到正常位置[78]，对于 PTS＜6° 的患者，屈曲截骨术是治疗孤立 PCL 或合并 PCL/PLC 损伤的较好方法。

6.5.3 反屈截骨术的临床研究

目前很少有关于抗反屈截骨术结局的报道。

第一篇关于膝反屈矫正的论文是由 Lecuire 等发表的[72]。他们报道了对于单纯骨性畸形的患者，胫骨前侧开放楔形截骨术联合胫骨结节移位术的治疗效果非常好，并建议同时进行关节囊修补。

另一方面，Bowen 等[12] 报道了闭合楔形截骨术治疗骺板早闭膝关节反屈的治疗效果良好。作者建议采用闭合楔形截骨术，因为其稳定性好、愈合快，且能通过置换前位 TT 来减轻髌骨后压迫。

与 Bowen 等报道的结果相反。1986 年 Vicenzi 等[79] 研究得出治疗单纯性膝关节反屈最佳术式是前路开放楔形截骨术联合胫骨粗隆剥离术。然而混合型膝关节反屈的不良结果表明需要重建后侧关节囊。

Moroni 等的研究与先前发表的研究结果一致。他们观察到 86% 的骨畸形患者临床结果良好，然而非单纯性骨畸形的患者效果中等或效果差的相对风险要高出 13 倍。在胫骨粗隆的远端行抗反屈截骨术时，效果差的风险要高出 36 倍，因为在胫骨骨干有异常的前位突出，且矫正效果差[80]。

类似的，Balestro 等[81] 报告了胫骨前侧开放楔形截骨术联合胫骨结节截骨术治疗膝关节反屈的满意率达 92%。与之前的研究一致，单纯性骨畸形的疗效最好。此外，Jung 等报道，在 3 种混合型膝关节反屈的病例中，仅靠增加 PTS 的截骨术不能完全解决后矢状面的不稳定，需要增加 PCL 和 / 或 PLC 重建以恢复膝关节矢状面的平衡[82]。

Van Raaij 等[83] 提出了胫骨近端行前路开放楔形截骨治疗膝关节前区疼痛伴特发性过伸。作者认为，伸膝位的反复撞击可通过截骨术来解决。83% 的患者报告整体功能的结果良好，根据 Blackburne-Peel 法，患者 PTS 增加 9.4°，相应的髌骨高度会降低。2017 年，Kim 等[84] 报告了 5 例患者在胫骨前侧粗隆行斜前路开放楔形截骨术，获得了准确校正的 PTS，维持了髌骨高度，改善了后侧的不稳定，得到了良好效果。

6.6 结论

矢状面不平衡是膝关节病变的重要考虑因素。在骨性改变中，PTS 的异常值认为是造成矢状面不稳定的最重要原因之一。这些解剖学损伤必须识别和解决，因为不同矢状位截骨术仅对某些适应证治疗有效，而且认为是膝关节不稳定合并韧带损伤的辅助或主要手术。

参考文献

[1]　Grood ES, Stowers SF, Noyes FR. Limits of movement in the human knee. Effect of sectioning the posterior cruciate ligament and posterolateral structures. J Bone Joint Surg Am. 1988;70(1):88–97.

[2]　Castle TH Jr, Noyes FR, Grood ES. Posterior tibial subluxation of the posterior cruciate-deficient knee. Clin Orthop Relat Res. 1992;284:193–202.

[3]　Logan M, Williams A, Lavelle J, Gedroyc W, Freeman M. The effect of posterior cruciate ligament deficiency on knee kinematics. Am J Sports Med. 2004;32(8):1915–1922.

[4]　Butler DL, Noyes FR, Grood ES. Ligamentous restraints to anterior-posterior drawer in the human knee: a biomechanical study. J Bone Joint Surg Am. 1980;62(2):259–270.

[5]　Brandon ML, Haynes PT, Bonamo JR, Flynn MI, Barrett GR, Sherman MF. The association between posterior-inferior tibial slope and anterior cruciate ligament insufficiency. Arthroscopy. 2006;22(8):894–899.

[6]　Hashemi J, Chandrashekar N, Mansouri H, Gill B, Slauterbeck JR, Schutt RC Jr, Dabezies E, Beynnon BD. Shallow medial tibial plateau and steep medial and lateral tibial slopes: new risk factors for anterior cruciate ligament injuries. Am J Sports Med. 2010;38(1):54–62.

[7]　Alentorn-Geli E, Mendiguchia J, Samuelsson K, Musahl V, Karlsson J, Cugat R, Myer GD. Prevention of non-contact anterior cruciate ligament injuries in sports. Part I: Systematic review of the systematic review of risk factors in male athletes. Knee Surg Sports Traumatol Arthrosc. 2014;22(1):3–15.

[8]　Zeng C, Yang T, Wu S, Gao SG, Li H, Deng ZH, Zhang Y, Lei GH. Is posterior tibial slope associated with noncontact anterior cruciate ligament injury? Knee Surg Sports Traumatol Arthrosc. 2016;24(3):830–837.

[9]　Dejour D, Pungitore M, Valluy J, Nover L, Saffarini M, Demey G. Preoperative laxity in ACL-deficient knees increases with posterior tibial slope and medial meniscal tears. Knee Surg Sports Traumatol Arthrosc. 2019;27(2):564–572.

[10] Lee CC, Youm YS, Cho SD, Jung SH, Bae MH, Park SJ, Kim HW. Does posterior tibial slope affect graft rupture following anterior cruciate ligament reconstruction? Arthroscopy. 2018;34(7):2152–2155.

[11] Song GY, Zhang H, Zhang J, Liu X, Xue Z, Qian Y, Feng H. Greater static anterior tibial subluxation of the lateral compartment after an acute anterior cruciate ligament injury is associated with an increased posterior tibial slope. Am J Sports Med. 2018;46(7):1617–1623.

[12] Bowen JR, Morley DC, McInerny V, MacEwen GD. Treatment of genu recurvatum by proximal tibial closing-wedge/anterior displacement osteotomy. Clin Orthop Relat Res. 1983;(179):194–199.

[13] Fielding JW, Liebler WA, Krishne Urs ND, Wilson SA, Puglisi AS. Tibial tubercle transfer: a long-range follow-up study. Clin Orthop Relat Res. 1979;(144):43–44.

[14] Jeffreys TE. Genu recurvatum after Osgood-Schlatter's disease; report of a case. J Bone Joint Surg Br. 1965;47:298–299.

[15] Bjerkreim I, Benum P. Genu recurvatum: a late complication of tibial wire traction in fractures of the femur in children. Acta Orthop Scand. 1975;46:1012–1019.

[16] Rainault JJ. Le recurvatum grave du genou poliomyélitique. Rev Chir Orthop. 1962:561–577.

[17] Bonin N, Ait Si Selmi T, Dejour D, Neyret P. Knee para-articular flexion and extension osteotomies in adults. Orthopade. 2004;33:193–200.

[18] Dejour D, Bonin N, Locatelli E. Tibial antirecurvatum osteotomies. Oper Techn in Sport Med. 2000;8:67–70.

[19] Dejour H, Bonnin M. Tibial translation after anterior cruciate ligament rupture. Two radiological tests compared. J Bone Joint Surg Br. 1994;76:745–749.

[20] Brazier J, Migaud H, Gougeon F, Cotten A, Fontaine C, Duquennoy A. Evaluation of methods for radiographic measurement of the tibial slope. A study of 83 healthy knees. Rev Chir Orthop Reparatrice Appar Mot. 1996;82:195–200.

[21] Feucht MJ, Mauro CS, Brucker PU, Imhoff AB, Hinterwimmer S. The role of the tibial slope in sustaining and treating anterior cruciate ligament injuries. Knee Surg Sports Traumatol Arthrosc. 2013;21:134–145.

[22] Hashemi J, Chandrashekar N, Gill B, et al. A critical look at the geometry of the tibial plateau and its influence on the biomechanics of the tibiofemoral joint. J Bone Joint Surg Am. 2008;90(12):2724–2734.

[23] Hudek R, Schmutz S, Regenfelder F, Fuchs B, Koch PP. Novel measurement technique of the tibial slope on conventional MRI. Clin Orthop Relat Res. 2009;467(8):2066–2072.

[24] Utzschneider S, Goettinger M, Weber P, Horng A, Glaser C, Jansson V, Müller PE. Development and validation of a new method for the radiologic measurement of the tibial slope. Knee Surg Sports Traumatol Arthrosc. 2011;19(10):1643–1648.

[25] Hudek R, Fuchs B, Regenfelder F, Koch PP. Is noncontact ACL injury associated with the posterior tibial and meniscal slope? Clin Orthop Relat Res. 2011;469:2377–2384.

[26] Cinotti G, Sessa P, Ragusa G, Ripani FR, Postacchini R, Masciangelo R, Giannicola G. Influence of cartilage and menisci on the sagittal slope of the tibial plateaus. Clin Anat. 2013;26(7):883–892.

[27] Lustig S, Scholes CJ, Leo SP, Coolican M, Parker DA. Influence of soft tissues on the proximal bony tibial slope measured with two-dimensional MRI. Knee Surg Sports Traumatol Arthrosc. 2013;21:372–379.

[28] Jenny JY, Rapp E, Kehr P. Proximal tibial meniscal slope: a comparison with the bone slope. Rev Chir Orthop Reparatrice Appar Mot. 1997;83(5):435–438.

[29] Muhr G. Meniscus and instability. Langenbecks Arch Chir. 1987;372:259–261.

[30] Panisset JC, Ntagiopoulos PG, Saggin PR, Dejour D. A comparison of Telos™ stress radiography versus Rolimeter™ in the diagnosis of different patterns of anterior cruciate ligament tears. Orthop Traumatol Surg Res. 2012;98(7):751–758.

[31] James EW, Williams BT, LaPrade RF. Stress radiography for the diagnosis of knee ligament injuries: a systematic review. Clin Orthop Relat Res. 2014;472(9):2644–2657.

[32] Pache S, Aman ZS, Kennedy M, Nakama GY, Moatshe G, Ziegler C, LaPrade RF. Posterior cruciate ligament: current concepts review. Arch Bone Jt Surg. 2018;6(1):8–18.

[33] Gans I, Retzky JS, Jones LC, Tanaka MJ. Epidemiology of recurrent anterior cruciate ligament injuries in National Collegiate Athletic Association Sports: the injury surveillance program, 2004–2014. Orthop J Sports Med. 2018;6(6):2325967118777823.

[34] Samitier G, Marcano AI, Alentorn-Geli E, Cugat R, Farmer KW, Moser MW. Failure of anterior cruciate ligament reconstruction. Arch Bone Jt Surg. 2015;3(4):220–240. Review.

[35] Allen MM, Pareek A, Krych AJ, Hewett TE, Levy BA, Stuart MJ, Dahm DL. Are female soccer players at an increased risk of second anterior cruciate ligament injury compared with their athletic peers? Am J Sports Med. 2016;44(10):2492–2498.

[36] MARS Group, Wright RW, Huston LJ, Spindler KP, Dunn WR, Haas AK, Allen CR, Cooper DE, DeBerardino TM, Lantz BB, Mann BJ, Stuart MJ. Descriptive epidemiology of the multicenter ACL revision study (MARS) cohort. Am J Sports Med. 2010;38(10):1979–1986.

[37] Borchers JR, Kaeding CC, Pedroza AD, Huston LJ, Spindler KP, Wright RW, MOON Consortium and the MARS Group. Intra-articular findings in primary and revision anterior cruciate ligament reconstruction surgery: a comparison of the MOON and MARS study groups. Am J Sports Med. 2011;39(9):1889–1893.

[38] Trojani C, Sbihi A, Djian P, Potel JF, Hulet C, Jouve F, Bussière C, Ehkirch FP, Burdin G, Dubrana F, Beaufils P, Franceschi JP, Chassaing V, Colombet P, Neyret P. Causes for failure of ACL reconstruction and influence of meniscectomies after revision. Knee Surg Sports Traumatol Arthrosc. 2011;19(2):196–201.

[39] Morgan JA, Dahm D, Levy B, Stuart MJ, MARS Study Group. Femoral tunnel malposition in ACL revision reconstruction. J Knee Surg. 2012;25(5):361–368.

[40] Kaeding CC, Pedroza AD, Reinke EK, Huston LJ, MOON Consortium, Spindler KP. Risk factors and predictors of subsequent ACL injury in either knee after ACL reconstruction: prospective analysis of 2488 primary ACL reconstructions from the MOON cohort. Am J Sports Med. 2015;43(7):1583–1590.

[41] Engelman GH, Carry PM, Hitt KG, Polousky JD, Vidal AF. Comparison of allograft versus autograft anterior cruciate ligament reconstruction graft survival in an active adolescent cohort. Am J Sports Med. 2014;42(10):2311–2318.

[42] Magnussen RA, Lawrence JT, West RL, Toth AP, Taylor DC, Garrett WE. Graft size and patient age are predictors of early revision after anterior cruciate ligament reconstruction with hamstring autograft. Arthroscopy. 2012;28(4):526–531.

[43] Mariscalco MW, Flanigan DC, Mitchell J, Pedroza AD, Jones MH, Andrish JT, Parker RD, Kaeding CC, Magnussen RA. The influence of hamstring autograft size on patientreported outcomes and risk of revision after anterior cruciate ligament reconstruction: a Multicenter Orthopaedic Outcomes Network (MOON) Cohort Study. Arthroscopy. 2013;29(12):1948–1953.

[44] Conte EJ, Hyatt AE, Gatt CJ Jr, Dhawan A. Hamstring autograft size can be predicted and is a potential risk factor for anterior cruciate ligament reconstruction failure. Arthroscopy. 2014;30(7):882–890.

[45] Snaebjörnsson T, Hamrin Senorski E, Ayeni OR, Alentorn-Geli E, Krupic F, Norberg F, Karlsson J, Samuelsson K. Graft diameter as a predictor for revision anterior cruciate ligament reconstruction and KOOS and EQ-5D values: a cohort study from the Swedish National Knee Ligament Register based on 2240 patients. Am J Sports Med. 2017;45(9):2092–2097.

[46] Acevedo RJ, Rivera-Vega A, Miranda G, Micheo W. Anterior cruciate ligament injury: identification of risk factors and prevention strategies. Curr Sports Med Rep. 2014;13(3):186–191.

[47] Maletis GB, Chen J, Inacio MC, Funahashi TT. Age-related risk factors for revision anterior cruciate ligament reconstruction: a cohort study of 21,304 patients from the Kaiser Permanente Anterior Cruciate Ligament Registry. Am J Sports Med. 2016;44(2):331–336.

[48] Kim SJ, Kumar P, Kim SH. Anterior cruciate ligament reconstruction in patients with generalized joint laxity. Clin Orthop Surg. 2010;2(3):130–139.

[49] Andrade R, Vasta S, Sevivas N, Pereira R, Leal A, Papalia R, Pereira H, Espregueira-Mendes J. Notch morphology is a risk factor for ACL injury: a systematic review and meta-analysis. J ISAKOS. 2016;1:70–81.

[50] Salmon LJ, Heath E, Akrawi H, Roe JP, Linklater J, Pinczewski LA. 20-Year outcomes of anterior cruciate ligament reconstruction with hamstring tendon autograft: the catastrophic effect of age and posterior tibial slope. Am J Sports Med. 2018 Mar;46(3):531–543.

[51] Lansdown D, Ma CB. The influence of tibial and femoral bone morphology on knee kinematics in the anterior cruciate ligament injured knee. Clin Sports Med. 2018;37(1):127–136.

[52] Wordeman SC, Quatman CE, Kaeding CC, Hewett TE. In vivo evidence for tibial plateau slope as a risk factor for anterior cruciate ligament injury: a systematic review and meta-analysis. Am J Sports Med. 2012;40(7):1673–1681.

[53] Rahnemai-Azar AA, Abebe ES, Johnson P, Labrum J, Fu FH, Irrgang JJ, Samuelsson K, Musahl V. Increased lateral tibial slope predicts high-grade rotatory knee laxity pre-operatively in ACL reconstruction. Knee Surg Sports Traumatol Arthrosc. 2017;25(4):1170–1176.

[54] Burnham JM, Pfeiffer T, Shin JJ, Herbst E, Fu FH. Bony morphologic factors affecting injury risk, rotatory stability, outcomes, and re-tear rate after anterior cruciate ligament reconstruction. Ann Joint. 2017;2:44.

[55] Kim SE, Pozzi A, Kowaleski MP, Lewis DD. Tibial osteotomies for cranial cruciate ligament insufficiency in dogs. Vet Surg. 2008;37(2):111–125.

[56] Slocum B, Devine T. Cranial tibial wedge osteotomy: a technique for eliminating cranial tibial thrust in cranial cruciate ligament repair. J Am Vet Med Assoc. 1984;184:564–569.

[57] Agneskirchner JD, Hurschler C, Stukenborg-Colsman C, Imhoff AB, Lobenhoffer P. Effect of high tibial flexion osteotomy on cartilage pressure and joint kinematics: a biomechanical study in human cadaveric knees. Winner of the AGA-DonJoy Award 2004. Arch Orthop Trauma Surg. 2004;124:575–584.

[58] Liu W, Maitland ME. Influence of anthropometric and mechanical variations on functional instability in the ACL-deficient knee. Ann Biomed Eng. 2003;31(10):1153–1161.

[59] Shelburne KB, Kim HJ, Sterett WI, Pandy MG. Effect of posterior tibial slope on knee biomechanics during functional activity. J Orthop Res. 2011;29:223–231.

[60] Giffin JR, Vogrin TM, Zantop T, Woo SL, Harner CD. Effects of increasing tibial slope on the biomechanics of the knee. Am J Sports Med. 2004;32:376–382.

[61] Fening SD, Kovacic J, Kambic H, McLean S, Scott J, Miniaci A. The effects of modified posterior tibial slope on anterior cruciate ligament strain and knee kinematics: a human cadaveric study. J Knee Surg. 2008;21:205–211.

[62] Martineau PA, Fening SD, Miniaci A. Anterior opening wedge high tibial osteotomy: the effect of increasing posterior tibial slope on ligament strain. Can J Surg. 2010;53:261–267.

[63] Nelitz M, Seitz AM, Bauer J, Reichel H, Ignatius A, Durselen L. Increasing posterior tibial slope does not raise anterior cruciate ligament strain but decreases tibial rotation ability. Clin Biomech (Bristol, Avon). 2013;28:285–290.

[64] McLean SG, Oh YK, Palmer ML, Lucey SM, Lucarelli DG, Ashton-Miller JA, et al. The relationship between anterior tibial acceleration, tibial slope, and ACL strain during a simulated jump landing task. J Bone Joint Surg Am. 2011;93:1310–1317.

[65] Bernhardson AS, Aman ZS, Dornan GJ, Kemler BR, Storaci HW, Brady AW, Nakama GY, LaPrade RF. Tibial slope and its effect on force in anterior cruciate ligament grafts: anterior cruciate ligament force increases linearly as posterior tibial slope increases. Am J Sports Med. 2019;47(2):296–302.

[66] Yamaguchi KT, Cheung EC, Markolf KL, Boguszewski DV, Mathew J, Lama CJ, McAllister DR, Petrigliano FA. Effects of anterior closing wedge tibial osteotomy on anterior cruciate ligament force and knee kinematics. Am J Sports Med. 2018;46(2):370–377.

[67] Dejour D, Saffarini M, Demey G, Baverel L. Tibial slope correction combined with second revision ACL produces good knee stability and prevents graft rupture. Knee Surg Sports Traumatol Arthrosc. 2015;23(10):2846–2852.

[68] Dejour D, La Barbera G, Pasqualotto S, Valoroso M, Nover L, Reynolds R, Saffarini M. Sagittal plane corrections around the knee. J Knee Surg. 2017;30(8):736–745.

[69] Hees T, Petersen W. Anterior closing-wedge osteotomy for posterior slope correction. Arthrosc Tech. 2018;7(11):e1079–e1087.

[70] Sonnery-Cottet B, Mogos S, Thaunat M, et al. Proximal tibial anterior closing wedge osteotomy in repeat revision of anterior cruciate ligament reconstruction. Am J Sports Med. 2014;42(8):1873–1880.

[71] Dejour D, Kuhn A, Dejour H. Tibial deflexion osteotomy and chronic anterior laxity: a series of 22 cases. Rev Chir Orthop Reparatrice Appar Mot. 1998;84(02):28–29.

[72] Lecuire F, Lerat JL, Bousquet G, Dejour H, Trillat A. The treatment of genu recurvatum (author's transl). Rev Chir Orthop Reparatrice Appar Mot. 1980;66:95–103.

[73] Giffin JR, Stabile KJ, Zantop T, Vogrin TM, Woo SL, Harner CD. Importance of tibial slope for stability of the posterior cruciate ligament deficient knee. Am J Sports Med. 2007;35:1443–1449.

[74] Petrigliano FA, Suero EM, Voos JE, Pearle AD, Allen AA. The effect of proximal tibial slope on dynamic stability testing of the posterior cruciate ligament- and posterolateral corner-deficient knee. Am J Sports Med. 2012;40:1322–1328.

[75] Singerman R, Dean JC, Pagan HD, Goldberg VM. Decreased posterior tibial slope increases strain in the posterior cruciate ligament following total knee arthroplasty. J Arthroplasty. 1996;11(1):99–103.

[76] Bernhardson AS, Aman ZS, DePhillipo NN, Dornan GJ, Storaci HW, Brady AW, Nakama G, LaPrade RF. Tibial slope and its effect on graft force in posterior cruciate ligament reconstructions. Am J Sports Med. 2019;47(5):1168–1174.

[77] Bernhardson AS, DePhillipo NN, Daney BT, Kennedy MI, Aman ZS, LaPrade RF. Posterior tibial slope and risk of posterior cruciate ligament injury. Am J Sports Med. 2019;47(2):312–317.

[78] Gwinner C, Weiler A, Roider M, Schaefer FM, Jung TM. Tibial slope strongly influences knee stability after posterior cruciate ligament reconstruction: a prospective 5- to 15-year follow-up. Am J Sports Med. 2017;45(2):355–361.

[79] Vicenzi G, Moroni A, Ceccarelli F, Binazzi R, Vaccari V. Tibial osteotomy in the treatment of genu recurvatum in the adult. Ital J Orthop Traumatol. 1986;12(4):427–432.

[80] Moroni A, Pezzuto V, Pompili M, Zinghi G. Proximal osteotomy of the tibia for the treatment of genu recurvatum in adults. J Bone Joint Surg Am. 1992;74:577–586.

[81] Balestro J, Lustig S, Servien E. Anterior opening wedge osteotomy of the tibia assessment for the treatment of genu recurvatum. Société Française de Chirurgie Orthopédique et Traumatologique. 2008.

[82] Jung YB, Lee YS, Jung HJ, Nam CH, Yang JJ. Correction of bony genu recurvatum combined with ligamentous instability of the knee: three case reports. Knee Surg Sports Traumatol Arthrosc. 2008;16(2):185–187.

[83] van Raaij TM, de Waal Malefijt J. Anterior opening wedge osteotomy of the proximal tibia for anterior knee pain in idiopathic hyperextension knees. Int Orthop. 2006;30:248–252.

[84] Kim TW, Lee S, Yoon JR, Han HS, Lee MC. Proximal tibial anterior open-wedge oblique osteotomy: a novel technique to correct genu recurvatum. Knee. 2017;24(02):345–353.

第 7 章　冠状面不稳定的手术结果

Robert Duerr，Robert A. Magnussen

7.1 引言

　　慢性膝关节不稳定对患者和骨科医生来说都是一个巨大挑战，因为有多种因素会影响膝关节稳定和功能恢复。长期患有韧带松弛症的患者可能发展为逐步恶化的退行性病变，从而导致下肢骨性畸形和对线不良，进一步加剧最初的不稳定。此外，对于有潜在对线不良的患者，仅仅进行韧带重建，可能会增加发生负荷过载综合征、关节炎及失败的风险。认识和恰当地治疗膝关节对线不良合并关节不稳定是迈向成功的重要一步。虽然有大量文献对应用截骨术治疗骨性关节炎进行了评估，但关于截骨术治疗膝关节不稳定术后的功能结局报道有限[1]。本章的目的是讨论截骨术在治疗冠状面膝关节不稳定患者中的作用及回顾手术结果。

7.2 肢体力线

　　首要的是了解正常的肢体力线及如何制订术前方案。以膝关节为中心，在整个下肢全长站立前后位（AP）X 线片上测量下肢力线。医生需要意识到这项技术的局限性，特别是对于韧带损伤或膝关节不稳定的患者，他们可能不能承受全部重量。足的位置和肢体旋转也会影响冠状面力线，如前所述，骨科医生应该考虑是否采用标准化技术来获取这些成像[2]。冠状面力线最常用的参考值是下肢的髋 – 膝 – 踝（HKA）角或机械轴。通常认为，中立值在 3° 之内是正常的。最近对 250 例无症状志愿者的检查显示，32% 的男性和 17% 的女性存在结构性内翻（> 3° 的内翻）[3]。在分析这些患者时，胫骨倾斜度也是一个重要的因素，并且需要适当的膝关节侧位 X 线片来评估倾斜度。异常胫骨倾斜度及矢状面不稳定的影响和治疗在本书的其他章节有讲述。

　　虽然结构性内翻或外翻本身不是一种病理情况，但当发生严重的韧带损伤时，它可能使患者易于出现进一步的问题。由于韧带包裹神经和本体感觉的缺失，这些损伤往往导致膝关节不稳定的临床症状恶化，导致动态控制不良，随着时间的推移可能会加剧对线不良[4, 5]。例如，外侧副韧带（LCL）或后外侧角（PLC）损伤可导致内翻，并最终导致内侧间室退变和内翻畸形[6, 7]。同样，内侧副韧带（MCL）损伤可导致内侧间室开放，加重外翻畸形[8]。

7.3 外侧或后外侧不稳定

后外侧角（PLC），或后外侧副韧带复合体，主要由外侧副韧带、腘肌肌腱和腘腓韧带组成。其次的稳定结构是增厚的外侧囊、冠状韧带、外侧腓肠肌肌腱、腓肠豆腓侧副韧带、股二头肌长头腱和髂胫束[9]。PLC对膝关节内翻力和相对于股骨的胫骨外旋提供主要的约束力。在交叉韧带缺损的膝关节中，针对胫骨前后移位，PLC也可发挥二级稳定结构的作用[9]。PLC不稳定最常见的原因是急性创伤，如直接击打前内侧膝关节或非接触性过伸内翻性运动损伤[10]。不幸的是，这些损伤可能没有被发现，患者在慢性临床表现为持续性不稳定、过度伸展–内翻外摆步态和下肢内翻对线不良。在这些患者中，胫骨高位截骨术（HTO）是在其他治疗PLC的手术之前或同时进行，因为任何孤立的韧带修复或重建都可能导致应力增加和早期失败[9-11]。

此外，慢性前交叉韧带（ACL）损伤的患者同样会出现内翻外摆步态和后外侧不稳定，通常需要HTO来改善结局[12]。Noyes等描述了由于慢性ACL不稳定而导致继发性对线不良的几个显著病变：原发性膝内翻、单平面膝内翻和双平面膝内翻（表7.2）[12]。ACL撕裂后，胫骨前移和内旋增加，必然会导致次级稳定结构（如内侧半月板）聚集，进而增加内侧间室平均接触应力[13]。随着时间的推移，慢性ACL损伤的患者会由于内侧间室的进行性退变、本身已存在内翻对线不良和/或内侧间室软骨或半月板的原发性损伤合并内侧间室变窄，称为"原发性膝内翻"，进而发展成内翻畸形[12]。在膝关节成角内翻的患者中，外侧副韧带（LCL）和外侧软组织约束变得松弛，会加大外侧关节开放，即所谓的"单平面膝内翻"。进一步进展可导致过伸–内翻反屈畸形，即腘肌和后外侧囊缺损，称为"双平面膝内翻"[12]。ACL和PLC的急性损伤与结构性内翻力线可能导致类似于双平面膝内翻的表现。后交叉韧带（PCL）的额外损伤进一步加剧过伸和内翻畸形[5]。在这种情况下，关节修复重建可以提供骨性稳定来治疗不稳定，加强韧带重建，改善整体的关节功能和软组织平衡[5]。

这种伴有后外侧及合并不稳定的病例对骨科医生来说是最具挑战性的。这些患者通常相对年轻、活跃，且以前有过一次或多次手术史。为这些患者设定切合实际的期望是很重要的，而且大多数作者都主张只恢复到可进行轻度的休闲体育活动[14, 15]。有许多研究纳入患有以下病症的非同质人群：不同种类的胫股关节炎、不同的内侧半月板状况、不同程度的对线不良以及不同种类的外侧和后外侧副韧带缺损[12]。重要的是需要有一个系统的评价来诊断所有的解剖学异常，并恰当地指导每位患者[12]。此外，由于步态异常、肌无力或失衡，患者通常需要术前康复。在长期康复中，建议采用医生–治疗师团队联合的方式持续帮助患者，以改善患者结局[12]。本章我们将着重描述截骨术治疗后外侧缺损和前交叉韧带合并后外侧缺损患者的结局。表7.1和表7.2总结了相关研究中的结局和并发症。

表 7.1　外侧或后外侧不稳定的治疗结局总结

作者，年份	平均随访时间（范围）	满意度	患者报告的结局评分（范围）	主观的不稳定	平均冠状力线（范围）	松弛测量值	恢复运动	结　论
Noyes 等, 2000	4.5 年（2~12 年）	1 例正常 14 例很好 14 例良好 10 例一般 2 例较差	CKS Pre: 63 分 FU: 82 分	85% 报道无力感消除	31/41 例可接受的 平均力线 61%（47%~75%）2 例轻度内翻（40%~45%）5 例明显内翻（16%~18%）1 例过度外翻（81%）	ACLR: 19 例功能性 11 例部分功能性 15 例失败 PLCR: 13 例功能性 4 例部分功能性 1 例失败	9 例术前 和 14 例最后随访时能够无任何受限的跑步 14 例术前 和 27 例最后随访时能够参加运动，仅鼓励恢复轻度文娱活动	HTO 术后，所有双平面膝内翻后进行分期 ACLJ/PLCR 若单平面膝内翻外侧开放 > 12mm，则进行分期 ACLR
Badhe 和 Forster, 2002	2.8 年（0.5~5.5 年）	8 例良好 4 例一般 2 例较差	CKS Pre: 53 分（40~58 分）FU: 74 分（58~82 分）	Pre: 100% FU: 2/14（14.3%）	Pre: −5°（−3°~−11°）FU: 6°（−4°~−11°）	—	93% 参与文娱活动，但无患者恢复到竞技运动	同时行 HTO 和 ACLR 成功治疗单平面膝内翻 OWHTO 比 CWHTO 治疗双平面膝内翻的效果更好 对双平面膝内翻，OWHTO 单一疗法可能是一种合理的治疗方法
Goradia 和 Van Allen, 2002	1.5 年	极好			Pre: 轻度内翻 FU: 轻度外翻	Pre: 30°下，施加内翻应力，外侧开放 5mm FU: 正常	患者在 6 个月后恢复慢跑和所有文娱活动	单独使用 HTO 能成功治疗孤立性外翻不稳定伴内翻对线不良 用动态外固定器使他们通过"连续术后 X 线片进行校正"
Naudie 等, 2004	4.7 年（1.8~6.9 年）	15/16（93%）自会满意 且会再次进行手术	Tegner 评分 Pre: 3.25 分 FU: 5.25 分	Pre: 100% FU: 44% 稍微改善 56% 显著改善	Pre: 平均力线 18% FU: 平均力线 46%	无报道	2 例久坐患者能够重返工作岗位 1 例患者 OWHTO 单一术后可以重返职业曲棍球运动赛场	对后外侧不稳定并过度拉伸-内翻外摆患者，患者内侧 OWHTO 后，功能和影像学检查结果良好

（续表）

作者，年份	平均随访时间（范围）	满意度	患者报告的结局评分（范围）	主观的不稳定	平均冠状力线（范围）	松弛测量值	恢复运动	结 论
Arthur 等，2007	3.1 年（1.6~5.4 年）	未报道	CKS Pre：43.3 分（重建）61.5 分（非重建）FU：47.8 分（重建）68.1 分（非重建）	21 例单独 HTO 术后有 8 例稳定	Pre：26.7%（9.2%~38.8%）FU：57.5%（50.7%~65.9%）	未报道	未报道	38% 的慢性 PLC 损伤和内翻畸形患者经初步内侧 OWHTO 得到成功治疗。高能量膝关节多韧带损伤并合基线功能评分较低患者更可能需接受二期韧带修复
Helito 等，2018	2.4 年（2~3.4 年）	未报道	KOOS FU：79.2 分（72~88.4 分）患膝功能评分 FU：83 分（63~90 分）IKDC FU：67.8 分（56.3~75.8 分）	Pre：100% FU：0	Pre：-9.6°±1.8° FU：1.2°±1.9°	4/5 具有微小残留松弛及 30° 的 1 级外侧开放	所有患者均重返工作岗位	单膝内侧 OWHTO 联合 PLCR（联合交叉韧带或不联合交叉韧带重建）可取得令人满意的结果，且并发症发生率较低对年轻高功能及高级后外侧不稳患者，推荐这种方法

ACLR，前交叉韧带重建；CKS，辛辛那提评分；PLCR，后外侧角重建；Pre，术前；FU，随访；OWHTO，开放楔形胫骨高位截骨术；CWHTO，闭合楔形胫骨高位截骨术

表 7.2　外侧或后外侧的不稳定的治疗效果总结

作者，年份	再次手术	并发症
Noyes 等，2000	14 例膝关节（11 例单平面膝内翻，3 例双平面膝内翻） 2 例因负重后过度外翻行 HTO 翻修 1 例固定失败 2 例腓骨骨折不愈合伴疼痛需要切除 3 例前后移位早期增加 – 胫骨处 ACL 再固定 4 例 ACL 翻修术 3 例部分或全部切除伴有疼痛的半月板同种异体移植物	随访未发现感染、腓神经麻痹、低位髌骨综合征或膝关节活动受限 33% ACLR 失败 6% PLCR 失败 17% 再次内翻 3% 外翻过度矫正
Badhe 和 Forster，2002	1 例深部感染需清创 1 例骨折不愈合需用 Ilizarov 环固定器翻修	14% 持续不稳（1 例深部感染，1 例未治疗 ACL） 7% 骨折不愈合 7% 内翻复发 7% 外翻矫正过度
Goradia 和 Van Allen，2002	无	近端针道浅表感染，给予口服头孢氨苄治疗 5 天
Naudie 等，2004	5 例延迟性韧带重建 3 例 PCLR 1 例 PCLR+ACLR 1 例 PCLR+PLC 进展 + 内固定物移除 2 例内固定物移除 1 例创伤性移位后行 TTO 翻修	8 例全部再手术（3 例有症状的内固定物需要移除） 1 例延迟愈合，经延长保护性负重治疗后顺利愈合
Arthur 等，2007	5 例患者（24%） 4 例移除伴疼痛的内固定物 1 例感染后清创	1 例主要症状：深部感染，需要清创和移除 PLC 移植物，接受抗感染治疗和 PLCR 的最后翻修 4 例次要症状：内固定物疼痛
Helito 等，2018	未报道	1 例浅表伤口感染需口服抗生素

HTO，胫骨高位截骨术；WB，负重

2000 年，Noyes 等[12] 对 23 例单平面膝内翻患者和 18 例双平面膝内翻患者用前瞻性评估的方法描述了他们的结局，这些患者接受了外侧闭合楔形 HTO 并同时或分期进行 ACL 重建。所有双平面膝内翻患者还接受了 PLC 重建，其中有的接受外侧复合体近端前移（12 例），有的接受同种异体移植物重建（6 例）。大多数患者（31/42）在运动中遭受过原发膝关节损伤，除 2 例患者外，其余都在 HTO 之前至少接受过一次手术。单平面膝内翻组和双平面膝内翻组从原发损伤到行 HTO 的平均时间分别为 98 个月（范围：4~255 个月）和 48 个月（范围：4~76 个月）。外侧闭合楔形 HTO 的目的是使肢体力线对位，能通过胫骨平台宽度的 62% 坐标处。此外还进行了腓骨颈截骨术。

患者随访时间平均为 4.5 年（范围：2~12 年）。术前所有单平面膝内翻患者外侧关节开口异常增大（平均 4mm）。末次随访，没有患者的外侧关节开口增加 > 2mm。作者怀疑 HTO 可引起后外侧结构的生理性重塑和缩短。术前所有双平面膝内翻患者的外侧关节开口均异常增加（平均 8mm）、胫骨外旋增加（平均 9°）并经历了 PLC 重建。在随访中，14 例患者膝关节（77%）外侧关节开口增加 < 3mm，胫骨外旋增加 < 5°，3 例患者外侧开口 > 5mm，外旋增加 10°，1 例患者 PLC 重建失败，其外侧开口增加＞5mm 或胫骨外旋增加＞10°。基于 KT-2000 关节动度测量测试和轴移试验测试，15 例（33%）ACL 重建失败。在这 15 例失败病例中，10 例为翻修 ACL 重建。值得注意的是，73% 的膝关节进行了全部或接近全部的半月板切除术，63% 的膝关节内侧间室有明显的关节软骨损伤。在最后随访中，辛辛那提关节评分（CKS）明显提高，71% 的患者主诉疼痛减轻，85% 的患者自觉无力感消除，稳定性得到改善。总的来说，15 例患者（37%）认为他们的膝关节正常或很好，而 10 例患者（25%）认为膝关节一般，2 例患者（5%）认为膝关节较差。27 例（66%）患者恢复至可无症状运动。在作者建议下，大多数人只参加轻度游泳或骑自行车活动。

从这项研究中，他们得出结论，所有双平面内翻膝关节应在 HTO 术后进行 ACL 和 PLC 分期重建。在单平面内翻膝关节，在外侧间室周围，如果关节外侧过度开放＞12mm（通过关节镜间隙试验评估），ACL 应在第二阶段进行重建，以允许 HTO 术后外侧组织的适应性缩短。

2002 年，Badhe 和 Forster[15] 报道了采用韧带重建和 HTO 治疗 14 例韧带损伤合并膝内翻的患者。从初始损伤开始平均治疗 8.3 年（范围：1~20 年）。其中 6 例在体育运动中受伤，8 例在机动车事故（MVA）中受伤。手术延迟主要是由于对损伤及其严重程度的误诊。5 例单平面膝内翻的患者都以闭合楔形 HTO 和 ACL 重建作为初次手术。9 例双平面膝内翻患者中有 6 例采用韧带增强重建系统（LARS）合成韧带（Arc-sur-Tille，法国）进行初次 HTO 和 PLC 重建术。其中 3 例患者同时进行了 PCL 重建，2 例同时进行了 ACL 重建。其余 3 例进行了初次 HTO，没有进行韧带重建。

平均随访 2.8 年（范围：0.5~5.5 年），86% 的患者具有稳定的膝关节。1 例膝关节不稳定的患者在后外侧重建时发生严重感染，导致外侧结构完全损坏，在发表时正等待翻修。另 1 例膝关节不稳定患者伴有 ACL、PCL 和 PLC 损伤，行 HTO、PCL 和 PLC 重建进行治疗，在随访 4.5 年时使用支具。1 例患者有开放楔形 HTO 术后不愈合，需要使用 Ilizarov 环固定器进行翻修。该患者最终痊愈，膝关节功能表现稳定。在最后随访中，1 例患者内翻畸形复发，1 例患者过度矫正至外翻11°。尽管本研究的人群小且具有异质性，但根据报道，最终随访时 CKS 的平均术前评分从 53 分（范围：40~58 分）提高至 74 分（范围：58~82 分）。在双平面膝内翻患者中，内侧开放楔形 HTO 联合 PLC 重建（平均 CKS 从 55 分提高至 77 分）优于外侧闭合楔形 HTO 联合 PLC 重建（平均 CKS 从 49 分提高至 65 分）。3 例单独使用 HTO 治疗的患者平均 CKS 从 57 分提高至 76 分[15]。

作者承认，由于患者数量少且缺乏同质性，无法得出明确的结论。然而，他们注意到在此系列研究中同时进行 HTO 术和 ACL 重建治疗单平面膝内翻的效果较好。采用开放楔形 HTO 治疗双平面膝内翻比闭合楔形 HTO 治疗的效果好，且不会干扰近端的胫腓关节。如果后外侧结构松弛且未完全损坏，仅采用开放楔形 HTO 术而不进行韧带重建即可稳定膝关节，尽管在此系列研究中未进行量化分析[15]。

在个案报道中，据 Goradia 和 Van Allen[6] 描述，一名患有内翻畸形和单纯的外侧韧带松弛的

22 岁女性患者得到成功治疗。该女性 5 年前从马上摔下来时膝关节间接受伤，并先后接受了两次内侧半月板的关节镜清理术。在报道中显示，当膝关节屈曲 30° 时外侧关节线开口增加至 5mm，其步态站立期为内翻外摆，随着慢跑而恶化。X 线片显示轻微内翻畸形。患者接受了膝关节镜检查，无异常，患者接受了近端内侧骨皮质切开术并置入内侧牵张外固定器，采用皮质切开术持续压迫维持 6 天，然后逐渐每天撑开 1mm，持续 10 天，直到机械轴位于外侧胫骨脊。术后 6 个月的 X 线片显示维持着机械轴矫正，膝关节在内翻应力下保持稳定，患者恢复了慢跑和所有娱乐活动。18 个月时，患者在进行各种娱乐活动时仍无症状。作者的结论是，动态外固定器的使用，使他们能够根据连续的 X 线片来确定矫正度。内收肌力矩的减少矫正了内翻外摆，降低了外侧副韧带张力，从而解除了患者的症状并使患者不再需要外侧重建。

2004 年，Naudi 等报道了来自 Fowler Kennedy 运动医学诊所的 16 例后外侧不稳定和过伸 – 内翻外摆患者（17 个膝关节）行内侧开放楔形 HTO 术的结果。不稳定的病因：4 例是孤立 PCL 损伤，3 例是 PCL 和 PLC 联合损伤，4 例是 ACL、PCL 和 PLC 联合损伤，还有 5 例是囊性韧带松弛。他们特别排除了初步诊断为内侧间室骨关节炎、前侧不稳或接受联合 ACL 重建和 HTO 治疗的患者。患者最初接受内侧开放楔形 HTO 治疗，3 例因胫骨近端矫正＞ 1cm 而同时接受胫骨结节截骨术（TTO）。由于患者针对膝关节不稳定进行治疗，所以 HTO 术的目的是将力线移至胫骨平台宽度的 50% 处，或移至中立机械轴。此外，他们将所有患者的胫骨后倾从平均 6°（范围：0° ~11°）提高到平均 8°（范围：6° ~21°），目的是在术中将胫骨倾斜度提高到足以将过伸畸形矫正到中立。5 例患者后续进行了 PCL 重建，其中 1 例还进行了后外侧副韧带前移和内固定物移除，还有 1 例进行了 ACL 重建。

在平均 4.7 年（范围：1.8~6.9 年）的随访中，所有患者的 Tegner 评分均有显著改善。所有患者膝关节稳定性均有改善，44% 的患者感觉膝关节不稳有所改善，56% 的患者感觉膝关节不稳有明显改善。除了 1 例患者外，其他患者对手术效果均满意，并在相同情况下再次手术。这名患者效果不满意是因为他在初次手术后跌倒，他的 TTO 发生移位，需要再次手术。1 例 23 岁的曲棍球运动员在一辆全地形车辆上遭受了 PCL 和 PLC 联合损伤，仅在接受截骨手术后就在曲棍球运动中恢复了半职业水平。截骨术后共 8 例再次进行手术。手术包括 5 例延迟韧带重建的患者和 1 例以上已详细描述的 TTO 翻修的患者。另外，有 2 例患者需要取出引起疼痛的内固定物。1 例患者也有截骨术后愈合延迟，延长保护性负重疗程后才愈合。基于文章呈现的结果，没有报告再次发生内翻或过度矫正至外翻，但 1 例患者的机械轴在胫骨的 26.7% 处，有可能仍有内翻，而 1 例患者机械轴在胫骨的 82% 处，很可能矫正过度而发生外翻。作者的结论是，对于特定的后外侧不稳和过伸 – 内翻外摆的患者，内侧开放楔形 HTO 术可以产生良好的功能和影像学结果。机械轴修复重建和矢状面矫正是治疗复杂性膝关节不稳患者首要考虑的[16]。

2007 年，Arthur 等[11] 对 21 例经 HTO 初始治疗的慢性后外侧不稳和内翻对线不良的患者进行了前瞻性评估。6 例为孤立性 PLC 缺损，6 例为 ACL 和 PLC 联合缺损，6 例为 PCL 和 PLC 缺损，

2 例为 ACL、PCL 和 PLC 缺损，1 例为孤立性 PLC 韧带损伤合并胫骨平台内侧骨折。对于这些患者，作者的方法是首先进行 HTO 术，然后在患者截骨术愈合及完成适当的恢复后，评估是否需要进行二期韧带重建。所有患者均行内侧开放楔形 HTO 手术，目的是矫正机械轴，使其通过胫骨棘外侧下坡面。在合并 ACL 缺损患者中，使用前方有矢状面倾斜度的钢板来减少胫骨后倾。相反的，在合并 PCL 缺损的患者中，可以使用后方有矢状面倾斜度的钢板来增加胫骨后倾。患者在初始损伤后平均 5.5 年（范围：3 个月 ~22 年）出现症状。10 例患者曾在运动中受伤，9 例在 MVA 中受伤，2 例在工作中摔倒受伤。

初始 HTO 术治疗后平均随访时间 37 个月（范围：19~65 个月），21 例中有 8 例患者（38%）只进行了截骨术且感觉足够稳定。其余 13 例患者在首次手术后平均 13.8 个月时进行了韧带重建。他们发现，只有 4/10（40%）因低速运动损伤的患者需要进行韧带重建，而高速 MVA 中损伤的患者中有 7/9（78%）需要进行韧带重建，2 例在工作中摔倒的患者均需进行二期韧带重建。此外，14 例多韧带损伤患者中有 10 例（71%）需要进行二期韧带重建，而 6 例孤立 PLC 损伤患者中只有 2 例（33%）需要进行二期韧带重建。在需要二期韧带重建的患者中，改良 CKS 基线评分平均为 43.3 分（范围：8~83 分），第二次手术前平均为 47.8 分（范围：16~77 分）。很遗憾，这些患者没有进一步随访以确定他们的评分在韧带重建后是否有改善。在不需要二期重建的患者中，改良 CKS 基线评分平均为 61.5 分（范围：21~90 分），在随访时平均为 68.1 分（范围：40~100 分），与基线评分无显著差异。

作者建议对慢性后外侧不稳和力线膝内翻的患者采用分期手术方法，需要注意的是，在这项研究中 38% 的患者不需要进行二期韧带重建。他们还推荐了内侧开放楔形截骨术，因为理论上可以收紧后侧关节囊和腘斜韧带复合体[17]。此外，他们在一项尸体研究中证实，内侧开放楔形 HTO 术可以增加内翻和外旋的稳定性[18]。虽然在本研究中他们没有论证倾斜度的显著变化，但内侧开放楔形术确实可以改善 ACL 或 PCL 缺损患者的矢状面畸形。他们发现决定是否需要进行二期韧带重建的最常见原因是初始膝关节损伤的严重程度，其可通过改良 CKS 上的患者整体功能、并发损伤和多韧带损伤模式来衡量的。2 例需进行二期 PLC 重建的孤立性 PLC 损伤患者中，有 1 例是高强度竞技运动的职业足球运动员，对膝关节两侧间稳定性要求较高。另 1 例患者在高速 MVA 中受伤，在截骨术前曾有 PLC 重建失败史。

作者承认群体的异质性和患者数量较少使得出的结论有局限性，但他们也明确治疗这些患者的合理方案是使用分期方案联合初始开放楔形 HTO 术，之后进行一段时间的恢复来确定后续临床和功能稳定性。多韧带损伤或有高强度创伤史，且基线功能评分较低的患者更可能需要进行二期 PLC 和其他交叉韧带重建。

2019 年，Helito 等[7] 报道了 5 例慢性 PLC 损伤和内翻对线不良的患者采用一期 HTO 和 PLC 重建进行治疗。其中 2 例为 ACL 与 PLC 合并损伤，1 例为 PCL 与 PLC 合并损伤，1 例为 ACL、PCL、PLC 合并损伤，1 例为孤立性 PLC 损伤。所有患者均接受内侧开放楔形 HTO 术，将肢体的机械轴矫正到膝关节中心。通过单个股骨隧道、腓骨和胫骨隧道，使用腘绳肌腱自体移植物，进行 PLC 重建，以实现外侧副韧带、腘腓韧带和腘肌腱重建。在关节镜下，对 ACL 或 PCL 进行重建，包括使用对侧腘绳肌腱自体移植物进行 ACL 重建，使用对侧股四头肌腱伴骨栓进行 PCL 重建。从初始损伤到手术的时间平均为 40 个月（范围：36~54 个月）。3 例患者在 MVA 中受伤，1 例在运动中受伤，还有 1 例从高处坠落受伤。

术前结果评分未报道，但在平均 29.4 个月（范围：24~41 个月）的随访中，KOOS、Lysholm 和 IKDC 的术后平均评分分别为 79.2 分（范围：72~88.4 分）、83 分（范围：63~90 分）和 67.8 分（范围：56.3~78.2 分）。根据 Lysholm 评分结果，1 例患者结果较差（< 65 分），2 例患者为一般（65~83 分），2 例患者为良好（84~90 分）。他们报道所有患者都能重返工作岗位。1 例患者的并发症是浅表伤口感染，需应用抗生素治疗。

虽然这项研究中患者数量少，但作者确实报道了单期内侧开放楔形 HTO 和 PLC 重建，伴或不伴交叉韧带重建，成功治疗了后外侧不稳和力线膝内翻的患者。他们提倡这种方法用于年轻和运动功能较好且伴有后外侧更明显不稳的患者，因为这些患者只行截骨术可能达不到满意的结果。

总之，两项研究（Badhe、Forster 和 Arthur 等）报道，单独 HTO 可成功治疗慢性后外侧不稳和内翻力线异常的患者。虽然 Badhe 和 Forster 在他们的研究中没有使用外科分期手术，也没有对后外侧不稳进行量化分级，多韧带损伤的患者在截骨术时更有可能接受韧带重建（7 例患者中有 5 例，2 例孤立性 PLC 不稳患者中有 1 例）。Arthur 等采用分期手术进行了类似的报道，多韧带损伤比孤立性 PLC 损伤更有可能需要进行韧带重建（分别为 71% 和 33%）。Noyes 等报道的患者，不同之处在于，所有患者均被初步诊断为慢性 ACL 缺损，导致不同程度后外侧不稳，或者患有初步诊断未诊断出的 PLC 损伤，进而引发后外侧不稳。在他们的研究中，所有患者都进行了韧带重建，然而，对于合并 ACL 和 PLC 缺损的患者，Noyes 等也主张采用分期手术，先进行 HTO，然后进行二期韧带重建。在他们的研究中，没有 1 例患者接受单纯的 HTO 术，所有后外侧不稳的患者均有多韧带损伤。内侧开放楔形 HTO 术的优点包括：保留胫腓近端关节，纠正内侧松弛，可用于较大内翻畸形（> 12°），预防低位髌骨。临床上，该技术有较高的不愈合率，但随着患者选择的优化和锁定钢板技术的更新，不愈合的风险已经降低。

7.4　内侧松弛和外翻畸形的治疗

内侧副韧带（MCL）损伤是常见的，并且大多数仅通过保守治疗就能成功治疗。在外翻对线不良患者中，MCL 承受的受力增加，生物力学研究表明，在外翻受力时 MCL 承担了高达 81% 的韧带受力[8]。力线膝外翻和 MCL 损伤的患者在步态单腿站立期会出现明显的膝内摆，而患者通常将这种膝内摆描述为不稳定。这些患者仅进行 MCL 修复或重建发生失败的风险很高[8]，可能有必要对轴向力线进行校正。

据文献报道[19-21]，相对常见的是，使用内翻截骨术治疗外翻对线不良患者的外侧间室关节炎的同时，可对受损半月板和软骨进行手术处理，从而减轻损伤处的过度载荷，所得结果良好。然而，在治疗膝关节内侧松弛方面，只有两篇发表在 1994 年北美骨科诊所的同一期刊上的文章对截骨术治疗膝关节内侧不稳定的结果进行了报道[8, 22]。

Cameron 和 Saha[8] 报道了一组 35 例采用截骨术治疗膝关节不稳定的患者。应用股骨远端内侧闭合楔形截骨术（DFO）治疗了 14 例慢性内侧副韧带（MCL）功能不全及外翻对线不良的患者。6 例为膝关节完全脱位，8 例为合并 ACL 和 MCL 损伤。最初的 35 例患者中有 19 例在截骨之前接受过 2 次及以上的手术。术前解剖轴平均有 17° 的外翻，经矫正后平均为 0°。他们报道说，除了 1 例患者反复出现减痛步态外，其他所有患者的步态模式都有改善。他们指出，通过比较截骨术前和术后的应力位 X 线片发现，客观上不稳的变化极小，建议有症状的患者在截骨术后进行分期 MCL 重建[8]。

Paley 等[22] 报告了一组 17 例慢性单或双侧副韧带松弛和骨性畸形患者的 23 个肢体。潜在畸形的原因有布朗氏病（7 个）、骨发育不良（4 个）、假性软骨发育不全（2 个）、短指畸形（1 个）、生长阻滞（3 个）、Coventry 截骨术后医源性畸形（1 个）、佝偻病（1 个）和胫骨平台骨折畸形愈合（1 个）。这些患者平均年龄 21 岁（范围：5~50 岁），平均随访 1 年（范围：6~36 个月）。患者接受修复重建截骨术和牵张成骨术治疗，目的是紧缩侧副韧带。15 例孤立性 LCL，1 例孤立性 MCL，7 例合并 MCL 和 LCL 松弛。通过使用环形外固定器的各种截骨技术进行手术矫正：

（1）2 个肢体在腓骨中远端 1/3 连接处进行了截骨术以及腓骨近端部分行远端移行以收紧 LCL。

（2）13 个肢体行胫骨横向截骨术，延长胫骨，将腓骨固定至胫骨远端，移行腓骨头至远端，收紧 LCL。

（3）1 个肢体在 MCL 附着处近端行内侧开放楔形 HTO 以收紧 MCL。

（4）1 个肢体行局部圆顶形旋转截骨术，收紧 MCL，延长胫骨。

（5）6 个肢体行胫骨近端至 MCL 附着处的斜行截骨术，并行胫骨延长术收紧 MCL 和 LCL。

据报道，19 例结果极好，2 例一般，2 例较差。结果一般的患者中，1 例在移除内固定物后发生屈曲骨折并导致内翻畸形，另 1 例行胫骨内翻矫正和 LCL 松弛术；然而，患者的股骨内翻未经治疗，LCL 松弛在 3 年的随访后再次出现。2 例较差结果均发生在术后疼痛明显的患者身上。1 例患者在 Coventry 截骨术后出现医源性胫骨外翻，尽管作者对该外翻进行了矫正，但患者报告仍持续疼痛。1 例患者行腓骨截骨术，但并发骨髓炎和一过性腓神经麻痹，需要接受神经减压术和针位清创术，问题均得到解决。然而，在随访中发现患者发展为反射性交感神经营养不良（RSD）并有持续疼痛。1 例患者发展为反射性交感性营养不良，不过在取出内固定物后症状就消失了。他们认为这可能是由于腓神经的牵拉，但他们没有观察到 1 例腓总神经麻痹。所有其他患者均报告术后步态改善。所有术前有明显膝关节外摆或内摆的患者随访时均未发现外摆或内摆。只有 1 例患者抱怨术后出现了临床显著性不稳。

尽管现在该患者队列在实践中还不能转化为典型的关节修复重建，但 Paley 等讨论了几个需要考虑的要点。机械轴偏移（MAD）通常可归因于股骨或胫骨畸形，或两者兼而有之。但它很少被认为是胫骨和股骨之间韧带松弛所导致，股骨或胫骨的骨性成角越接近膝关节，每度成角产生的 MAD 越大。因此，由侧副韧带松弛引起的成角会在各成角程度下产生更多的 MAD，所以即使是很小程度的韧带松弛也会产生很多的 MAD。矫正下肢对线不良时必须考虑到韧带松弛。早期作者建议过度矫正胫骨，以弥补因 LCL 松弛造成的内翻[23]。然而，其他人发现，如果关节面之间的夹角大于 7°，闭合外侧关节所需的过度矫正量可能会太大，导致膝关节外侧负荷过载[24]。另一些人建议在矫正时不要考虑外侧副韧带松弛，因为一旦肢体重新对位，且稍微过度矫正至 3° 外翻，就会自动矫正[25]。早期试图修复或重建后外侧软组织往往失败或随时间拉伸。Paley 等提倡逐渐撑开，从而允许外侧副韧带复合体过度收紧，以抵消部分随时间推移而出现的逐渐拉伸。他们发现，收紧侧副韧带并没有显著增加截骨术修复重建的风险，他们认为这是一种安全的手术，在同样的手术量下，可以进行更好的矫正。

7.5 结论

冠状面不稳联合内翻或外翻畸形患者是一个在治疗上具有挑战性的群体。在大多数情况下，由于受力增加导致软组织拉伸，单纯韧带修复或重建并不足以应付。有资料支持以下两种方案：一种分期方案为完成截骨术后进行延迟韧带重建，另一种为单期行截骨术联合韧带重建。对于较大矫正（＞8mm）及后侧或后外侧松弛和过伸 – 内翻外摆有关的矫正，建议进行内侧开放楔形 HTO。手术医生应保留近端胫腓关节以维持 PLC。如果选择分期手术，随后的韧带重建可能需要进行，也可能不需要进行，这取决于患者在截骨术后的症状。高强度损伤和多韧带损伤的患者更有可能需要进行韧带重建。

参考文献

[1] Cantin O, Magnussen RA, Corbi F, Servien E, Neyret P, Lustig S. The role of high tibial osteotomy in the treatment of knee laxity: a comprehensive review. Knee Surg Sports Traumatol Arthrosc. 2015;23(10):3026–3037. https://doi.org/10.1007/s00167-015-3752-z.

[2] Paley D, Tetsworth K. Mechanical axis deviation of the lower limbs. Preoperative planning of uniapical angular deformities of the tibia or femur. Clin Orthop Relat Res. 1992;280:48–64. http://www.ncbi.nlm.nih.gov/pubmed/1611764. Accessed 27 May 2019.

[3] Bellemans J, Colyn W, Vandenneucker H, Victor J. Is neutral mechanical alignment normal for all patients? The concept of constitutional varus. Clin Orthop Relat Res. 2012;470:45–53. https://doi.org/10.1007/s11999-011-1936-5.

[4] Lephart SM, Pincivero DM, Rozzi SL. Proprioception of the ankle and knee. Sports Med. 1998;25(3):149–155. https://doi.

org/10.2165/00007256-199825030-00002.

[5] Phisitkul P, Wolf BR, Amendola A. Role of high tibial and distal femoral osteotomies in the treatment of lateral-posterolateral and medial instabilities of the knee. Sports Med Arthrosc Rev. 2006;14(2):96–104.

[6] Goradia VK, Van Allen J. Chronic lateral knee instability treated with a high tibial osteotomy. Arthroscopy. 2002;18(7):807–811. https://doi.org/10.1053/jars.2002.35270.

[7] Helito CP, Sobrado MF, Giglio PN, et al. Posterolateral reconstruction combined with one-stage tibial valgus osteotomy: technical considerations and functional results. Knee. 2019;26(2):500–507. https://doi.org/10.1016/j.knee.2018.12.001.

[8] Cameron JC, Saha S. Management of medial collateral ligament laxity. Orthop Clin North Am. 1994;25(3):527–532. http://www.ncbi.nlm.nih.gov/pubmed/8028893. Accessed 25 Apr 2019.

[9] Chahla J, Moatshe G, Dean CS, Laprade RF. Posterolateral corner of the knee: current concepts. Arch Bone Jt Surg. 2016;97(9):97–103.

[10] LaPrade RF, Terry GC. Injuries to the posterolateral aspect of the knee. Am J Sports Med. 1997;25(4):433–438. https://doi.org/10.1177/036354659702500403.

[11] Arthur A, LaPrade RF, Agel J. Proximal tibial opening wedge osteotomy as the initial treatment for chronic posterolateral corner deficiency in the varus knee: a prospective clinical study. Am J Sports Med. 2007;35(11):1844–1850. https://doi.org/10.1177/0363546507304717.

[12] Noyes FR, Barber-westin SD, Hewett TE. High tibial osteotomy and ligament reconstruction for varus angulated anterior cruciate ligament-deficient knees. Am J Sports Med. 2000;28(3):282–296.

[13] Simon D, Mascarenhas R, Saltzman BM, Rollins M, Bach BR, MacDonald P. The relationship between anterior cruciate ligament injury and osteoarthritis of the knee. Adv Orthop. 2015;2015:1–11. https://doi.org/10.1155/2015/928301.

[14] Dean CS, Liechti DJ, Chahla J, Moatshe G, LaPrade RF. Clinical outcomes of high tibial osteotomy for knee instability: a systematic review. Orthop J Sports Med. 2016;4(3):1–9. https://doi.org/10.1177/2325967116633419.

[15] Badhe NP, Forster IW. High tibial osteotomy in knee instability: the rationale of treatment and early results. Knee Surg Sports Traumatol Arthrosc. 2002;10(1):38–43. https://doi. org/10.1007/s001670100244.

[16] Naudie DDR, Amendola A, Fowler PJ. Opening wedge high tibial osteotomy for symptomatic hyperextension-varus thrust. Am J Sports Med. 2004;32(1):60–70. https://doi. org/10.1177/0363546503258907.

[17] LaPrade RF, Morgan PM, Wentorf FA, Johansen S, Engebretsen L. The anatomy of the posterior aspect of the knee: an anatomic study. J Bone Joint Surg Am. 2007;89(4):758–764. https://doi.org/10.2106/JBJS.F.00120.

[18] LaPrade RF, Engebretsen L, Johansen S, Wentorf FA, Kurtenbach C. The effect of a proximal tibial medial opening wedge osteotomy on posterolateral knee instability: a biomechanical study. Am J Sports Med. 2008;36(5):956–960. https://doi.org/10.1177/0363546507312380.

[19] Harris JD, Hussey K, Saltzman BM, et al. Cartilage repair with or without meniscal transplantation and osteotomy for lateral compartment chondral defects of the knee: case series with minimum 2-year follow-up. Orthop J Sport Med. 2014;2(10):2325967114551528. https://doi. org/10.1177/2325967114551528.

[20] Kim YC, Yang J-H, Kim HJ, et al. Distal femoral varus osteotomy for valgus arthritis of the knees: systematic review of open versus closed wedge osteotomy. Knee Surg Relat Res. 2018;30(1):3–16. https://doi.org/10.5792/ksrr.16.064.

[21] Wang J-W, Hsu C-C. Distal femoral varus osteotomy for osteoarthritis of the knee. J Bone Joint Surg Am. 2005;87(1):127–133. https://doi.org/10.2106/JBJS.C.01559.

[22] Paley D, Bhatnagar J, Herzenberg JE, Bhave A. New procedures for tightening knee collateral ligaments in conjunction with knee realignment osteotomy. Orthop Clin North Am. 1994;25(3):533–555. http://www.ncbi.nlm.nih.gov/pubmed/8028894. Accessed 25 Apr 2019.

[23] Aglietti P, Rinonapoli E, Stringa G, Taviani A. Tibial osteotomy for the varus osteoarthritic knee. Clin Orthop Relat Res. 1983;176:239–251. http://www.ncbi.nlm.nih.gov/pubmed/6851332. Accessed 11 June 2019.

[24] Hernigou P, Medevielle D, Debeyre J, Goutallier D. Proximal tibial osteotomy for osteoarthritis with varus deformity. A ten to thirteen-year follow-up study. J Bone Joint Surg Am. 1987;69(3):332–354. http://www.ncbi.nlm.nih.gov/pubmed/3818700. Accessed 11 June 2019.

[25] Hetsroni I, Lyman S, Pearle AD, Marx RG. The effect of lateral opening wedge distal femoral osteotomy on medial knee opening: clinical and biomechanical factors. Knee Surg Sports Traumatol Arthrosc. 2014;22(7):1659–1665. https://doi.org/10.1007/s00167-013-2405-3.

第三部分　手术技术

第 8 章　内侧开放楔形胫骨高位截骨术

Philipp Lobenhoffer

胫骨高位截骨术（HTO）用来治疗胫骨内翻对线不良和膝关节内侧骨性关节炎，已经被大家广为接受[1-3]。胫骨近端截骨术可以通过截骨技术（闭合楔形）、杵臼形（圆顶形）截骨或通过植骨技术（开放楔形）来完成。过去，通过从侧方入路去除骨楔后用螺钉、固定板或张力带系统固定的闭合楔形技术最受欢迎。该技术的缺点是腓总神经损伤风险较高[4]，且需要腓骨截骨或胫腓关节分离和剥离小腿伸肌等。较大的矫正度会导致腿部明显缩短，胫骨近端发生偏移，这可能会损害以后全膝关节置换的胫骨组件的位置。从内侧入路的开放楔形截骨术，可以在不分离任何肌肉的前提下在手术过程中对矫正度进行"微调"，并且不会发生下肢短缩。随着钢板固定器的发展，开放楔形截骨术引起了人们越来越多的兴趣，这种固定器能使手术医生在大多数情况下安全地固定矫正度并同时避免植骨[5, 6]。

8.1 适应证

上述技术适用于胫骨结构性内翻畸形患者的膝关节内侧变性和骨性关节炎的治疗。胫骨解剖结构正常的患者仍可能因内侧骨性关节炎和磨损而导致内翻畸形。这类患者也可以通过 HTO 来进行治疗，但会限制手术的成功率[3, 7]；股骨结构性内翻畸形的患者应进行股骨截骨术[8]。HTO 需要考虑患者的年龄和体重[9]。如果在手术方案中包括胫骨倾斜度的矢状面矫正，那么也可以接受有限的屈曲挛缩。如果下肢延长是禁忌证或内侧软组织覆盖率降低，那么则不宜采用开放楔形截骨术。髌骨疼痛不是禁忌证。但是在低位髌骨的情况下，应使用稍后描述的特殊类型截骨术[10]。完整的膝关节外侧间室是此技术的必要前提。患者不应有外侧关节线疼痛，也不应有外侧骨性关节炎的影像学表现。尼古丁的使用是一个相对禁忌证，因为可能会损害骨骼的愈合和骨骼的形成[9]。在这种情况下可以考虑初次松质骨移植。

8.2 体格检查

体格检查的重点在膝关节的活动范围、韧带稳定性和下肢长度。通常在内侧发现关节线疼痛。记录髌骨轨迹，并对髌骨疼痛进行仔细评估。膝关节外侧的疼痛是一个警告信号，可能表明膝关节外侧间室的退化。前交叉韧带或后交叉韧带的缺损并不是这种截骨术的禁忌证，因为可以通过调节胫骨倾斜度来改善关节稳定性，在内翻对线不良中内侧副韧带通常很完整。

8.3 影像学检查

影像学检查应包括两个平面的膝关节负重位 X 线片，髌骨对切线位和膝关节屈曲前后负重位 X 线片。患肢的全长负重位 X 线片对于畸形分析和术前方案是必须的。在韧带不稳定的情况下，应进行应力位 X 线检查以研究内侧和外侧关节线开口，因为术前方案中必须考虑严重的韧带不稳定。磁共振成像可用于研究关节状况，但并不是必须的检查项目。在适应证不明确时，锝闪烁显像法可能有助于识别膝关节的最大病理区域（热点），通常指示疼痛来源。

8.4 方案

必须对全长 X 线片进行全面的畸形分析[1, 2, 11]。该分析应指出内侧胫骨近端角（MPTA）的病理学值。手术前的矫正方案是第二步。我们建议以数字化或手动方式在全长 X 线片上以毫米为单位规划截骨术两个平面的精确分离量。

第一步：在 X 线片上标记股骨头的中心和踝关节的中心。使用具有不同直径的圆模板来找到股骨头的中心。关节线下方距骨横向宽度的等分线用作踝关节的中心。

第二步：在平行于两个胫骨平台的软骨下硬化处绘制膝关节基线。随后绘制穿过膝关节的力线，连接股骨头的中心和踝关节的中心。根据患者的内翻程度，这条线会在膝关节内侧间室与关节基线交叉。

第三步：标出预计术后力线与膝关节基线的交点。因为截骨术旨在使力线横向移动，所以该交点将位于胫骨近端总宽度的 50%~62%（从内侧到外侧）的位置，具体取决于手术医生的治疗方案。在我们的日常工作中，我们的目标是矫正外侧脊柱的力线，该点相当于胫骨整个宽度的 55% 处位置[12]。

第四步：现在将股骨头的中心与前面提到的新的交点连接起来，绘制出预计的术后力线。这条线一直延伸到踝关节区域。

第五步：在 X 线片上标记出开放楔形截骨术的铰链点。我们在近端胫腓骨关节上缘的外侧皮质上使用铰链点。从此铰链点到之前的铰链点然后再到新的踝关节中心，绘制出两条相同长度的线。这两条线之间的夹角就是开放楔形截骨术的矫正角度。现在可以在 X 线片上标出截骨平面。我们进行斜行上行截骨术，并在胫骨近端的上凸部分和下凹部分之间的过渡处开口，该过渡通常代表鹅足肌腱上缘。当两个平面之间的矫正角被标记时，可以在内侧皮质读取以毫米为单位的截骨术的开口。在数字化方案中，应校准 X 线片，并使用校正因子来补偿图片的放大倍数。在下肢全长负重位 X 线片［病理学胫骨股骨关节线交角（JLCA）］中发现内侧和外侧的开口明显不符时，应谨慎行事。在这种情况下，必须使用校正公式来避免 HTO 中的过度矫正[1, 13]。

8.5 技术

该手术可以在脊柱麻醉或全身麻醉下进行。我们通常不使用止血带，而将整条腿悬垂，使患侧骨盆处于自由状态。这使手术医生可以在手术过程中目视控制整个肢体，或者在必要时从髂骨取植骨。在手术台上安装一个小支柱，用来支撑脚后跟，从而使膝关节屈曲 90°。将侧支柱抵着大腿放置，使腿在膝关节屈曲时横向稳定。如果应用此操作，则仅需要一名手术助手。预防性静脉应用抗生素（2g 头孢唑林）。这个过程必须使用透视机，并放置在身体的同侧。手术医生在腿部垂下之前，应检查在前后位中是否可以正确看到髋关节、膝关节和踝关节（图 8.1）。

在腿摆好体位并悬垂后，用手术记号笔标记解剖标志。我们的关注点是鹅足上缘、胫骨粗隆和内侧关节线。在胫骨的前内侧区域做一 5cm 长的纵向皮肤切口。切口从关节水平下 1cm 开始。切口可以取更长，但不是必需的。植入物专为经皮应用（微创接骨板技术）设计，远端螺钉通过单独的刺式切口放置。

确定了鹅足上缘。打开鹅足和内侧副韧带（MCL）之间的囊。确定髌韧带后面的间隔，并标记髌韧带的插入区。内侧副韧带的长纤维从胫骨开始，通过将手术刀插入韧带的远端部分并逐渐分离纤维来进行松解。为确保能在胫骨后内侧皮质后插入钝的牵开器，要尽可能多地分离软组织纤维。

现在将腿伸直，将透视机放置在膝关节上。略微调整屈曲角度，直到透视机显示出外侧胫骨平台的精确前后透视（无关节线两次透视）为止。现在调整胫骨的旋转位置，直到实现精确的中立旋转（髌骨前，胫腓骨重叠 1/3）。在该位置，从内侧到外侧钻出两根带有钻尖的克氏针（克氏针，2.3~2.5mm）以标记到截骨平面。这些克氏针在荧光透视下进行调整控制，直到它们恰好在胫骨外侧皮质处终止。克氏针从鹅足上缘起始，终止于近端胫腓关节的上缘。2 根克氏针应在 AP 平面内绝对平行，即在荧光透视前后图像上完全重叠（图 8.2）。

测量截骨水平的胫骨近端的宽度，最简单的方法是使用第三根克氏针，其长度与插入胫骨中的两根克氏针的长度相同，第三根克氏针与插入胫骨中的克氏针保持平行，且尖端与胫骨皮质接触，2 根克氏针之间的长度差就等于在截骨水平上胫骨的总宽度。通常胫骨的后侧比前侧宽 5~10mm，测量值用手术记号笔标记在一张无菌纸上，截骨的深度比胫骨的总宽度小 5~10mm，具

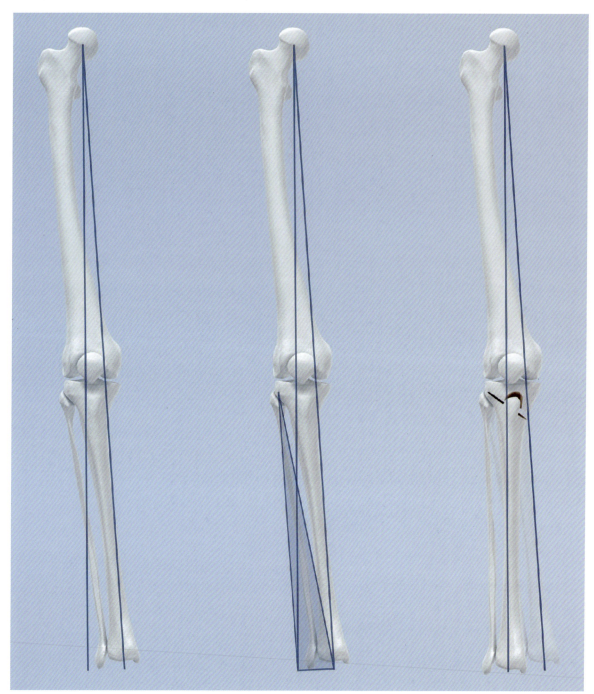

图 8.1 设计开放楔形胫骨截骨术的原则。从髋关节的中心到手术后计划的踝关节中心点绘制一条线。标记截骨术的铰接点（通常在胫腓骨关节近端上缘）。从铰接点到踝关节新旧中心绘制两条线。这两条线之间的夹角就是开放楔形截骨术的矫正角度。在胫骨近端标记计划的截骨，在胫骨内侧皮质测量开口

体取决于骨质。

　　摆锯和凿子的插入深度应在器械上用外科记号笔标出，为了排除锯入关节的任何偏差的可能性，锯的切口应选在克氏针远端（图 8.3）。由于从相对低处开始截骨，很多患者胫骨粗隆会被切开。但我们使用双平面 L 形截骨术，在胫骨粗隆后方切开 100° 的前切口，通过这种改良技术，胫

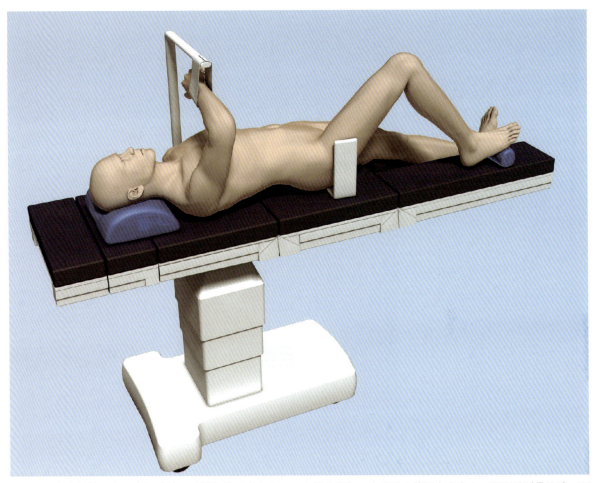

图 8.2　患者被放置在一个标准的可透射线的手术台上。一个侧支柱和一个脚跟支撑固定在台上。腿下垂到骨盆嵴。不使用止血带

骨粗隆的位置不会干扰截骨，并且前端第二截骨平面使得旋转稳定性更高，并产生前端约束从而防止膝关节过伸。截骨的成角点大约在胫骨内侧面前后径的 70% 处，并且前切出口应位于髌韧带插入点后的胫骨处，前切口可在骨上用电刀烧灼标记（图 8.4~ 图 8.6）。

胫骨高位截骨术固有的风险是锯片或凿子会损伤腘动脉或腘静脉。我们发明了一种牵开器，它可以从内侧副韧带后面的筋膜切口直接插入胫骨骨膜。该牵开器带有斜面且可透射线，并可以保护后侧结构。

在此处，插入牵开器，并在透视控制下调整位置。然后用摆锯开始截骨，可以使用电池驱动的摆锯和 90mm 长的锯片。与全膝关节置换相反，该手术的成功主要取决于截骨平面的生物修复，必须尽一切努力避免损坏局部骨存量和骨膜。锯子以缓慢的速度前进，并用冷盐水连续冲洗锯片。定期拔出锯片，以便进行更好的冲洗，并且将所有骨碎片从截骨平面冲洗掉。通常需要花费几分钟来进行截骨，并且要仔细控制其深度，以在外侧留出 5~10mm 的骨性铰链。重要的是，要完全切开胫骨的后内侧和后外侧嵴，当摆锯以低功率小心地压在后侧骨质上时，在切开胫骨时很容易

图 8.3 在透视机下采用 AP 透视法观察胫骨平台。侧平台应该是精确的 AP 透视（只有一条关节线可见）。髌骨位于膝关节中心，腓骨应被胫骨覆盖 1/3。第一根克氏针尽可能地在胫骨的最后面插入，起点是鹅足上缘，这个位置一般是胫骨皮层的凹凸部分之间的过渡。克氏针终点为胫腓关节近端上缘，克氏针应止于外侧皮质。在透视下，第二根克氏针与第一根克氏针平行，向前插入 1.5cm（该距离反映锯片的宽度）。然后由 2 根克氏针引导锯子，使截骨平面与患者自身胫骨后倾完全平行。用第三根克氏针测量胫骨近端宽度，在锯片上标记截骨深度（比测量距离少5~10mm）

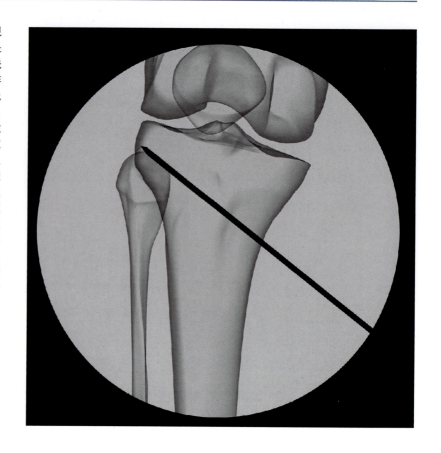

图 8.4 用摆锯切开胫骨后 2/3。在 2 根克氏针下插入摆锯，使用专用的牵开器保护胫骨后方软组织。以缓慢的速度进行截骨，并通过持续的冷盐水冲洗来避免发热

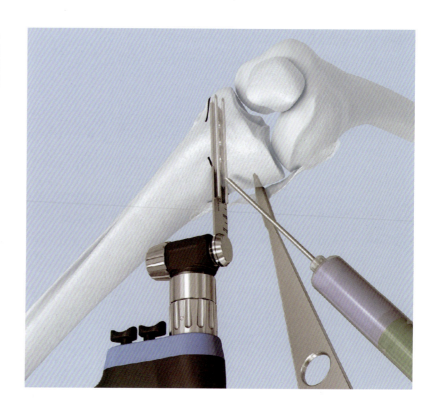

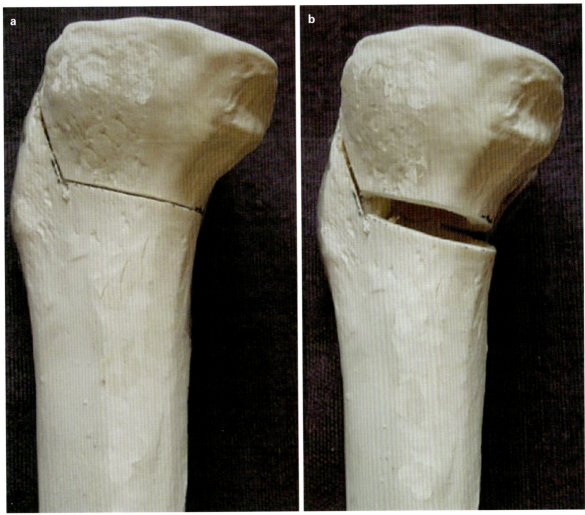

图 8.5（a，b）双平面截骨技术大大提高了矢状面成角和旋转的稳定性。早在手术后 3 周就观察到了胫骨粗隆后面的这块骨区域的愈合

感觉到阻力的消失，此时可以在锯片深度合适且尚未接触牵开器时将锯停止。

对于前方截骨切口，应使用更小更薄的锯片。胫骨在粗隆后完全分开，注意应尽可能将截骨平面准确地定向在胫骨的冠状面。如果发生低位髌骨或术前髌骨疼痛，这时前方截骨平面可能会指向下方，从而避免髌骨位置发生任何变化。在这种情况下，应该用双皮质拉力螺钉固定带胫骨粗隆的近端截骨块，以避免骨块倾斜。

然后将锯片撤回，并将平骨凿插入截骨的横向部分，注意插入深度应确保外侧保留 5~10mm 骨性铰链。该凿子滑入克氏针下的锯槽中，并插入到锯切的横向范围内。随后在第一个凿子和克氏针之间插入第二个凿子，用锤子轻轻敲打此凿子，将其凿入截骨处，其深度要小于第一个凿子的深度（图 8.7）。手术医生会花费一些时间使骨骼适应截骨处的逐渐张开，横行和前斜行截骨平面的开口应仔细监测，两个平面应连续且平稳地分开。接着可以在前两个凿子之间插入第三和第四个凿子。同样，在 1~2min 的时间内，用锤子轻敲这些凿子，将其凿入截骨间隙中。现在应该有

图 8.6 第二次截骨与第一个切口成 100° 角，使用较薄的刀片进行。与第一次截骨不同的是，这个切口穿过了对侧的皮质

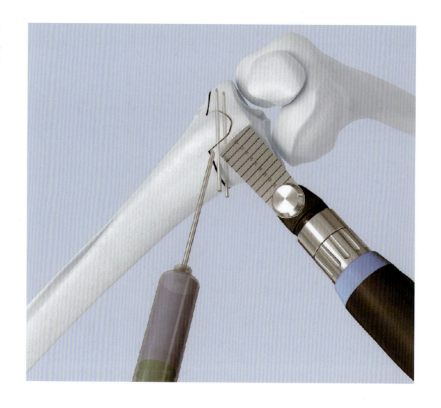

图 8.7 将平凿子依次插入截骨后侧。将第一把凿子钻进去，钻入深度和锯子截骨深度一样。接下来的凿子都少插入 1cm。第二把凿子和接下来的凿子随后用锤子轻轻敲入，持续监测截骨部位。截骨应在横向和上行部分逐步开放。在伤口的前部可以看到骨切口的横行部分和上行部分之间的夹角为 100°

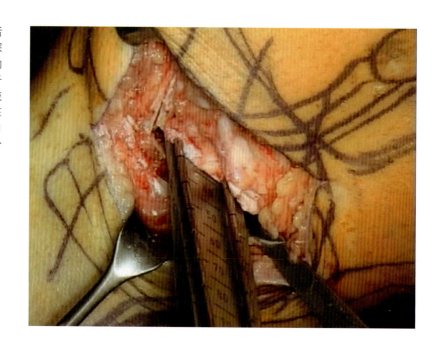

6mm 的间隙。随后在间隙的前部插入一个楔形物，抽出凿子。

撑开器应放置在胫骨后内侧皮质部分，在膝关节完全伸展的状态下打开撑开器来执行进一步的操作，同时用卡尺测量截骨的开口（图 8.8）。通过目视和透视来校正撑开间隙。然后在透视下，将长金属校准杆放在腿上，将股骨头的中心与踝关节的中心对齐，并观察校准杆与膝关节的交点

图 8.8　当计划的开口已经完成，骨凿被一个撑开器交换正好插入胫骨近端后内侧嵴。然后在透视下，用校准杆检查力线。金属校准杆放置在髋关节和踝关节中心。计划的交叉点应在膝关节处。关节线的方向也可以用这个装置检查

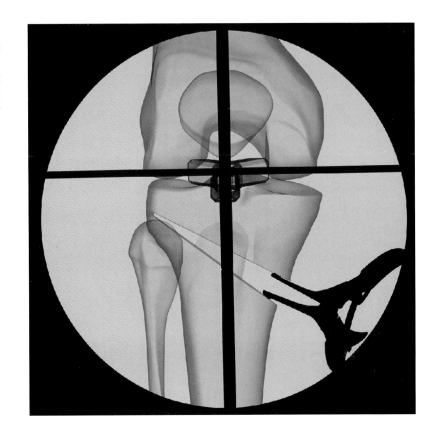

以及新关节线在冠状面的方向。如果没有校准杆可用，则可以使用电刀电缆来达到目的。通过逐渐打开或关闭撑开器，可以轻松调整下肢力线。

除了矫正前后平面外，还必须密切监测矢状面的变化。胫骨倾斜度是膝关节伸展的重要参数，在术前膝关节完全伸展的患者中，通常不需要改变胫骨倾斜度。由于胫骨近端的解剖结构，这意味着从内侧看截骨平面应该是不对称的打开（后部的面积比前部的多 1/3），并且在此手术步骤中，手术医生应该能够将患者的膝关节完全伸直。此时，可以通过重新放置牵开器，或者在截骨的前部使用一个额外的楔形物，或者通过将楔形物更向前或向后移动来调整截骨的开口。如果患者在术前有伸直障碍，可以通过减少胫骨倾斜度来改善膝关节伸直角度。截骨应该在后面多开一些，前面少开一些，并且术中应仔细监测对膝关节伸直的影响，此时脚后跟下的硬垫很有帮助。

胫骨自然倾斜度高和膝关节前部不稳定的患者也可以使用过伸截骨术，通过减少倾斜度将使负重的胫骨向后移动，并减少前移。如果患者有明显的膝关节后方不稳定和膝关节过伸，上述相反的操作可能有助于减少后抽屉和过伸程度。胫骨倾斜度可以通过将截骨的前部提升到比后部提升更多的程度来增加，直到在手术过程中膝关节没有过度伸展。增加的胫骨倾斜度也导致了姿势和步态中胫骨的前伸移位，从而抵消了这些患者的后抽屉。在许多情况下，倾斜度只有在手术医生再次通过摆锯将前方上行截骨平面处做一楔形截骨处理才能调整。

当矫正度满足所有标准时，就可以固定截骨。为此可以采用锁定螺钉固定板。该固定板为适

应近端胫骨内侧而预先塑形，并带有 4 枚用于近端骨折的锁定螺钉和 4 枚用于远端骨折的锁定螺钉（图 8.9）。螺钉的方向适应于胫骨近端的解剖结构，并且将固定板设计成可在胫骨内侧放置，使近端螺钉的长度为 50~85mm。近端的长螺钉是自攻螺钉，并且为了精确放置，需要使用特殊的板装式钻套进行预钻孔。取下钻套后，可通过钻头或使用 AO/ASIF（国际内固定研究学会）测量设备测量近端螺钉的长度。最远端的 3 枚螺钉通常长 26mm，由于它们被放置在胫骨干的坚硬骨质中，因此这里仅需要进行单皮质固定。该固定板的上部 3 个孔中装有 3 个钻套。插入工具可简化钻套的安装。

重要的是要知道该植入物于皮下放置在内侧副韧带和鹅足的上方。在较旧的固定板版本中，使用两个 3mm 长的螺栓来使固定板在应用过程中与软组织保持适当的距离，从而避免了固定板对鹅足或内侧副韧带的压迫。最新的固定板版本已预先塑形，并且确实需要远离支架。在远端形成一个皮下通道，使固定板能够在皮下胫骨骨膜上滑动。尽可能多地解剖皮下层，将固定板向上推至关节线附近所需的高度。

下肢伸直，将透视机放在膝关节上。使用上述指南可获得准确的前后透视。将固定板的纵向末端部分向远侧皮肤下方推动，然后将横向部分向上推向关节线。板的末端通常在关节线下方 10mm 处，并且应与胫骨牢固接触。将 2mm 内钻套插入并安装在固定板上的中间钻套中，在荧光透视下，向固定板加压的同时，将克氏针钻入胫骨近端。该克氏针应放置在胫骨近端，并与关节

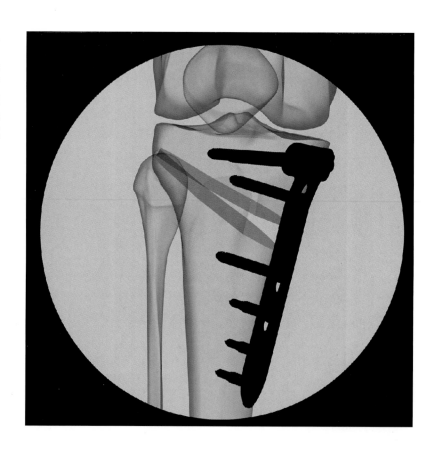

图 8.9 Tomofix 植入物现在插入皮下囊。它通常自动以胫骨近端为中心。Tomofix 固定板是专为这种截骨技术而配置的。4 枚锁定螺钉被放置在近端骨碎片中，并且它们的位置经预先确定以达到最大长度。在远端骨碎片使用 4 枚锁定螺钉。螺钉通过皮肤穿刺插入

有足够的距离，但仍允许将第四枚上行螺钉放置在截骨的近端骨碎片中。手术医生应记住，这根克氏针的方向指示了 3 枚近端螺钉的未来位置。这些螺钉应与关节线平行，以达到固定板的最佳位置。固定板的纵向部分应平行于胫骨方向，并很好地固定在胫骨干上。手术助手必须手动触诊控制固定板末端的位置，直到插入 2 枚第一近端螺钉为止（图 8.13）。如果固定板放置不理想，则在校正后将克氏针移除并重新放置。

预钻第一枚螺钉，卸下钻套，并使用测量装置确定螺钉的长度。不需要双皮质固定。首先用电钻推进螺钉，然后用限扭矩螺丝刀拧紧螺钉，以确保正确的插入扭矩。其他 2 枚近端螺丝以相同的方式插入。建议使用荧光透视控制位置。

下一步是在截骨远端插入拉力螺钉。常规的拉力螺钉将使固定板预张并在截骨的侧面产生压力。螺钉已用特殊的钻套预钻孔。固定板的组合孔下部用于避免损坏近端的螺纹。螺钉的方向是远端和横向。钻孔后，插入自攻皮质螺钉（图 8.13）。如果在截骨打开过程中发生了侧向移位，可以通过插入拉力螺钉来扭转这种情况。逐渐拧紧螺钉，并仔细监测截骨，以避免矫正度丢失。建议此时应用荧光透视控制。

现在，插入 3 枚远端单皮质螺钉。在最远端 3 个孔的中间做一个刺式切口，皮肤向远端和近端收缩以暴露小孔。最后的拧紧操作使用限扭矩螺丝刀进行。拆除定距螺栓，并用单皮质螺钉代替。将近端定距螺栓卸下，并用钻套更换替代。在预钻孔和长度测量之后，插入自攻螺钉。取下拉力螺钉，并将钻套安装到该孔的近端部分。在两个皮质表面上钻孔，并在此孔中插入足够长的螺钉以进行双皮质固定。

现在，取下牵开器，并在前后透视和侧面透视中实现对截骨的最终荧光透视控制。检查鹅足和内侧副韧带的间隙。这些结构应在固定板下方自由移动。不需要对内侧副韧带纤维进行正规修复，但应将远端韧带纤维重新定位在截骨间隙之上。将一块小的可吸收明胶海绵放在前截骨裂缝上方，以密封间隙并避免术后血肿的形成。插入一个负压引流管。此时截骨部位应充满血块，切勿抽吸这些血块，也切勿将截骨区清空。皮下层用间断的可吸收细缝线缝合，皮肤用间断的缝线缝合。整个腿上都铺有带衬垫的弹性压缩绷带，而膝关节上则放置了一个低温压缩装置。

8.6 并发症

8.6.1 关节内骨折

我们之前已详细描述开放楔形手术中出现关节内骨折（3 型[14]）。如果截骨不是用凿子逐渐撑开，而是直接在内侧皮质上施加压力，则可能会使骨碎片明显分离，导致胫骨外侧平台骨裂。在这种情况下，应从截骨区中去除扩张工具。截骨区关闭后，骨折的发生会减少，且可用夹具来固定维持。在荧光透视控制下，于平行关节线的靠近软骨下硬化区，从外侧插入 2 枚或 3 枚经皮小皮质螺钉。然后仔细检查截骨区，以确保截骨足够深，在所有区域中留下的侧骨不超过 5~10mm。引入凿子，并如所述再次打开截骨平面。然后可以按照所述方式固定，使用平板固定器。

8.6.2　侧向铰链断裂

尤其在骨质较硬的年轻患者中，可能发生两侧截骨断端分离的外侧皮质铰链断裂（1 型[14]），如果发生这种情况，首先将固定板固定到胫骨近端，然后将拉力螺钉沿后外侧方向施加到远端骨碎片的第一个孔中。在荧光透视控制下小心地拧紧拉力螺钉，远端骨碎片将向内移动，由于斜行截骨平面存在，外侧铰链将受压，并且这些平面将再次接近。必须注意不要过度拧紧该螺钉，否则可能会部分丢失矫正度。只要所有螺钉安装正确，植入物将非常稳定，无须改变康复计划。

8.6.3　铰链远端骨折

铰链区向远端的骨折线（2 型）会导致截骨的显著不稳定。手术医生可以使用横穿截骨外侧线的螺钉或者是一小块固定板来稳定这种骨折。如果后续发现远端骨折，应告知患者愈合将需要更长的时间[14]。

8.6.4　血肿形成

由于松质骨暴露，手术后小腿可能会出现明显的血肿，尤其是当患者开始行走时。小腿皮温会升高，皮肤发红，还有可能会出现明显的水肿。治疗应包括休息、冰敷、手动负压引流和使用小腿气压泵。由于我们使用胶原海绵密封了截骨部位并在开始的 48h 内限制了活动，因此血肿的发生率显著降低。必要时也可以考虑使用氨甲环酸[15, 16]。

8.6.5　胫骨倾斜度的意外改变

尽管冠状面的矫正可以在手术过程中通过临床和荧光透视来控制，但要监测近端骨碎片在矢状面上的位置就比较困难。手术过程中应仔细检查内侧截骨间隙。这两个平面应根据手术方案确定方向。可以通过使用第二个截骨牵开器或截骨前部的楔子来增加前开口（正倾斜度）。可以通过伸直膝关节并将牵开器放置在截骨的后部来增加后开口（负倾斜度）。可以在 3 种情况下考虑主动改变胫骨倾斜度：在伸展不足的情况下，减小倾斜度将改善膝关节伸展；在膝关节过伸的情况下，增加胫骨倾斜度可以限制过伸，从而稳定膝关节；在慢性膝关节后不稳定的情况下，由于股骨向后滑动，胫骨向前滑动，增加倾斜度可以改善膝关节伸展时的稳定性[1, 2, 17]。

8.7 康复

术后第二天，患者就可以使用双拐辅助并允许患肢在部分负重的情况下行走，积极锻炼膝关节的屈曲活动。如果小腿出现明显肿胀，则应进行手动负压引流，并在前几天就使用间歇性气动加压装置。患者术区干燥且能应用双拐安全行走时便可出院。患者在适应疼痛的基础上逐渐使下肢受力，且没有明确的重量限制。多数患者在术后 3~4 周能在平坦地面上无拐杖行走。术后 4 周，患者于门诊复查，行膝关节正侧位 X 线检查，检查时，患者双膝关节活动范围正常，且没有疼痛，X 线检查显示截骨处部分愈合，无溶解区或不稳定体征。通常 1~4 周后患者就能正常进行日常生活活动。有时，由于力线的改变，可能会在髋部或踝关节产生疼痛。所以患者在术后 3~5 个月内才能体验到截骨术的全部疗效。患者没有行进一步的常规放射线检查的计划，但返院接受转诊医生的护理。固定板一般是在截骨间隙愈合之后才能取下，这个时间一般不早于术后 12~18 个月，但如果患者不要求摘除固定板，也可以将其留在手术区（图 8.10~ 图 8.13）。

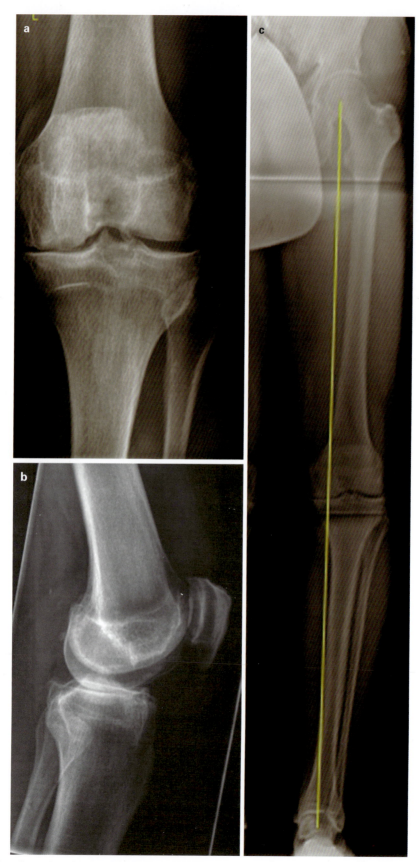

图 8.10 （a~c）一位 70 岁左膝关节内翻性骨性关节炎男性在内侧半月板切除术后的 X 线片。畸形分析显示胫骨结构性内翻（MPTA 83°）

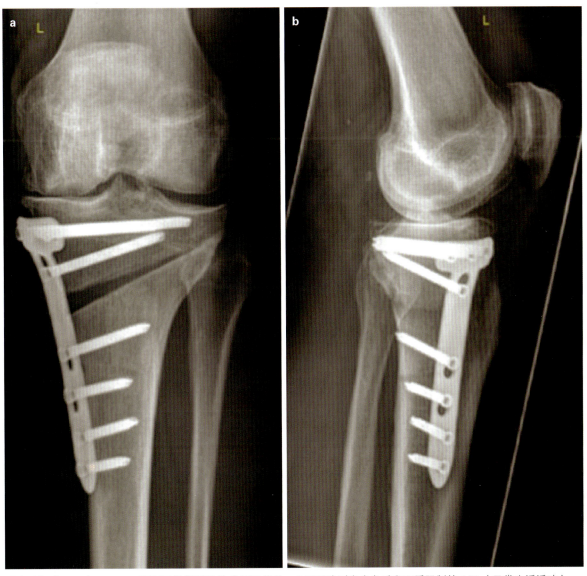

图 8.11 （a，b）10mm 双平面开放楔形矫治术后 X 线片。6 周后达到完全负重和不受限制的 ADL（日常生活活动）

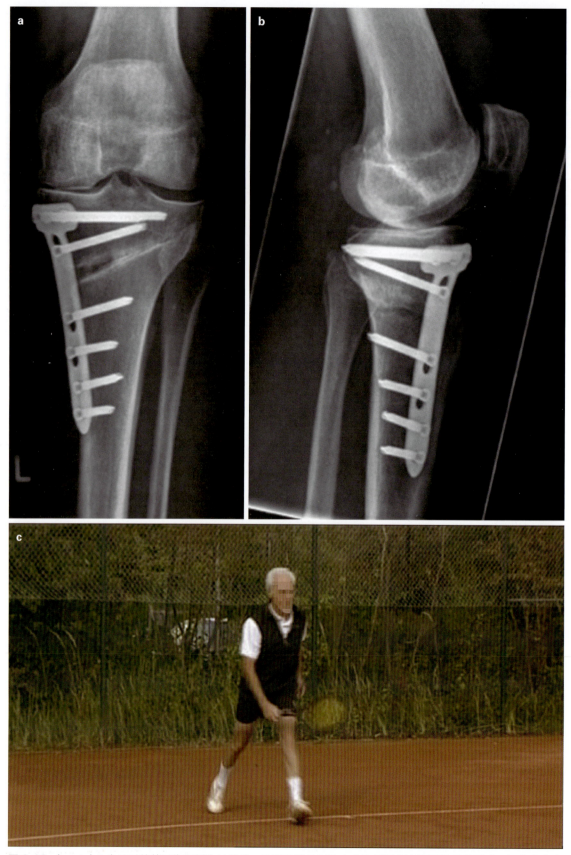

图 8.12 （a，b）5个月后的前后位和侧位 X 线片。注意在截骨区的中央和后部都有坚固的骨头形成。（c）这名患者每周能够打 3h 网球而不会感到疼痛

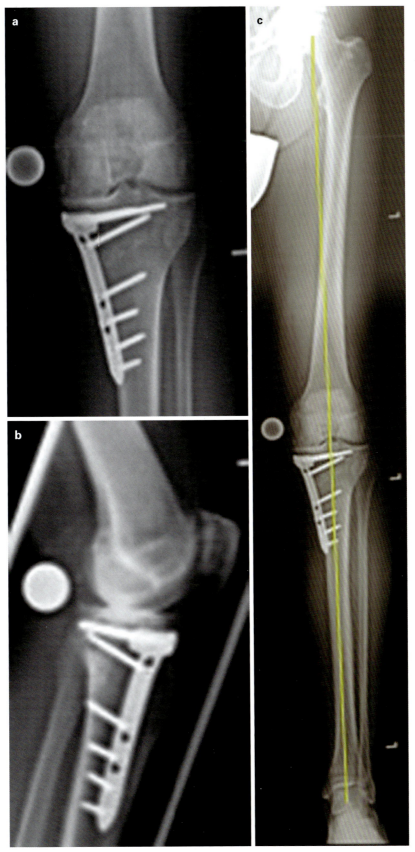

图 8.13（a，b）HTO 术后 9 年的正位和侧位 X 线片。患者完全没有疼痛，活动也不受限。（c）HTO 术后 9 年的下肢全长 X 线片。力线没有改变

参考文献

[1] Lobenhoffer HP, Van Heerwaarden R, Staubli A, Jakob R. Osteotomy around the knee. Indications – planning – surgical techniques using plate fixators. Stuttgart, New York: AO Publishing Thieme International; 2008, 277p.

[2] Lobenhoffer HP, Van Heerwaarden R, Agneskirchner JD. Kniegelenknahe Osteotomien. Indikation – Planung – Operationstechniken mit Plattenfixateuren. Thieme Verlag: Stuttgart, New York; 2014.

[3] Lobenhoffer P. The rationale of osteotomy around the knee. J Knee Surg. 2017;30(5):386–392.

[4] Aydogdu S, Cullu E, Arac N, Varolgunes N, Sur H. Prolonged peroneal nerve dysfunction after high tibial osteotomy: pre- and postoperative electrophysiological study. Knee Surg Sports Traumatol Arthrosc. 2000;8(5):305–308.

[5] Floerkemeier S, Staubli AE, Schroeter S, Goldhahn S, Lobenhoffer P. Outcome after high tibial open-wedge osteotomy: a retrospective evaluation of 533 patients. Knee Surg Sports Traumatol Arthrosc. 2013;21(1):170–180.

[6] Agneskirchner JD, Freiling D, Hurschler C, Lobenhoffer P. Primary stability of four different implants for opening wedge high tibial osteotomy. Knee Surg Sports Traumatol Arthrosc. 2006;14(3):291–300.

[7] Bonnin M, Chambat P. [Current status of valgus angle, tibial head closing wedge osteotomy in media gonarthrosis]. Orthopade. 2004;33(2):135–142.

[8] Lobenhoffer P, Kley K, Freiling D, van Heerwaarden R. [Medial closed wedge osteotomy of the distal femur in biplanar technique and a specific plate fixator]. Oper Orthop Traumatol 2017;29(4):306–319.

[9] Floerkemeier S, Staubli AE, Schroeter S, Goldhahn S, Lobenhoffer P. Does obesity and nicotine abuse influence the outcome and complication rate after open-wedge high tibial osteotomy? A retrospective evaluation of five hundred and thirty three patients. Int Orthop. 2014;38(1):55–60.

[10] Gaasbeek RD, Sonneveld H, van Heerwaarden RJ, Jacobs WC, Wymenga AB. Distal tuberosity osteotomy in open wedge high tibial osteotomy can prevent patella infera: a new technique. Knee. 2004;11(6):457–461.

[11] Schroter S, Elson DW, Ateschrang A, Ihle C, Stockle U, Dickschas J, et al. Lower limb deformity analysis and the planning of an osteotomy. J Knee Surg. 2017;30(5):393–408.

[12] Agneskirchner JD, Hurschler C, Wrann CD, Lobenhoffer P. The effects of valgus medial opening wedge high tibial osteotomy on articular cartilage pressure of the knee: a biomechanical study. Arthroscopy. 2007;23(8):852–861.

[13] Pape D, Seil R, Adam F, Rupp S, Kohn D, Lobenhoffer P. [Imaging and preoperative planning of osteotomy of tibial head osteotomy]. Orthopade. 2004;33(2):122–134.

[14] Takeuchi R, Ishikawa H, Kumagai K, Yamaguchi Y, Chiba N, Akamatsu Y, et al. Fractures around the lateral cortical hinge after a medial opening-wedge high tibial osteotomy: a new classification of lateral hinge fracture. Arthroscopy. 2012;28(1):85–94.

[15] Kim KI, Kim HJ, Kim GB, Bae SH. Tranexamic acid is effective for blood management in open-wedge high tibial osteotomy. Orthop Traumatol Surg Res. 2018;104(7):1003–1007.

[16] Steinhaus ME, Buksbaum J, Eisenman A, Kohli M, Fragomen AT, Rozbruch SR. Tranexamic acid reduces postoperative blood loss in distal femoral osteotomy. J Knee Surg. 2020;33(5):440–444.

[17] Agneskirchner JD, Hurschler C, Stukenborg-Colsman C, Imhoff AB, Lobenhoffer P. Effect of high tibial flexion osteotomy on cartilage pressure and joint kinematics: a biomechanical study in human cadaveric knees. Winner of the AGA-DonJoy Award 2004. Arch Orthop Trauma Surg. 2004;124(9):575–584.

第 9 章　外侧闭合楔形胫骨高位截骨术

Philipp von Roth，Clemens Gwinner

9.1 引言（适应证 / 禁忌证）

自角度锁定钢板内固定发明以来，内侧开放胫骨高位截骨术已成为治疗单间室、胫骨内翻畸形导致的内侧骨关节炎的最常用方法[1]。即使手术技术在不断提高，但有关术后可能发生下肢延长和髌骨高度降低（即低位髌骨）仍存在相当大的争议[2-4]。另外，内侧开放楔形截骨术可能会导致髌腱和内侧副韧带的张力升高，进而增加关节内压力并可能对临床结果产生负面影响[5]。

尽管认识到上述问题，但是外侧闭合楔形胫骨高位截骨术被认为是一种较不吸引人的选择。但是，它应属于针对胫骨近端内翻畸形的个性化矫正截骨术的手术方法。

典型的膝关节内翻关节炎和创伤后内翻畸形是外侧闭合楔形胫骨高位截骨术的主要适应证。一些作者还主张将内侧股胫间室与软骨重建相结合作为合理的适应证。

与内侧开放楔形截骨术一致，结果取决于在软骨退化和活动范围方面选择正确的患者。即使在患者选择上几乎没有共识，也可以描述一些广泛的标准。因此，禁忌证包括：

· 根据国际软骨修复协会（ICRS）分类，在股胫外侧间室伴软骨软化超过Ⅲ°。

· 外侧半月板受压或功能不全。

· 超过 10°的伸展缺损，无法通过关节镜充分减少（例如，通过髁间窝成型术，隆起骨赘切除术）。

· 骨愈合延迟的危险因素包括神经病变、风湿性疾病、免疫抑制药物和大量吸烟[6]。

9.2 患者准备、影像学分析和方案

临床检查应包括对腿部在冠状面和矢状面的几何结构、大腿和小腿的长度和内外翻比的全面分析。另外，需要确定髋关节、膝关节和踝关节的活动范围。此外，应评估韧带的稳定性，并应评估髌股关节轨迹。额外的关节内病变，如半月板损伤或伴有皱襞综合征由于需要在术中进行处理，因此必须检查（例如关节镜检查）。

标准的 X 线检查应包含相应膝关节的负重位全下肢和侧位。膝关节屈曲 45°时的 Rosenberg 视图可用于进一步评估膝关节外侧间室的空间。额外的磁共振成像（MRI）检查可用于识别伴随的病变。值得注意的是，下肢全长影像需要确认畸形位于胫骨近端。如果畸形是在股骨，则应通过股骨截骨术进行矫正。

尽管软组织对膝关节运动的约束有贡献，但有一个新出现的共识是，胫骨倾斜度对矢状稳定性、旋转中心和交叉韧带的受力具有相似的影响。在一项具有里程碑意义的尸体研究中，Agneskirchner 和 Lobenhoffer 揭示了胫骨矢状力线的改变可用于抵消交叉韧带的不足 [7]。因此，胫骨倾斜度的评估应该是术前检查不可或缺的一部分。

大多数作者打算将机械轴从受损的内侧间室转移到膝关节中线稍外侧的位置，以减少异常的关节受力，进而延缓骨关节炎的进展。这源于 Fujisawa 等的研究，力线目标后来被称为 Fujisawa 点 [8]。因此，从内侧到外侧测量时，力线应大约超过胫骨平台宽度的 62.5%。通常，该标记点投射在胫骨外侧粗隆的侧面。

为了确定下肢全长（AP）X 线片上的胫骨矫正量，需要评估理想的术后力线（WBL），理想情况下，该力线应在所需的 Fujisawa 点与关节水平线交叉（图 9.1）。在下一步中，从截骨的内侧铰链穿过距骨中心绘制第二条线。最后，在踝关节水平术后力线的交点处，从截骨的铰链绘制第三条线。第二和第三条线之间的角度代表矫正角度，现在可以转换为胫骨近端。外侧皮质上两条线之间的相应距离表示外侧闭合楔形截骨术的截骨量。

9.3 手术技术

9.3.1 患者体位和手术入路

脊髓麻醉和全身麻醉都是合适的选择。患者取仰卧位，手术台最好具有可电动调节的大腿板和小腿板。根据手术医生的喜好使用止血带。

术前给予抗生素、小组核查以及消毒和无菌铺巾后，使用标准的高侧位入路进行常规关节镜检查，以验证高位胫骨截骨术的适应证。可以根据现有的关节内病变进行进一步的关节镜检查 [9]。接下来，需要确定骨性标志，例如髌骨、胫骨粗隆和腓骨头，然后从胫骨粗隆前上方 1cm 开始向腓骨头下方 1cm 处，做一约 6cm 长的几乎水平的皮肤切口。然后解剖小腿筋膜，松解胫前肌的插入处作为 Z 形延长术。

9.3.2 腓骨截骨术

可通过现有入路在腓骨颈（优势，相同入路；劣势，腓神经损伤风险较高）或者通过其他入路在腓骨中部到远端 1/3 的过渡处（优势，神经损伤的风险更低；劣势，其他入路）来完成腓骨

图 9.1　严谨的方案是成功进行手术治疗的
基础。该图显示了必须绘制的相关线以定义
矫正角度，以便计算侧向楔形大小

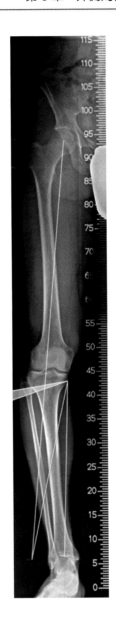

截骨术。

　　如果采用上述第一种入路为截骨术的最佳位置，则必须显露腓骨颈。接下来，应使用钝剥离器将骨膜剥离至截骨处。为了保护腓神经，必须靠近腓骨。一些作者主张在所有情况下解剖并显露腓神经。根据矫正的程度，必须制定截骨的尺寸，然后使用短的 0.6mm 锯片的摆锯进行截骨术。

　　如果采用后者，则对腓骨取一较短纵向切口行筋膜切开术并主要为钝性分离进行准备。然后，在 Hohmann 牵开器的保护下，再次使用具有较短的 0.6mm 锯片的摆锯进行截骨。

9.3.3　闭合楔形胫骨截骨术

　　在对胫前肌进行上述 Z 形延长术后，通过锐性解剖胫前肌的起始部位而准备好胫骨，留下大约 0.5~1cm 的筋膜桥。从背侧继续显露，直至胫骨背外侧缘。必须通过电灼进行精确止血，以最大限度降低随后发生筋膜室综合征的风险。在胫骨的腹外侧边缘区域，用钝剥离器准备胫前肌。膝关节处于略微弯曲的位置，用弯曲的剥离器将膝关节后部软组织从胫骨骨膜下分离，并在计划的截骨水平上插入 Hohmann 牵开器。

接下来，必须看到胫骨粗隆，并确定髌腱侧缘。现在应该在保护髌腱的同时进行双平面截骨术，将胫骨粗隆从近端到远端凿几毫米。或者，可以用短的 0.6mm 锯片进行上行截骨术。

现在，通过使用影像增强来确定胫骨截骨的高度和矫正角度。首先，在影像加强器的控制下，以与胫骨轴成直角的角度插入一根 1.8mm 的克氏针。在单纯外翻矫正的情况下，方向可以向内侧增加。为了进行额外的旋转矫正，必须保持与胫骨机械轴成直角。然后在确定的矫正角度以从远端外侧到近端内侧上行插入第二根克氏针。如果进行单纯外翻截骨术，应保留内侧皮质的连接。如果需要进行额外的粗隆上扭转矫正，则必须进行完整的横向截骨术。计划的矫正角度可以通过克氏针两端的无菌测角仪检查，也可经精确的直立透视通过影像加强器控制进行检查。

下一步是检查软组织游离情况。尤其是必须确保背侧和腹侧可靠地暴露于骨膜下，以便能够完全恢复截骨楔形，而不会出现任何问题。使用 Hohmann 牵开器保护软组织，使用 0.6mm 锯片的摆锯进行截骨术。应当注意，锯片必须沿近端克氏针精确地向远端引导。最好将锯片留在原处，以指示锯片的矢状面。然后沿着第二根克氏针并平行于第一个锯片进行第二次截骨。皮质骨必须在腹侧和背侧完全分开，仔细保护背侧的神经血管和肌肉结构以及腹侧的结节和髌腱。截骨手术完成后，轻轻移动并拔出楔形骨块。

9.3.4 固定

如果已经有意保留了胫骨头内侧皮质，则可以通过用 2.0mm 钻头钻孔来减弱其强度，以防发生意外骨折。

然后轻柔缓慢地对小腿进行手动外翻。矫正可以通过使用克氏针或拉力螺钉来暂时固定，但一般制造商都会提供导向夹和复位钳来临时辅助固定。现在，在影像加强器下可以使用电灼器电缆检查髋关节中心与上踝关节中心之间的解剖轴。如果矫正令人满意，则可以插入接骨材料。根据作者的喜好，可以使用 U 形钉、螺钉、特殊固定板或传统角度锁定钢板进行内固定[10-14]。

9.4 并发症

除了一般的并发症，例如神经血管损伤、伤口不适、感染和持续疼痛外，还必须告知患者该手术的特有并发症。外侧闭合楔形截骨术的批评者通常将腓神经的损伤称为主要并发症，文献报道的发生率为 3%~12%[15]。

如前所述，一些作者主张在所有情况下剥离并显露腓神经。采用第二种方法在腓骨中端至远端 1/3 处行腓骨截骨术可进一步降低腓神经麻痹的发生率[16]。

另一个可能的并发症是由于术前分析不充分，矫正方案不完善和 / 或手术实施不当导致的矫正过度或矫正不足 [6]。

根据文献，不愈合的风险约为 1%[15]。

胫骨头内侧皮质意外骨折也应作为可能的并发症 [17]。在这种情况下，应考虑使用角度锁定钢板内固定。

Sherman 和 Cabanela 建议，为了最大限度地降低关节内骨折的风险，截骨切口应在远端皮质 5mm 以内，使近端骨片的厚度至少为 15mm[15]。

最后，存在发展为筋膜室综合征的风险。使用引流管可以降低这种风险 [15]。

如果临床上怀疑有筋膜室综合征和 / 或间室内的压力增加，则必须立即对胫骨前侧进行筋膜切开术，可能还要对其他小腿间室进行筋膜切开术。

9.5　术后护理

在术后 24h 内应监测筋膜室综合征发生的可能性。由于在进行闭合楔形截骨术并进行额外的旋转矫正的情况下发生筋膜室综合征的风险较高，因此建议进行 3 天的监测 [6]。活动前后应进行膝关节正位和侧位 X 线检查（例如手术后第一天和第七天）。

可以从术后第一天开始，患者在手术肢体上实现 20kg 的部分重量负荷的活动，而没有活动限制，也无须外部夹板或矫形器。可以根据需要进行主动和被动理疗运动，还可根据需要进行淋巴引流。应当根据国家指导原则开始进行对体重和风险适应的血栓栓塞预防。

术后第五周，应再次进行膝关节正侧位 X 线检查，以监测愈合过程。之后，手术肢体的重量负荷可以每周增加 20kg。从术后第 12 个月开始可以去除植入物。

9.6　总结

胫骨近端外侧闭合楔形截骨术是治疗内侧间室膝关节病的有效方法。相对于开放楔形手术，它的优点包括：能够减小胫骨倾斜度，允许在胫骨截骨面上充分施加压力并促进骨愈合。可能的缺点包括：骨骺 / 骨干关系的较大扭曲，会使将来可能进行的全膝关节置换术复杂化。但是，它在膝关节手术医生的武器库中仍然是有用的手术。

参考文献

[1]　Niemeyer P, Schmal H, Hauschild O, von Heyden J, Sudkamp NP, Kostler W. Open-wedge osteotomy using an internal plate fixator in patients with medial-compartment gonarthritis and varus malalignment: 3-year results with regard to preoperative

arthroscopic and radiographic findings. Arthroscopy. 2010;26(12):1607–1616.

[2] Kim JH, Kim HJ, Lee DH. Leg length change after opening wedge and closing wedge high tibial osteotomy: a meta-analysis. PLoS One. 2017;12(7):e0181328.

[3] Kim JI, Kim BH, Lee KW, Lee O, Han HS, Lee S, et al. Lower limb length discrepancy after high tibial osteotomy: prospective randomized controlled trial of lateral closing versus medial opening wedge osteotomy. Am J Sports Med. 2016;44(12):3095–3102.

[4] Smith TO, Sexton D, Mitchell P, Hing CB. Opening- or closing-wedged high tibial osteotomy: a meta-analysis of clinical and radiological outcomes. Knee. 2011;18(6):361–368.

[5] Agneskirchner JD, Hurschler C, Wrann CD, Lobenhoffer P. The effects of valgus medial opening wedge high tibial osteotomy on articular cartilage pressure of the knee: a biomechanical study. Arthroscopy. 2007;23(8):852–861.

[6] Strecker W, Muller M, Urschel C. [High tibial closed wedge valgus osteotomy]. Oper Orthop Traumatol 2014;26(2):196–205.

[7] Agneskirchner JD, Hurschler C, Stukenborg-Colsman C, Imhoff AB, Lobenhoffer P. Effect of high tibial flexion osteotomy on cartilage pressure and joint kinematics: a biomechanical study in human cadaveric knees. Winner of the AGA-DonJoy Award 2004. Arch Orthop Trauma Surg. 2004;124(9):575–584.

[8] Fujisawa Y, Masuhara K, Shiomi S. The effect of high tibial osteotomy on osteoarthritis of the knee. An arthroscopic study of 54 knee joints. Orthop Clin North Am. 1979;10(3):585–608.

[9] Strecker W, Dickschas J, Harrer J, Muller M. [Arthroscopy prior to osteotomy in cases of unicondylar osteoarthritis]. Orthopade 2009;38(3):263–268.

[10] Zuegel NP, Braun WG, Kundel KP, Rueter AE. Stabilization of high tibial osteotomy with staples. Arch Orthop Trauma Surg. 1996;115(5):290–294.

[11] Hee HT, Low CK, Seow KH, Tan SK. Comparing staple fixation to buttress plate fixation in high tibial osteotomy. Ann Acad Med Singap. 1996;25(2):233–235.

[12] van Raaij TM, Brouwer RW. Proximal tibial valgus osteotomy: lateral closing wedge. JBJS Essent Surg Tech. 2015;5(4):e26.

[13] Bae DK, Mun MS, Kwon OS. A newly designed miniplate staple for high tibial osteotomy. Bull Hosp Jt Dis. 1997;56(3):167–170.

[14] Takeuchi R, Ishikawa H, Miyasaka Y, Sasaki Y, Kuniya T, Tsukahara S. A novel closed-wedge high tibial osteotomy procedure to treat osteoarthritis of the knee: hybrid technique and rehabilitation measures. Arthrosc Tech. 2014;3(4):e431–e437.

[15] Sherman C, Cabanela ME. Closing wedge osteotomy of the tibia and the femur in the treatment of gonarthrosis. Int Orthop. 2010;34(2):173–184.

[16] Wootton JR, Ashworth MJ, MacLaren CA. Neurological complications of high tibial osteotomy— the fibular osteotomy as a causative factor: a clinical and anatomical study. Ann R Coll Surg Engl. 1995;77(1):31–34.

[17] van Raaij TM, Brouwer RW, de Vlieger R, Reijman M, Verhaar JA. Opposite cortical fracture in high tibial osteotomy: lateral closing compared to the medial opening-wedge technique. Acta Orthop. 2008;79(4):508–514.

第 10 章　股骨远端外侧开放楔形截骨术

S. Cerciello，K. Corona，P. Neyret

10.1 引言

下肢力线对于肢体发挥正常的功能和防止并发症（如膝关节和踝关节软骨退变）非常重要[1]。在正常生理解剖情况下，膝关节力线应在外翻 5° ~8° 以内，而下肢机械轴在男性中约为 178°，在亚洲女性和白人女性中分别为 176° 和 174°[2]。当轴线超出此阈值时，外侧间室的负荷增加，进一步加重软骨磨损，导致内侧副韧带结构承受过大应力以及造成步态改变，这些变化在体重指数＞25 的患者中会造成更为显著的影响[3, 4]。而且，解剖损伤随着外翻畸形程度的增加而增加[1]。外翻对线不良比内翻更少见，可能是由于外伤、既往半月板切除术或其他影响生长板形态的情况所导致的[5]。在处理这些情况时，对畸形进行定位至关重要。膝内翻几乎总是由于胫骨的骨畸形所致，而膝外翻可能是由于股骨（外侧髁发育不良）或胫骨（外侧半月板切除术或胫骨平台外侧骨折）的畸形所致。截骨术是非常具有挑战性的手术，而这类手术常常需要在相对年轻的患者中进行。通过恢复正确的下肢轴线，这类手术可延缓膝关节炎的进展，从而使患者恢复体力活动[6-8]。该手术在技术上要求很高，并且已经报道了一些并发症，例如僵硬和髌股关节病[9]。尽管如此，仍通过此类手术取得了令人满意的长期临床和功能结果[10-12]。在骨畸形发生处对其畸形进行处理似乎是合乎逻辑的。因此，对于胫骨畸形，建议采用胫骨改变截骨术；而对于股骨畸形，建议采用股骨截骨术。然而，由于生理性关节线倾斜，即使对于胫骨严重畸形（超过 12°），也建议采用股骨截骨术。在这种情况下，若进行胫骨截骨术会导致关节线倾斜度增加和胫骨外侧半脱位[13]。另外，应该强调的是，股骨远端截骨术（DFO）只能矫正肢体伸展位的对线不良，而无法纠正屈曲位的对线不良。而对于开放式还是闭合式楔形截骨术两种术式中何者疗效更佳尚无法确定，因为目前的文献对两者的支持相当。

10.2 适应证和禁忌证

股骨远端截骨术的适应证包括由于股骨或胫骨畸形引起的股骨外翻，外侧间室的轻度至中度软骨变性，股骨外侧髁的局灶性软骨病变以及外侧半月板移植。应当强调的是，外侧开放楔形截骨术的矫正阈值应限制在 10°~15°，而内侧闭合楔形截骨术的矫正阈值应限制在 20°~25°。该术式的相对禁忌证包括严重的髌股骨关节炎、吸烟（尤其对于开放楔形截骨术）、高体重指数、韧带不稳定以及年龄超过 55 岁。绝对禁忌证包括严重的内侧间室或三间室骨性关节炎，有症状的内侧间室疾病，炎症性关节炎，屈曲挛缩 > 15°，膝关节屈曲 < 90° 以及严重的骨质疏松症。理论上而言，与内侧闭合楔形截骨术相比，开放楔形截骨术的优势包括：仅对骨骼进行单次切开，潜在发生误差的可能性较小；避开了内侧血管结构；以及对矫正量更好的控制[14]。相对的缺点包括延迟愈合或不愈合的潜在可能性以及由于内固定物或手术创伤对敏感的外侧膝关节结构造成刺激。

10.3 手术准备

术前方案对于预测所有手术步骤并计算所需的矫正度至关重要。影像学检查主要基于传统的 X 线检查。需要采集的信息包括：下肢全长站立负重，45°屈曲下双侧膝关节和膝部外侧的前后位（Rosenberg 位）X 线片。

Rosenberg 位视图有助于评估外侧和内侧间室的软骨磨损情况以及评估与交叉韧带缺损相关的畸形，因为软骨磨损通常位于胫骨平台后侧[15]。基于影像资料计算以下参数：下肢轴线，胫骨和股骨机械轴，髌骨高度以及关节线的倾斜度。其他检查也包括采用磁共振成像（MRI）以评估患者的软骨和软骨下骨的状态或骨水肿的存在。

截骨术的目标应以术后中立位力线测算，以使机械轴穿过膝关节的中心[16]。然而，以这样的目标进行手术后通常会出现矫正度丢失以及外侧软骨变性的复发。因此，有些作者建议进行稍微过度矫正[17]。最终目标轴线应刚好位于胫骨内侧脊偏内侧一点点，以去除患侧的外侧间室负荷，同时避免关节内侧的负荷过载[18]。最近的生物力学分析已经证实了这种趋势，与正常矫正至中立位力线情况相比，过度矫正的膝关节手术可以更好地减轻外侧间室的负荷，恢复正常的生物力学情况[19]。作者得出的结论是，相对于正常的解剖学力线，过度矫正 5°的截骨术可以使外侧间室中的接触压力和接触面积正常化[19]。同样，其他作者也报告了由于外侧间室负荷去除以及内侧肌肉的力量抵消，过度矫正（机械轴目标位于胫骨平台的 40%~41%）具有良好的临床结果[20, 21]。

矫正量是根据股骨的机械轴与胫骨长轴之间的夹角来计算的。根据计算出的矫正角（以度为单位）来确定楔形开口的量。通常使用几何三角法，在尺寸校准的 X 线片上进行测算[22]。Al-Saati 等提出了一种针对个体化目标的更复杂算法[23]。如果进行截骨术的目的是为了纠正截骨术的过度矫正，则该目标应与初始手术的目标相似：最终的外翻量约为 3°。如果该手术的目标是为了对外侧间室的退行性变进行保护（例如，在半月板切除术的后遗症中），则其目标应该是中立位轴。如果外翻是胫骨平台外侧畸形的结果，则应计划将机械轴向中立位力线对准或稍微向内侧间室过度矫正。在任何情况下，矫正都必须考虑对侧腿的力线以及可能出现的与主要矫正有关的并发症情况。

10.4 手术技术

根据术中使用锁定钢板或 95° 角接骨板的情况，手术技术会有所不同。患者取仰卧位，并且无菌区域应包括髂嵴以下的整个患肢，以便在手术中对轴线进行评估。术中必须进行透视以评估截骨术的水平和方向、轴线以及矫正情况，因此应抬高术肢使其不与对侧肢体重叠。肢体应保持轻微屈曲（约 45°），以最大限度地降低医源性神经血管损伤的风险，并可减轻神经血管束的张力并增加其与后皮质的距离。可以使用无菌止血带。

当使用 95° 角接骨板时（图 10.1），在股骨远端外侧，自股骨外上髁向近端、沿着大腿轴线做

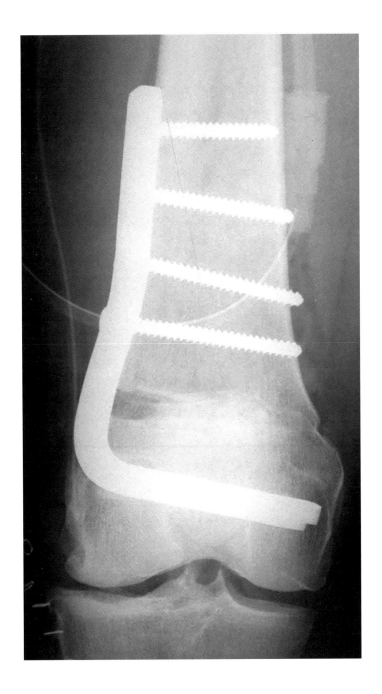

图 10.1 95° 角接骨板的优点是，当其平行于关节线插入时可自动矫正 5° 的畸形

一长 10~12cm 的切口（图 10.2）。显露并切开髂胫束，从外侧肌间隔中分离出股外侧肌，以暴露股骨干。在此操作过程中，应格外注意对股深动脉的分支进行止血。

识别髌韧带并进行有限的外侧关节切开术。强烈建议识别和分离滑车及各个髁的走行。将两个导针插入关节：一个位于股胫关节线，另一个位于髌股关节（图 10.3）。导针有助于手术医生正确地对接骨板进行定位。在预期进行截骨术的部位上方和下方的骨皮质上进行标记有助于对股骨可能发生的旋转进行评估（图 10.4）。截骨术是水平进行的，正好接近于滑车的外侧部。截骨术首先使用摆锯进行，随后用锋利的细骨凿完成。应保留内侧骨皮质，但可用 3.2mm 钻头将其削薄。可以加做冠状面截骨术以增加稳定性。并不强制要求使用专用装置或骨凿逐步开放截骨，因为接骨板在与骨干接触后，随着接骨板的嵌入将使截骨逐渐开放。然后将刀片插入骨骺区域，距离关节线近端约 30mm，在外侧副韧带的股骨附着处的前侧及近端。插入角度取决于畸形程度。如果畸形位于骨干水平，则应将刀片倾斜地插入关节线（图 10.5）。为了获得 10° 的改变，该角度应设置为 75°〔85°～10°；与股骨远端解剖角度（95°）的补角 – 矫正角度〕。如果畸形位于干骺端（这

图 10.2 在股骨远端外侧，自股骨外上髁起，沿着大腿轴线向近端做一长 10~12cm 的切口

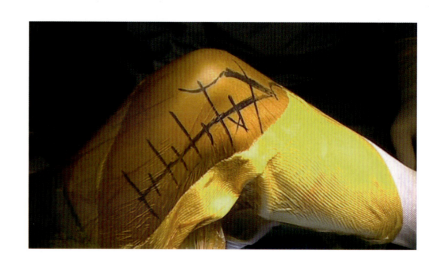

图 10.3 将 2 根导针插入关节中：1 根位于股胫关节线，另 1 根位于髌股关节，以引导外科医生插入接骨板

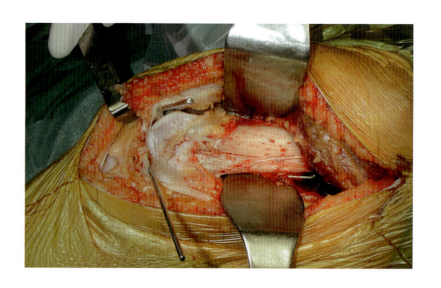

图 10.4　在预期进行截骨术的部位上方和下方的骨皮质上进行标记有助于评估股骨的任何可能旋转

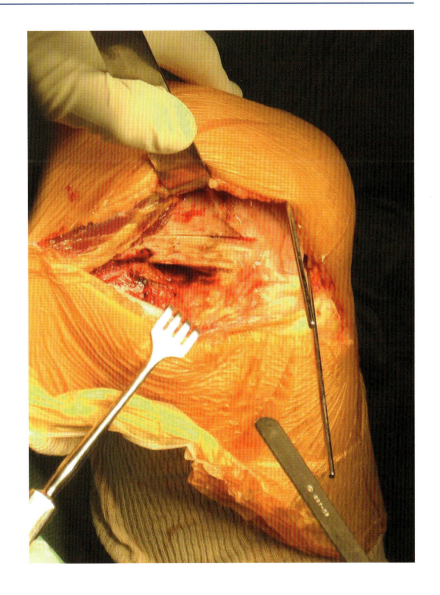

是最常见的情况），则将刀片平行于关节线插入（图 10.6）。在后面这一种情况下，会自动对正常解剖性股外翻进行 5° 的自动矫正。换句话说，如果股骨是正常的，则当接骨板平行于关节线插入时将无法获得矫正。可以使用影像加强器检查刀片的位置。此时可以通过在打印输出的图像上绘制一条与内侧髁和外侧髁相切的线以及与刀片相切的另一条线来测量矫正角度。接骨板逐渐嵌入，使截骨得到开放。用一枚近端螺钉（位于椭圆孔的近端部分）进行临时固定有助于控制矫正度并提供额外的稳定性。调节螺钉的嵌入深度和定位有助于精细调整开放程度。如果接骨板与留在远处的螺钉碰撞，则立即停止矫正。相反，如果在螺钉孔的远端额外放置 1 枚螺钉并取出前 1 枚螺钉，则可以加大矫正。接骨板最终是通过 4 枚 4.5mm 直径的骨皮质螺钉进行固定的（图 10.7）。如果开口 > 8mm，则应使用髂嵴自体骨或同种异体松质骨填充截骨缺损部位。如果矫正 < 8mm，尤其是对于不吸烟的患者，则可以将缺损留空。将软组织和皮肤逐层缝合，留置引流管（引流管里端位于阔筋膜下方）。

图 10.5 如果畸形位于骨干区，则应将刀片倾斜地插入关节线

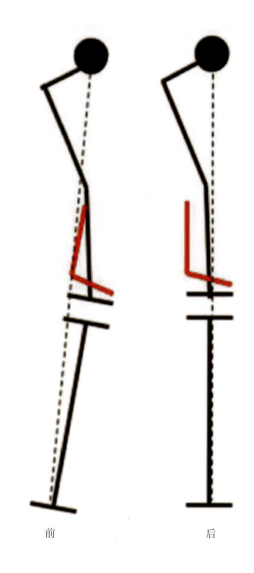

前　　　　　　后

　　使用锁定钢板时（图 10.8），可以使用一种切口较小的方法（约 8~10cm）。此时可以将固定板在股外侧肌下方滑动并同时抬起股外侧肌最远端，并穿透皮肤和肌肉进行螺钉置入。在任何情况下，最好清晰地显示干骺端和骨干。关节切开术是可选择的，可将其用于评估和治疗关节内病变。股骨的外侧面完全暴露，并在骨皮质上进行纵向标记以避免任何不良扭转。在透视控制下进行定位，截骨术的起点在股骨外上髁上方约 3cm 处，导针向内侧远端斜移，朝向内上髁水平面正上方的股骨内侧髁。应当强调的是，这条线必须通过滑车的关节表面的上方，以避免造成软骨损伤。经透视核对后，首先使用摆锯进行截骨，随后用锋利的细骨凿完成，注意保留内侧约 1cm 厚的骨桥，以保证截骨断端的稳定。如前所述，额外进行前冠状平面截骨术有助于在手术中控制旋转程度并稳定结构，并且可增加愈合表面积。截骨部位一旦可移动，就可以徒手或使用专用设备将其打开。当达到所需的矫正度并在临床上和荧光透视下得到确认时，进行侧向荧光透视，以确保截骨术中未造成过度屈曲或伸展。市场上有几种固定板可供选择，通常情况下，截骨处应至少使用 6 枚螺钉进行固定。

图 10.6 如果刀片平行于关节线插入（如干骺端畸形），则会自动获得正常解剖股骨外翻 5° 的矫正

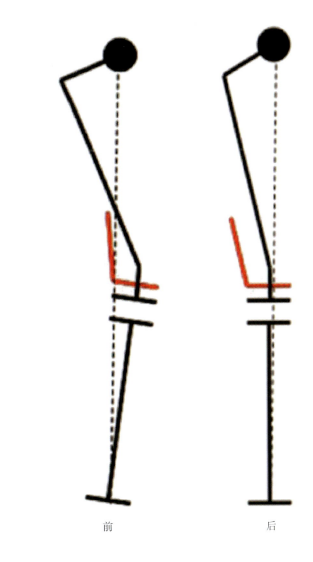

前 后

图 10.7 最终通过 4 枚 4.5mm 直径的骨皮质螺钉对接骨板进行固定

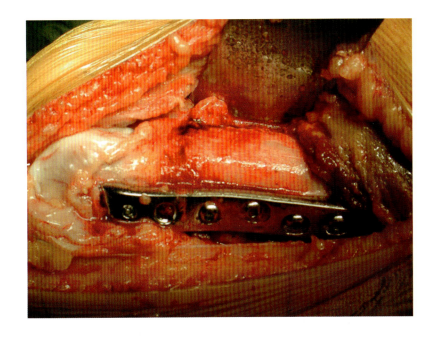

图 10.8 锁定钢板具有切口更小、软组织损伤更少的优点

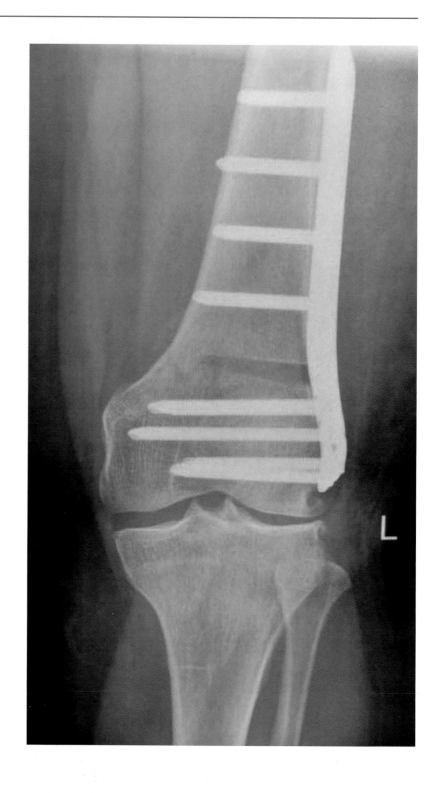

　　如上所述，如果开口＞8mm，则应使用髂嵴自体骨或同种异体松质骨填充截骨缺损部位。如果矫正＜8mm，尤其是对于不吸烟的患者，则可以将缺损留空。如果内侧骨皮质不稳定，应使用锁定钢板。最终检查完毕后，放置引流管，并用可吸收缝合线逐层缝合。然后在术后最初6周内将患肢放置在处于完全伸展状态下的膝关节支具中，以便活动／移动。手术后允许进行关节活动

范围内的锻炼，起初 6 周内患者只能部分负重，此后逐步进行负重。

10.5 结果和并发症

即使在长期随访中，股骨远端外侧开放楔形截骨术也能获得良好的功能结果。Zarrouk 等报道了 22 例患者接收此种术式后在国际膝关节协会（IKS）评分、改良 KSS 评分和功能评分方面均得到显著改善[24]。Ekeland 等报告了术后 1 年随访时 KOOS 评分及其每个子评分均有显著改善。在最后的随访中，所有截骨完好的患者的评分均保持在同一水平[25]。文献中普遍报道了 5 年随访时的良好生存率，其值在 74%~100% 之间[24, 26-30]。Saithna 等报道，在 21 例行楔形截骨术的患者中，有 16 例（76%）接受了进一步的手术，其中最常见的是由于对髂胫束的刺激而移除了内固定物（锁定钢板）[28]。他们还报告了 2 例矫正度丢失的情况，1 例出现感染、另 1 例出现骨折不愈合。以转变为关节置换术为终点的 5 年生存率为 79%。

Dewilde 等报道，在 19 例行楔形截骨术的患者中，有 4 例接受了内固定物移除术，其中 1 例接受了骨折固定术，另 2 例患者转为接受 TKA[29]。以翻修术或转变为 TKA 为终点的 7 年生存率为 82%。Das 等报道了 1 例延迟愈合的手术，延长了康复时间，另有 7 例患者需要移除内固定物。以 TKA 为终点的 74 个月生存率为 83%[30]。随访 10 年生存率仍然很高（74%）[25]。尽管报道的结果通常令人非常满意，但是也报道了一些并发症。较小的并发症，例如由于外侧内固定板造成的髂胫束刺激很常见，有多达 50% 患者受其影响[25]，骨折不愈合的发生率较低。Ekeland 等报道，他们完成的 24 例截骨术中有 75% 在 3 个月内愈合，其余在 6 个月内愈合[25]。另一种可能的并发症是术后感染，浅表感染的总发生率为 1%~9%，深部感染的总发生率为 0.5%~4.7%[31]。

内侧铰链断裂是内侧楔形截骨术的另一种并发症。如果骨针放置太靠近关节，或者手术医生没有在内侧铰链上留下足够的骨质，则通常会发生这种情况。最严重的并发症是腘神经血管束的损伤，但是这种情况发生率很低。

10.6 总结

股骨远端楔形截骨术是治疗胫骨或股骨畸形所导致的膝内翻的可靠选择。其实际适应证包括因股骨或胫骨畸形、外侧间室轻度至中度软骨变性、外侧股骨髁的局灶性软骨病变和外侧半月板移植所致的膝内翻。其绝对禁忌证包括严重的内侧间室或三间室骨关节炎，有症状的内侧间室疾病，炎症性关节炎，屈曲挛缩 > 15°，膝关节屈曲 < 90° 以及严重的骨质疏松症。如果遵循了这些适应证和禁忌证，并且遵循所有步骤进行了手术，则即使在长期随访情况下也可以取得令人满意的结果。

参考文献

[1] Sharma L, Song J, Felson DT, et al. The role of knee alignment in disease progression and functional decline in knee osteoarthritis. JAMA. 2001;286:188–195.

[2] Luo CF. Reference axes for reconstruction of the knee. Knee. 2004;11:251. https://doi. org/10.1016/j.knee.2004.03.003.

[3] Gugenheim JJ Jr, Brinker MR. Bone realignment with use of temporary external fixation for distal femoral valgus and varus deformities. J Bone Joint Surg Am. 2003;85-A:1229–1237.

[4] Brouwer GM, van Tol AW, Bergink AP, et al. Association between valgus and varus alignment and the development and progression of radiographic osteoarthritis of the knee. Arthritis Rheum. 2007;56(04):1204–1211.

[5] Healy WL, Anglen JO, Wasilewski SA, Krackow KA. Distal femoral varus osteotomy. J Bone Joint Surg Am. 1988;70:102–109.

[6] Drexler M, Gross A, Dwyer T, Safir O, Backstein D, Chaudhry H, Goulding A, Kosashvili Y. Distal femoral varus osteotomy combined with tibial plateau fresh osteochondral allograft for post-traumatic osteoarthritis of the knee. Knee Surg Sports Traumatol Arthrosc. 2015;23:1317–1323.

[7] Gardiner A, Richmond JC. Periarticular osteotomies for degenerative joint disease of the knee. Sports Med Arthrosc Rev. 2013;21:38–46.

[8] Gao L, Madry H, Chugaev DV, Denti M, Frolov A, Burtsev M, Magnitskaya N, Mukhanov V, Neyret P, Solomin LN, Sorokin E, Staubli AE, Stone KR, Vilenskiy V, Zayats V, Pape D, Korolev A. Advances in modern osteotomies around the knee: report on the Association of Sports Traumatology, Arthroscopy, Orthopaedic surgery, Rehabilitation (ASTAOR) Moscow International Osteotomy Congress 2017. J Exp Orthop. 2019;6(1):9. https://doi.org/10.1186/ s40634-019-0177-5.

[9] Wang J-W, Hsu C-C. Distal femoral varus osteotomy for osteoarthritis of the knee. J Bone Jt Surg Am. 2005;87:127–133.

[10] Saithna A, Kundra R, Modi CS, Getgood A, Spalding T. Distal femoral varus osteotomy for lateral compartment osteoarthritis in the valgus knee. A systematic review of the literature. Open Orthop J. 2012;6:313–319.

[11] Haviv B, Bronak S, Thein R, Thein R. The results of corrective osteotomy for valgus arthritic knees. Knee Surg Sports Traumatol Arthrosc. 2013;21:49–56.

[12] Sternheim A, Garbedian S, Backstein D. Distal femoral varus osteotomy: unloading the lateral compartment: long-term follow-up of 45 medial closing wedge osteotomies. Orthopedics. 2011;34:e488–e490.

[13] Hanssen AD, Stuart MJ, Scott RD, Scuderi GR. Surgical options for the middle-aged patient with osteoarthritis of the knee joint. Instr Course Lect. 2001;50:499–511.

[14] Görtz S, Bugbee W. Valgus malalignment: diagnosis, osteotomy techniques, clinical outcomes. Philadelphia, PA: Elsevier Saunders; 2008. p. 896–904.

[15] Rosso F, Margheritini F. Distal femoral osteotomy. Curr Rev Musculoskelet Med. 2014;7:302–311.

[16] Paccola CAJ, Fogagnolo F. Open-wedge high tibial osteotomy: a technical trick to avoid loss of reduction of the opposite cortex. Knee Surg Sports Traumatol Arthrosc. 2005;13:19–22.

[17] Dejour D. L'ostéotomie tibiale de varisation résultats: a propos de 118 cas. In: Neyret P, Dejour H, editors. 7émes Journées Lyonnaises de Chirurgie du Genou Sauramps; 1991:169–180.

[18] Collins B, Getgood A, Alomar AZ, et al. A case series of lateral opening wedge high tibial osteotomy for valgus malalignment. Knee Surg Sports Traumatol Arthrosc. 2013;21(01):152–160.

[19] Quirno M, Campbell KA, Singh B, et al. Distal femoral varus osteotomy for unloading valgus knee malalignment: a biomechanical analysis. Knee Surg Sports Traumatol Arthrosc. 2017;25:863–868.

[20] Forkel P, Achtnich A, Petersen W. Midterm results following medial closed wedge distal femoral osteotomy stabilized with a locking internal fixation device. Knee Surg Sports Traumatol Arthrosc. 2015;23:2061–2067.

[21] Mitchell JJ, Dean CS, Chahla J, et al. Varus-producing lateral distal femoral opening-wedge osteotomy. Arthrosc Tech. 2016;5:e799–807.

[22] Puddu G, Cipolla M, Cerullo G, Franco V, Gianni E. Which osteotomy for a valgus knee? Int Orthop. 2010;34:239–247.

[23] Al-Saati MF, Magnussen RA, Demey G, Lustig S, Servien E, Neyret P. Lateral opening-wedge high tibial osteotomy. Tech Knee Surg. 2011;10(3):178–185.

[24] Zarrouk A, Bouzidi R, Karray B, et al. Distal femoral varus osteotomy outcome: is associated femoropatellar osteoarthritis consequential? Orthop Traumatol Surg Res. 2010;96:632–636.

[25] Ekeland A, Nerhus TK, Dimmen S, Heir S. Good functional results of distal femoral opening-wedge osteotomy of knees with lateral osteoarthritis. Knee Surg Sports Traumatol Arthrosc. 2016;24:1702–1709.

[26] Thein R, Bronak S, Thein R, Haviv B. Distal femoral osteotomy for valgus arthritic knees. J Orthop Sci. 2012;17:745–749.

[27] Saragaglia D, Chedal-Bornu B. Computer-assisted osteotomy for valgus knees: medium-term results of 29 cases. Orthop Traumatol Surg Res. 2014;100:527–530.

[28] Saithna A, Kundra R, Getgood A, Spalding T. Opening wedge distal femoral varus osteotomy for lateral compartment osteoarthritis in the valgus knee. Knee. 2014;21:172–175.

[29] Dewilde TR, Dauw J, Vandenneucker H, Bellemans J. Opening wedge distal femoral varus osteotomy using the Puddu plate and calcium phosphate bone cement. Knee Surg Sports Traumatol Arthrosc. 2013;21:249–254.

[30] Das D, Sijbesma T, Hoekstra HJ, Van Leuven W. Distal femoral opening-wedge osteotomy for lateral compartment osteoarthritis of the knee. Open Access Surg. 2008;1:25–29.

[31] Anagnostakos K, Mosser P, Kohn D. Infections after high tibial osteotomy. Knee Surg Sports Traumatol Arthrosc. 2013;21:161–169.

第 11 章 股骨远端内侧闭合楔形截骨术

Filip R. Hendrikx，Peter Verdonk

11.1 引言

股骨远端内侧闭合楔形截骨术是一种发展成熟的术式，用于矫正已经伴有或即将发生外侧间室变性的症状性外翻畸形。造成这种畸形的原因可能包括结构性膝外翻、骨软骨疾病或外侧半月板功能不全失代偿。进行矫正截骨术的目的是通过改变机械力线来减少或减慢外侧间室变性的过程。当特发性外翻是由于股骨外侧髁发育不全或股骨外翻畸形引起时，通常为远端股骨截骨术（DFO）的适应证。

值得注意的是，轴向矫正截骨术是保留关节的术式，因此应在外侧间室破坏过于严重之前进行。此外，内侧间室软骨及其软组织结构应具有足够的质量，因为它们在截骨术后会承受额外的负荷。

11.2 适应证 / 禁忌证

11.2.1 适应证

· 股骨的结构性膝外翻力线（即在下肢全长应力位 X 线片上测得的股骨远端内侧机械角大于 93°），以及：

    – 外侧半月板（次）全切除术后的失代偿。

    – 外侧间室的软骨或骨软骨疾病。

    – 孤立性外侧间室骨性关节炎（OA）1~3 级（某些适应证在 Schuss 位 X 线片中为 4 级）。

    – 较高的活动量需求。

11.2.2 禁忌证

· 炎症性关节炎。

· 内侧和髌股关节骨性关节炎。

· 屈曲挛缩 > 15°。

· 弯曲度 < 90°。

· 肥胖。

11.2.3 相对禁忌证

· 吸烟。

· 年龄 > 60 岁。

11.3 术前方案

影像资料的研读是术前方案的基础，一般从普通 X 线片开始进行。X 线片应包括 4 个位置的影像以用于评估所有间室：站立前后位、侧位、Merchant 位和 Rosenberg 位。下肢全长应力位 X 线片（图 11.1a）对于评估和量化关节对线不良至关重要，需对不同的角度进行计算以估计所需的矫正量。

机械轴是穿过股骨头和踝关节中心的直线。在中立位时，这条线穿过胫骨髁间隆起，甚至跨过内侧间室，而在外翻力线下则会观察到穿过外侧间室的机械轴。

髋-膝-踝（HKA）角（图 11.1b）描述了在股骨和胫骨机械轴之间测量的全部外翻角度。

随后测量胫骨近端机械角（mPTA）（图 11.1c）和股骨远端机械角（mDFA）（图 11.1d），以评估对线不良的起因是股骨、胫骨还是联合起源，由此评估需在哪里进行矫正截骨术。作者根据手术经验总结认为，仅当外翻位于股骨水平（正如上述纳入标准中所讨论的那样，内侧 mDFA $\geqslant$ 93°）时，才可进行 DFO。

MRI 用于评估其他间室的软骨下骨、韧带完整性和软骨损伤情况。在 T2 加权图像上可以看到骨髓水肿，这是压力负荷过载的征象。关节镜检查可以直接观察到软骨和半月板，并且可以在术中同时进行。

符合 DFO 适应证的患者应始终先进行 3 个月的外侧间室去负荷支具测试，仅当患者在使用支具期间症状明显减轻时才应进行手术。

既往发表的研究对所需的矫正量的意见并不一致。最近的一些发现表明，过度矫正（而不是刚好达到中立位置的矫正）可以减轻外侧间室的压力[1]。但是，本文的作者主张中立位力线矫正。

11.4 植入物

使用适合于股骨远端内侧的 TomoFix 股骨远端内侧（MDF）加压固定钢板，并用自攻螺钉固

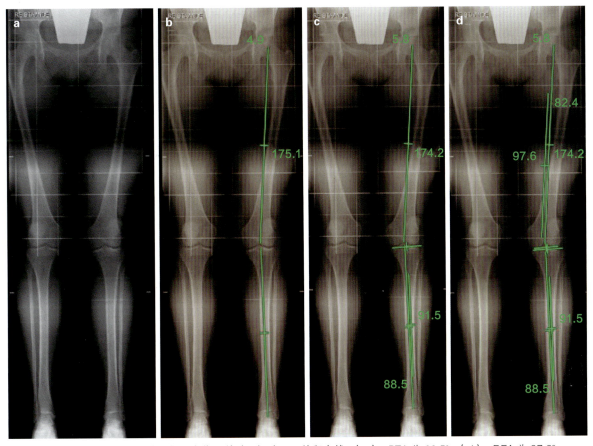

图 11.1　术前方案。(a) 下肢全长应力位 X 线片。(b) 4.9°外翻力线。(c) mPTA 为 88.5°。(d) mDFA 为 97.6°

定。锁定螺钉用于截骨部位的远端，为了加压，在截骨部位的近端插入 1 枚偏心的 4.5mm 骨皮质螺钉，后期再将其替换为双皮质锁定螺钉，然后在其余的近端孔中使用单皮质锁定螺钉。

11.5　手术技术

11.5.1　体位

　　将患者置于仰卧位，在体侧和脚部予以支撑。可以使用止血带，小腿单独包裹在无菌单中。手术室中要有透视装置，方便在手术中对髋关节、膝关节和踝关节进行透视。

11.5.2　手术

　　如果患者需要进行例如全膝关节置换术（TKA）之类的手术[2]，则应选择旁正中位皮肤切口（图 11.2a，b），以避免在后续可能需要进行的手术中造成伤口并发症。切口从髌骨的上方内侧边缘起始，向近端延伸至约 10cm 长。逐层切开皮下组织至筋膜层，然后将其打开以暴露股内侧肌

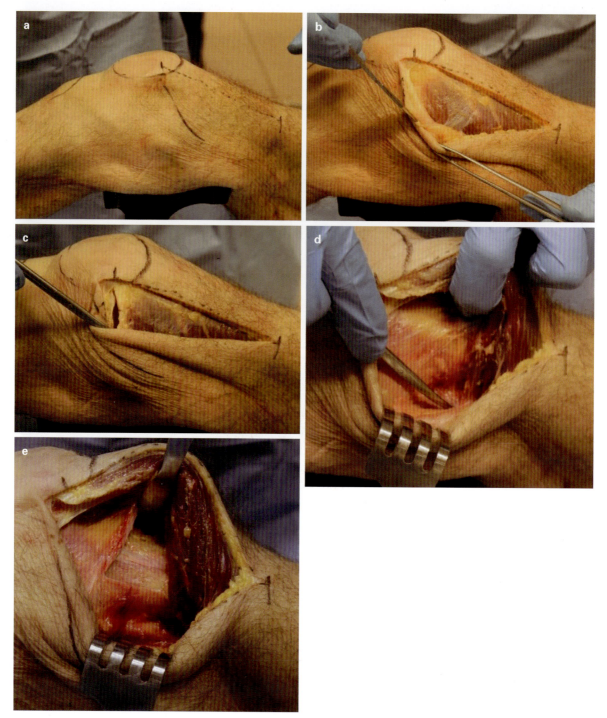

图 11.2 手术方法（a）皮肤表面标记手术部位。（b）准中位皮肤切口，从髌骨的上方内侧边缘起始，向近端延伸至约 10cm 长。（c）在股内侧肌下方对股内侧肌的远端进行分离。（d）从肌间隔中剥离股内侧肌。（e）将骨膜向前收缩，露出内侧骨皮质

（VMO）肌肉。

在股内侧肌下方使用钝性剥离技术（图 11.2d）对股内侧肌的远端进行部分分离（图 11.2c）。将股内侧肌从肌间隔中分离出来，并向前和向后牵拉；将骨膜剥离器放置在股骨的后方，将

Homann 牵开器放置在股骨前方，以充分暴露股骨内侧（图 11.2e）。对沿肌间隔分布的小穿支血管进行止血，然后更换牵开器以暴露内侧骨皮质。

在透视引导下，在股骨内侧、干骺端近端置入 2 根克氏针，其朝向外侧、远端，位于外侧骨干与干骺端松质骨部分之间的移行区域近端，克氏针插入的深度和角度为事先计算的结果，用于引导锯片（图 11.3a）。这 2 根克氏针的方向均代表术前方案在轴向平面上的截骨切口，无论是否有患者专用的仪器（如 3D 打印引导器）的辅助，克氏针都应非常精确地进行放置。近端切口（图 11.3b）在内侧髁上方区域起始，并倾斜延伸至外侧髁的近端。随后做远端切口，皮质骨太近端切开会增加骨折的风险；太远端的切口则可能会损伤外侧髁。与严格的横向截骨术相比，本术式中截骨切口是倾斜的，以提供更高的稳定性和更多的骨接触表面。切口的长度在距外侧骨皮质边缘

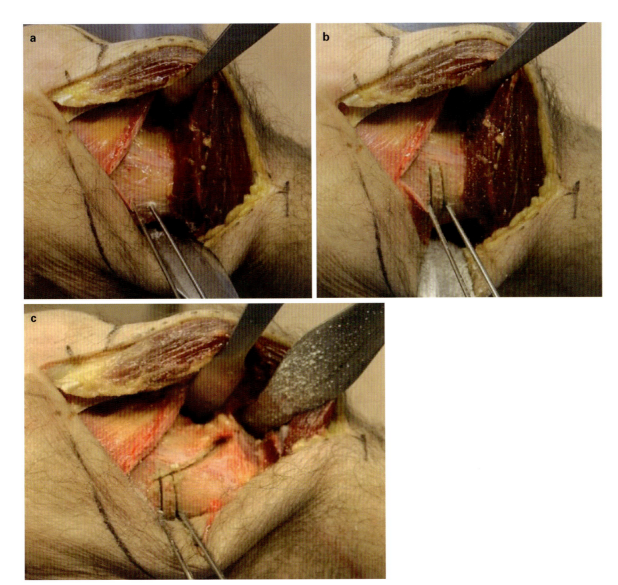

图 11.3（a）插入 2 根克氏针，标记近端和远端截骨平面。（b）使用这 2 根克氏针引导锯片，进行近端和远端切割。（c）前方和近端的阶梯切割

5mm 处进行测量，一定不能破坏外侧骨皮质，因为完整的外侧皮质会起到铰链的作用，避免截骨部位发生不必要的旋转。重要的是，通过在矢状面上进行前方和近端的双平面截骨可以进一步提高截骨部位的稳定性（图 11.3c）。图 11.4 为克氏针和截骨术的示意图。

在整个手术过程中，对患肢进行手动支持，使其保持 45° 屈曲，小心地去除骨碎片（图 11.5a）。特别是，应检查后侧骨皮质以确保其完全横切且无碎屑，为了弱化外侧铰链同时不将其破坏，使用 3.2mm 的钻头在不同高度上对外侧铰链打孔 3 次。另外，骨凿可以帮助进一步削弱外侧皮质的强度，随后应格外小心地封闭截骨部位，以防出现旋转（图 11.5b）。在保持膝关节伸展的同时施加恒定的轴向压力，这一步应当缓慢精细操作，向铰链施以压力，并花费足够的时间精细封闭截骨部位。忽视这一点可能会导致外侧骨皮质断裂，继而丧失旋转稳定性。随后将钢板定位并使其在完全伸展状态下置于股骨远端内侧（图 11.5c）。骨皮质互相接触以防止塌陷，从而防止过度矫正。给予适当加压可加快截骨断端愈合。

使用不透射线的电缆线跨越髋关节和踝关节以显示机械轴，在透视下评估最终手术结果。矫正完成后，机械轴应该穿过胫骨髁间嵴，注意避免过度矫正。当最终结果满意时，进行止血和伤口缝合，术后皮下引流管留 24h 后予以拔除。

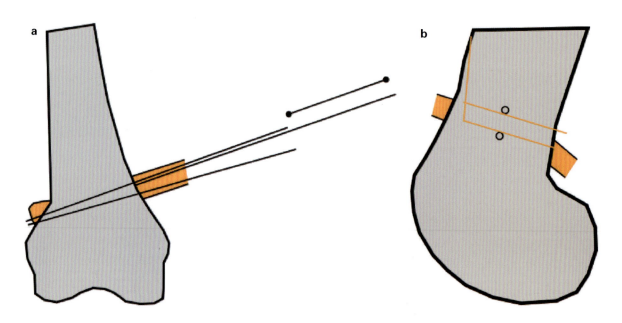

图 11.4（a）插入克氏针后的额状位视图，标记出截骨平面。（b）近端、远端和前方的阶梯切面的内侧视图

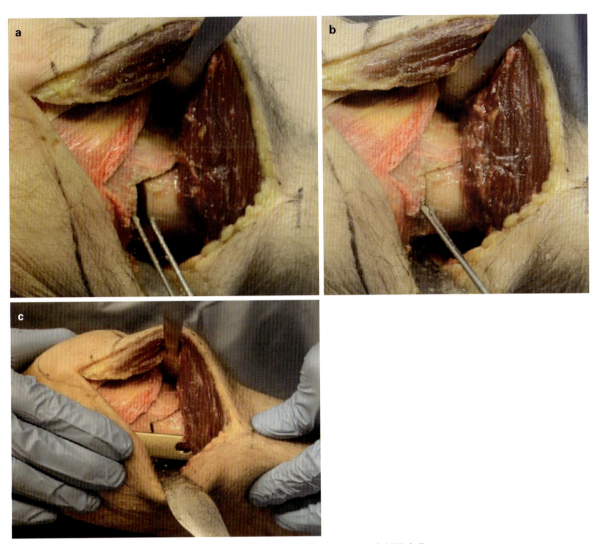

图 11.5 （a）取出楔形骨块。（b）逐渐封闭内侧骨皮质。（c）TomoFix 固定板的定位

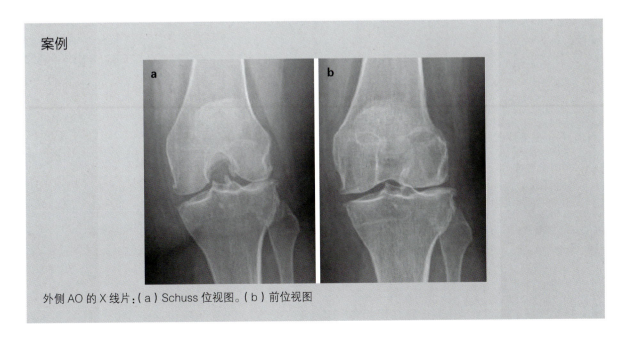

外侧 AO 的 X 线片：（a）Schuss 位视图。（b）前位视图

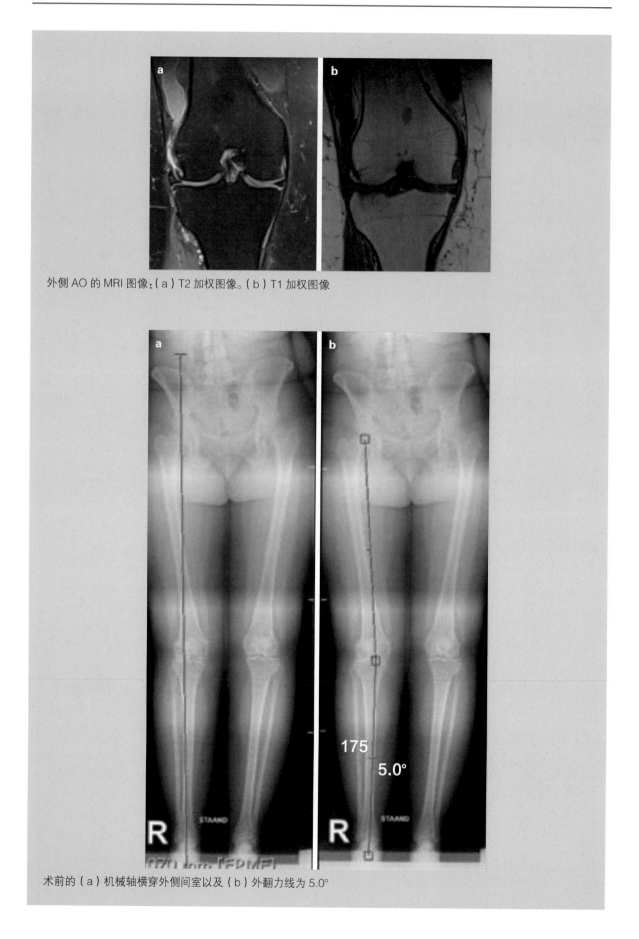

外侧 AO 的 MRI 图像：(a) T2 加权图像。(b) T1 加权图像

术前的 (a) 机械轴横穿外侧间室以及 (b) 外翻力线为 5.0°

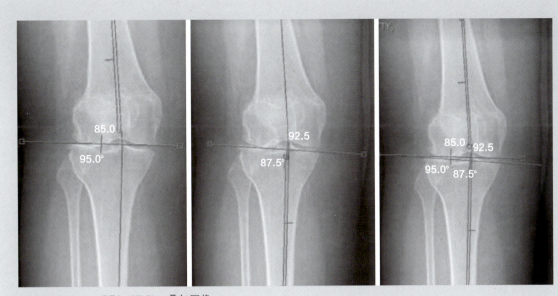

mDFA=95.0°。mPTA=87.5°。叠加图像

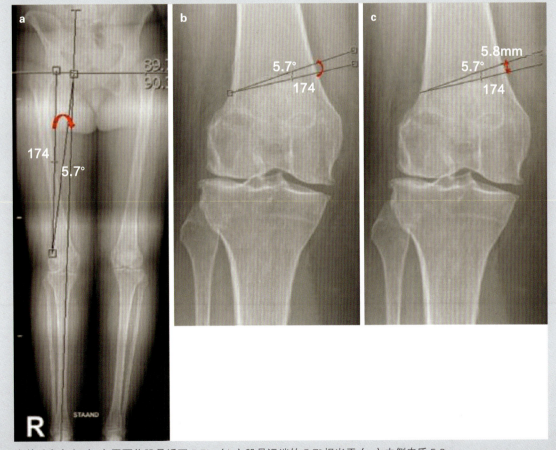

术前手术方案：（a）需要将股骨矫正 5.7°。（b）股骨远端的 5.7°相当于（c）内侧皮质 5.8mm

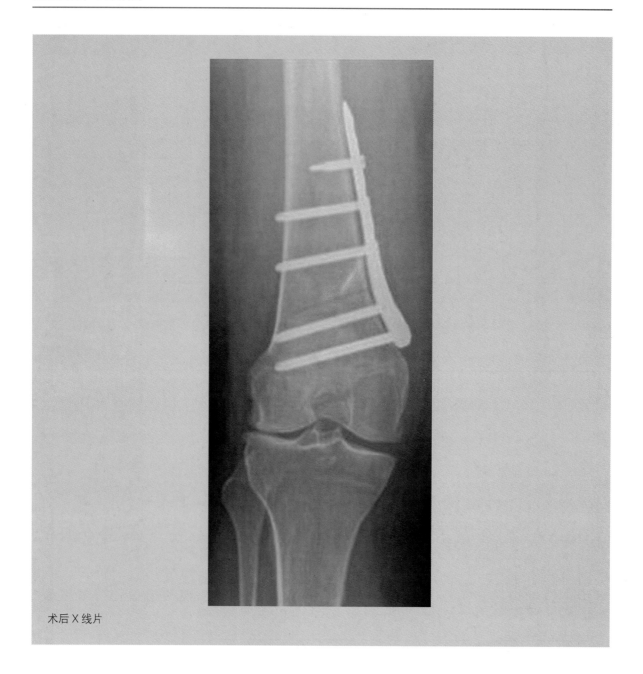

术后 X 线片

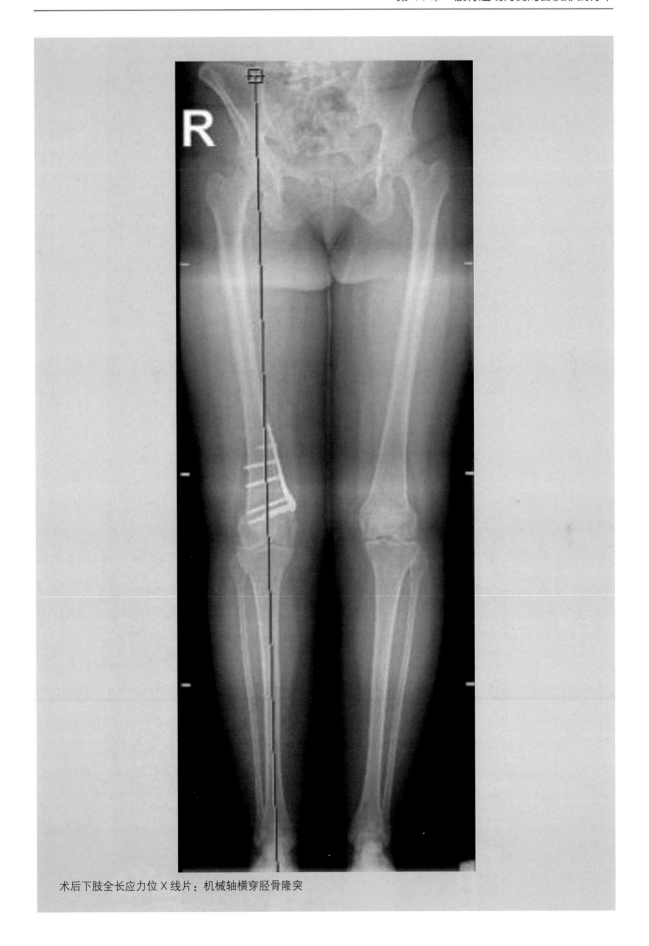

术后下肢全长应力位 X 线片：机械轴横穿胫骨隆突

11.6 术后护理和康复

根据方案，患者术后连续 30 天接受低分子肝素（LMWH）治疗。

术后 0~4 周，仅允许足趾着地，在术后 5~8 周期间允许部分负重（PWB），仍然使用两个拐杖，如果患者肥胖则可延长这一阶段的时间。进行 8 周渐进式完全负重训练后，如有可能，可以不再使用拐杖。

本文作者鼓励患者在 2~3 个月后开始进行轻量、非冲击性的运动，如游泳、水上训练和骑自行车。只有在手术医生、理疗师和患者对结果满意的情况下，才可以在 6~9 个月后完全恢复正常运动（RTP）。达到了完整的膝关节活动范围（ROM），并且肌肉体积已重新恢复。X 线片证实截骨部位已固化，并且没有症状，但早期的 RTP 可能导致负荷过载的症状。

11.7 并发症

术后可能会发生出血、血肿以及感染，但都很少见。与外侧开放楔形截骨术相比，使用内侧闭合楔形截骨术很少观察到局部神经损伤，因为腓骨神经在外侧开放楔形截骨术中可能会受到牵拉。钢板刺激也是如此，在内侧闭合楔形截骨术中并不常见，因为其与相邻结构没有冲突。如果确实发生，则可将钢板取出，但最好在术后 1 年后取下。外侧固定会导致 ITB 与钢板之间发生摩擦从而出现相应症状。然而采用闭合楔形截骨术，发生骨骼不愈合可能性较低。但有可能会发生铰链断裂，从而导致术中出现肢体旋转不稳定。

准确的术前方案可以避免矫正不足或过度矫正，并且始终应当进行准确的术前方案避免上述情况，始终应当在术前进行机械轴的测量，以确认轴线矫正适当。

参考文献

[1] Quirno M, et al. Distal femoral varus osteotomy for unloading valgus knee malalignment: a biomechanical analysis. Knee Surg Sports Traumatol Arthrosc. 2017;25(3):863–868.

[2] Lobenhoffer P, van Heerwaarden RJ, Staubli AE, Jakob RP, editors. Osteotomies around the knee. New York: Georg Thieme Verlag Stuttgart; 2008.

第 12 章　外侧开放楔形胫骨高位截骨术

Mattia Basilico，Tomas Pineda，Elliot Sappey-Marinier，Sebastien Lustig

12.1 引言

膝关节患有单间室关节炎时，由于肢体力线发生变化，并且更多的受力分配给了病变间室，导致进一步的退行性改变和成角畸形。

胫骨高位截骨术（HTO）是一种发展成熟的术式，用于治疗膝关节的骨关节炎。进行截骨术的目的是将负重受力从病变的膝关节间室重新分配到关节软骨保持完好的间室中。

已有研究充分证明了外翻生成性 HTO 的临床结果。当然也有许多作者证明了使用外侧闭合楔形截骨术或内侧开放楔形截骨术具有良好的长期效果[1-7]。

使用 HTO 治疗外翻畸形的情况要少得多。由于股骨外翻畸形很普遍，已有许多作者建议进行股骨远端截骨术（DFO）[8-10]。Collins 等报道，在由于内翻而进行 HTO 的平均为期 4.3 年的随访中，存活率达到 91%，这表明这些患者的早期结果与先前发表的内翻对线不良患者的 HTO 结果相符[11]。

然而，HTO 用于治疗外翻畸形的优点在于，关节在屈曲和伸展过程中的负荷均得到减轻。相比之下，DFO 仅能在伸展过程中[12]减轻关节负荷。

12.2 适应证和禁忌证

随着时代进步，针对胫骨近端截骨术治疗外翻畸形的适应证不断发展。通常，较为年轻且健康的患者可以进行此项手术，因为希望可以通过此项手术保持活动水平并且可以推迟关节置换术的时间。

最初，Jackson 和 Waugh 通过胫骨截骨术矫正了下肢的所有外翻畸形，但他们指出，如果畸形的起源是在股骨远端，则可能发生明显的关节线成角[13]。

Coventry 和 Healy 等建议，如果关节线倾斜度 > 10° 或外翻角 > 12°，则应进行股骨远端截骨术[10-15]。如果此倾斜度 > 10°，则可能会在髌股关节上产生过大的压力，尤其是在其内侧。

如今，建议对主要由胫骨造成的下肢外翻畸形患者进行外侧开放楔形胫骨高位截骨术，而当畸形位于股骨远端时（这是最常见的情况）则不建议采用此种术式。通常，这些患者是由于胫骨创伤后导致畸形，或者既往接受过外侧闭合楔形截骨术对内翻畸形进行了过度矫正。

该手术的禁忌证包括屈曲挛缩＞10°、韧带不稳定和晚期骨关节炎伴关节间隙完全丧失的患者[16]。

12.3 术前方案

应该详细采集病史，包括患者的期望、膝关节当前的症状、既往受伤的细节以及所有既往膝关节手术的手术记录。体格检查应仔细评估膝关节的活动范围、韧带稳定性以及既往手术瘢痕的位置。

面诊咨询时，诊疗中至少应当完善以下检查：单腿 AP 位 X 线片、单腿 30°侧位 X 线片、用以检查髌股关节的膝关节屈曲 30°下髌骨的对切线位 X 线片、用以评估胫股关节间隙狭窄情况的膝关节屈曲 45°时双腿站立位（Schuss 位）X 线片（在 AP 位视图中此间隙狭窄经常被低估）以及下肢全长 X 线片来测量力线情况。

适当的术前方案对于外侧开放楔形 HTO 术后获得良好的结局至关重要。

此种截骨术的总体目的是将下肢的机械轴矫正为正常的内翻情况（内翻 0°~3°）。一般而言，略微过度矫正比矫正不足更好。在术前方案中，可以确定所需的矫正角度和获得该矫正所需的开口大小[17]。

如果要进行截骨术以对外侧闭合楔形截骨术的过度矫正进行纠正，则矫正目标应与最初的手术目标相似：使整体肢体力线达到外翻约 3°的状态。

但是，如果进行截骨术是为了改善外侧间室关节炎，则可能需要将矫正目标设定为中立位肢体力线。这些矫正目标必须考虑对侧肢体的力线和局限性，因为所需矫正程度可以通过孤立的胫骨截骨术安全地获得，特别是在术前畸形较大的情况下[18]。

12.4 手术技术

12.4.1 患者体位

在此手术过程中患者通常取仰卧位，在同侧臀部下方放置一个隆起物，以更好地暴露髂嵴，在远端放置另一个隆起物，以使膝关节保持 90°屈曲。

使用止血带，以保证手术野没有大量出血。

对同侧髂嵴进行备皮，并使用方巾进行铺巾，因为术中需要从同侧髂嵴行自体骨移植。应当准备好 C 臂透视机，因为手术是在透视下进行的。

12.4.2 切开

建议在胫骨结节和腓骨头之间沿中线纵向切开或稍微倾斜向前外侧切开：切口起点在胫骨粗隆前方 1cm 处，延伸至胫骨头下方 1cm 处。如果此处有既往瘢痕，则应在该先前的瘢痕上进行切开。

打开前间室筋膜，留下 1cm 筋膜附着在胫骨嵴上（图 12.1a）。

之后，使用骨膜剥离器从胫骨干骺端外侧分离胫骨前肌和趾长伸肌（图 12.1b）。

在这一阶段，重要的是进行广泛的肌肉分离，以辅助腓总神经的分离。

12.4.3 腓骨截骨术

我们更喜欢在腓骨颈部进行腓骨截骨术。首先，必须识别并充分暴露腓骨的颈部。然后使用 3.2mm 的钻头在腓骨颈上钻两个孔（图 12.2），并用骨凿完成截骨术。

关键是在整个手术过程中始终使用与骨骼接触的骨膜剥离器保护腓总神经。因此，在开始腓骨截骨术之前，应识别并显露腓总神经。

可以在腓骨骨干处进行截骨术，但截骨部位不应超过腓骨尖端下 10cm，以免切除拇趾长伸肌神经。

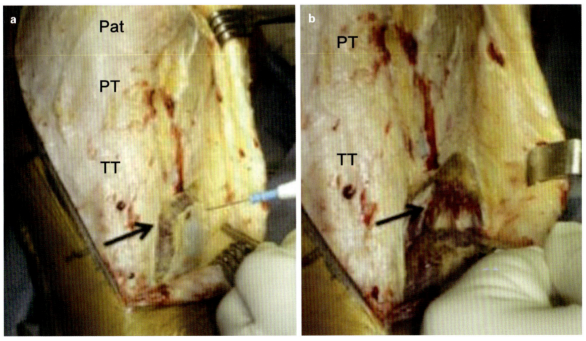

图 12.1　左腿进行外侧开放楔形胫骨高位截骨术。（a）将胫骨前肌筋膜切开（箭头）。（b）使用骨膜剥离器从胫骨干骺端外侧（箭头）分离胫骨前肌和趾长伸肌。图中标出了髌骨（Pat）、髌腱（PT）和胫骨结节（TT）

图 12.2 左腿进行腓骨截骨术的术中照片。用骨膜剥离器保护腓神经（箭头），在腓骨（Fib）上钻两个孔

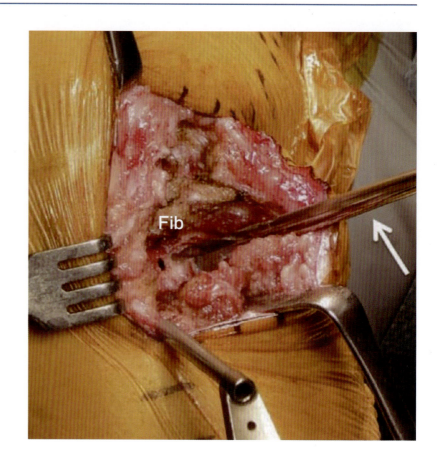

12.4.4 胫骨截骨术

在胫骨截骨术中，保护后方神经血管结构和前方髌腱非常重要。

必须始终保持骨膜剥离器与胫骨后表面的接触以避免神经血管损伤，并且在胫骨粗隆与髌腱之间放置牵开器以保护这些神经血管。截骨应从胫骨干骺端的胫骨粗隆正上方开始进行，截骨入口平面与内侧开放楔形截骨术相比更加水平，向近侧和内侧，指向胫骨平台内侧下方约 1cm 的位置。在透视下，使用 2 根 2.5mm 螺纹克氏针，检查截骨方向和走行是否正确，这 2 根克氏针应根据上述方向相互平行放置（图 12.3）。

进行截骨术时，摆锯沿着 2 根克氏针正下方进行切割，从胫骨的中部一直到前方和后方的骨皮质，始终与 2 根克氏针保持接触。在锯切时要注意使骨膜剥离器和牵开器始终与骨面接触，以避免神经血管损伤或肌腱撕裂（图 12.4），截骨过程中必须保护内侧皮质铰链。我们使用 3.2mm 钻头在内侧皮质铰链进行间断钻孔，使铰链部分强度弱化，随后用骨凿适当敲击完成截骨过程。我们更喜欢使用 3 个骨凿叠层打入来逐渐打开截骨部位，通常将第一个骨凿置于克氏针正下方的截骨部位中，向前至对侧皮质；第二个骨凿放在其正下方（图 12.5a），这 2 把骨凿必须与内侧骨皮质接触而不使其骨折，可以使用透视控制或"感觉"到骨凿与内侧皮质的撞击所产生的声音变化来控制以达到这种正确的定位（图 12.5b）；第三个骨凿放在前两个骨凿之间，用以进一步撑开截

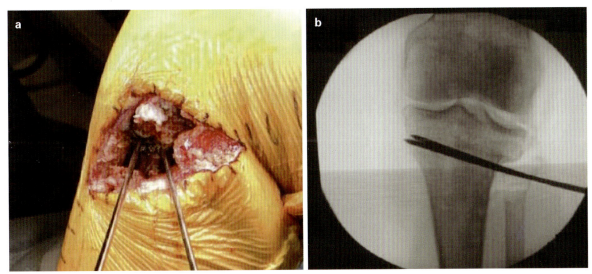

图 12.3（a）将 2 根克氏针放置在胫骨近端干骺端中，以确定截骨的水平和方向。（b）影像透视显示克氏针的正确位置

图 12.4　使用摆锯，紧贴克氏针下方进行胫骨截骨术。将骨膜剥离器（箭头）保持在位，以保护后方神经血管结构

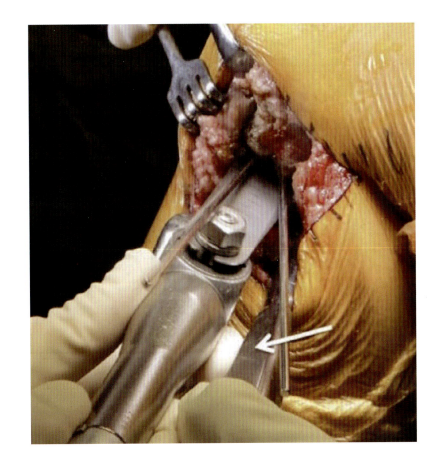

骨部位。

　　他不应与对侧的骨皮质接触，以免发生皮质骨折的风险。为了实现所需矫正角度，还可以使用更多骨凿以达到理想的矫正目标（图 12.6）。

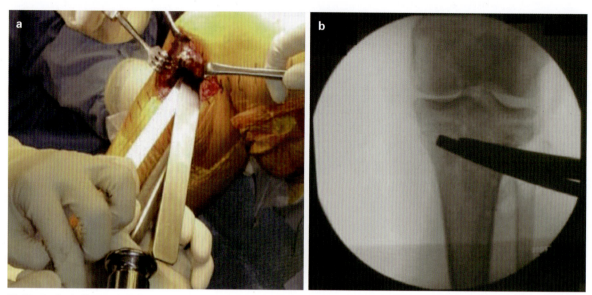

图 12.5 （a）使用 2 个骨凿逐渐打开截骨部位。（b）可以使用影像透视在截骨部位开放前，检查骨凿相对于胫骨内侧皮质的放置位置是否正确

图 12.6 可以在前两个骨凿之间放置更多的骨凿以逐渐打开截骨部位

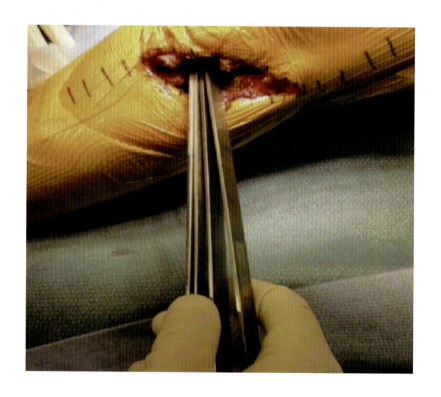

　　一个常见的错误是更加向前或更加向后打开截骨部位：手术医生必须小心不要改变胫骨平台的后倾角度。

　　这样获得的开口可以用撑开器代替骨凿来维持开口幅度（图 12.7a）。

　　在这个时候，我们必须检查肢体力线，通常利用以下 3 种方法来完成。第一种方法是使用力

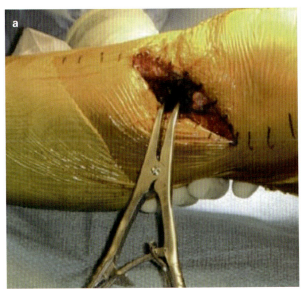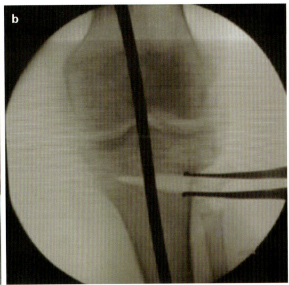

图 12.7 （a）放置撑开器以保持矫正度，并移开骨凿。（b）将力线杆放置于股骨头和踝关节上方居中，在荧光透视控制下观察肢体的新机械轴

线杆在透视控制下检查力线情况（图 12.7b）。力线杆居中，穿过股骨头中心和踝关节中间。我们可以在透视下确认力线杆与胫骨平台相交的位置以及内侧铰链的完整性。第二种方法是测量截骨部位的张开程度，这应当与术前方案中所决定的张开程度相对一致。最后一种方法是目视检查整个肢体力线，这只能作为用以确定是否存在明显错误的一个最终检查。

12.4.5 固定

截骨部位的固定应牢固、稳定，以免矫正度丢失。可以使用锁定钢板或 U 形钉来进行截骨断端的固定。在临床实践中，我们使用 2 枚 U 形钉：第一枚 U 形钉斜放在胫骨粗隆和 Gerdy 结节之间，第二枚 U 形钉横向垂直放置在胫骨骨骺和骨干之间（图 12.8）。

我们之所以这样做，是因为 U 形钉比钢板更容易放置，并且在截骨近端仅需要的少量骨质即可有效固定。此外，放置钢板可能造成更大的软组织损伤、更大的切口或需要为螺钉进行额外切口。最后，这些患者常常由于既往的骨折或手术而存在胫骨近端的解剖学改变，因此不建议使用钢板。

12.4.6 植骨和缝合

可使用植骨或骨替代物（三磷酸钙）填充截骨部位。我们常规都倾向于使用取自体同侧髂嵴前方的三皮质髂骨块进行植骨（图 12.9）。在缝合过程中，应修复前方肌筋膜，注意覆盖植骨材料和 U 形钉，并放置 1 根引流管。

图12.8 放置2枚U形钉进行固定：第一枚U形钉放置在胫骨结节（TT）到Gerdy结节（GT）之间。第二枚U形钉放置在第一枚的后方，与其互相垂直

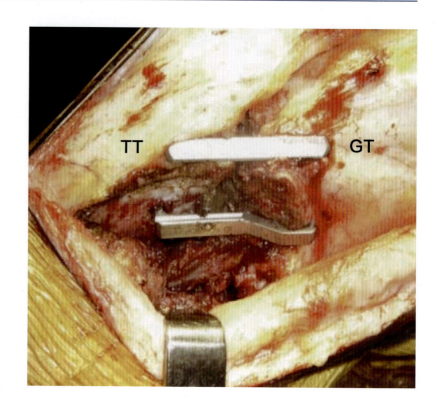

图12.9 固定后，使用取自髂嵴前方的皮髓质移植骨（箭头）填充截骨部位

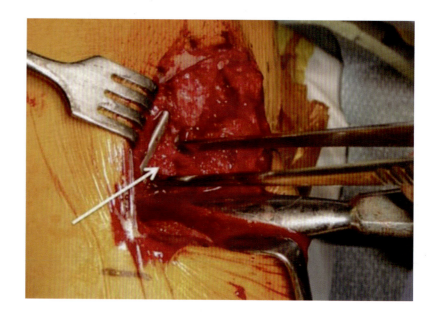

12.5 并发症

12.5.1 腓神经损伤

手术医生必须十分小心不要在手术过程中牵拉腓神经，并且在整个手术过程中都不要拉扯腓神经。应将腓神经从软组织中显露出来并进行分离。此外，用骨膜剥离器保护腓神经并避免剧烈

的侧向牵拉是非常重要的。

12.5.2 后方神经血管结构损伤

如前所述，应使用骨膜剥离器与胫骨干骺端的后方骨皮质保持接触以保护后方神经血管结构，这对于避免严重的神经血管损伤至关重要。

12.5.3 内侧骨皮质铰链断裂

矫正幅度较大时可能会观察到内侧骨皮质铰链断裂，而这种情况会导致畸形和矫正度丢失。为避免这种情况，应事先松动内侧铰链。当内侧皮质铰链发生断裂时，应考虑使用钢板固定内侧铰链以维持截骨断端相应的稳定性。

12.5.4 胫骨平台骨折

胫骨内侧平台骨折是一个严重的并发症，术中必须注意确保内侧铰链距胫骨平台约 1cm，以避免此问题的发生。

12.5.5 筋膜间室综合征

筋膜间室综合征是一种罕见但严重的并发症，在术中可以通过注意止血以及优化术后管理来避免这种情况，这也提醒我们在早期诊断中不应低估持续性且对药物无反应的疼痛。

12.6 术后管理

开放楔形 HTO 术后的指导原则与外侧闭合楔形 HTO 或内侧开放楔形 HTO 术后的指导原则相似。

在我们医疗中心，住院时间为 4~7 天。在术后第二天至第四天之间拔除引流管，在第 12 天左右拆除皮肤缝合线，术后进行 1 个月的血栓预防治疗。手术后，使用支具保持患肢屈曲约 10°，佩戴 2 个月。患者仅限于使用两个拐杖进行部分负重训练，并且在术后第一天开始进行被动性活动范围练习，在起初 15 天之内将屈曲范围限制在 120°，此后屈曲范围可以逐渐增大。

术后 10 周内禁止开车，3~4 个月内不允许进行体力劳动。通常需要在术后 6 个月时才能完全恢复正常活动。

12.7 结果

在 2002—2009 年，我们对 8 例患者进行了外侧开放楔形胫骨高位截骨术治疗。其中 3 例患者是由于既往行外侧闭合楔形截骨术治疗内翻畸形过度矫正后接受此项手术治疗（图 12.10），另外 5 例患者则是由于胫骨平台外侧骨折导致的外翻畸形接受此项手术治疗（图 12.11）。

术后力线改善至平均 HKA 为 183.9°（范围：181°~187°）。没有观察到并发症。有 2 例患者在随访期间（分别在术后 3 年和术后 5 年时）由于骨性关节炎进展需要进行 TKA 翻修。

12.8 结论

胫骨近端外侧开放楔形截骨术是一种治疗主要来自胫骨的下肢外翻畸形的有效方法，但这种治疗方法较少使用。这类畸形主要是由于胫骨近端骨折或由于内翻畸形经外侧闭合楔形截骨术过

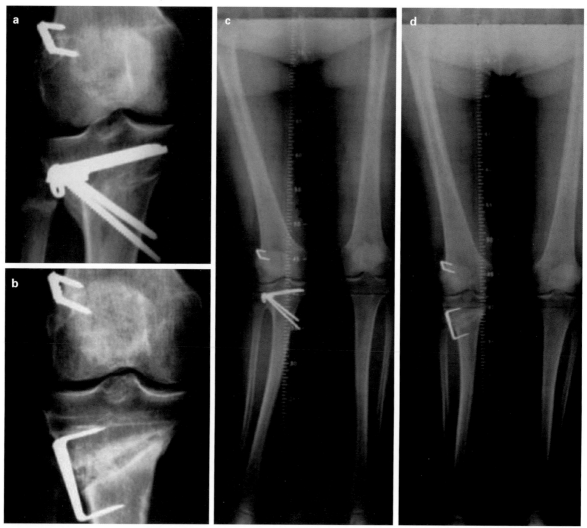

图 12.10 既往接受内翻畸形过度矫正而接受本文术式治疗患者的 X 线片。（a，c）术前 X 线片：既往行外侧闭合楔形胫骨高位截骨术后，髋 – 膝 – 踝（HKA）角为 198°。（b，d）术后 X 线片：使用外侧开放楔形截骨术将 HKA 角矫正至 187°

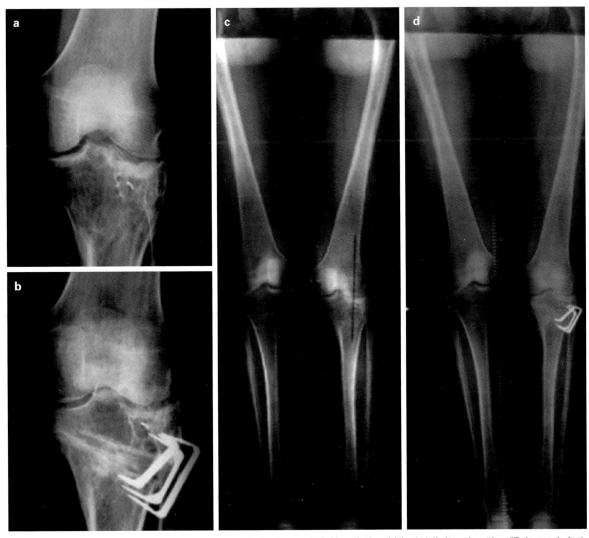

图 12.11　胫骨平台外侧创伤后关节炎患者的 X 线片。（a，c）术前 X 线片：创伤后关节炎，髋 – 膝 – 踝（HKA）角为 188°。（b，d）术后 X 线片：使用外侧开放楔形截骨术将 HKA 角矫正至 181°

度矫正所致。

尽管其适应证极为罕见，但手术结果似乎是最佳的。

未来该手术可能的改进方向包括利用替代移植物填充截骨间隙从而避免从髂嵴切取移植骨，或者在手术过程中使用计算机导航技术以进一步提高矫正精准度。

参考文献

[1]　Gstöttner M, Pedross F, Liebensteiner M, et al. Long-term outcome after high tibial osteotomy. Arch Orthop Trauma Surg. 2008;128:111–115.

[2]　Hui C, Salmon LJ, Kok A, et al. Long-term survival of high tibial osteotomy for medial compartment osteoarthritis of the knee. Am J Sports Med. 2010;39:64–70.

[3] Demeo PJ, Johnson EM, Chiang PP, et al. Midterm follow-up of opening-wedge high tibial osteotomy. Am J Sports Med. 2010;38:2077–2084.

[4] Saragaglia D, Blaysat M, Inman D, et al. Outcome of opening wedge high tibial osteotomy augmented with a Biosorb((R)) wedge and fixed with a plate and screws in 124 patients with a mean of ten years follow-up. Int Orthop. 2011;35:1151–1156.

[5] Naudie D, Bourne RB, Rorabeck CH, Bourne TJ. Survivorship of the high tibial valgus osteotomy: a 10- to 22-year followup study. Clin Orthop Relat Res. 1999;367:18–27.

[6] Sprenger TR, Doerzbacher JF. Tibial osteotomy for the treatment of varus gonarthrosis: survival and failure analysis the twenty-two years. J Bone Joint Surg Am. 2003;85A(3):469–474.

[7] Tang WC, Henderson IJP. High tibial osteotomy: long term survival analysis and patients' perspective. Knee. 2005;12:410–413.

[8] Edgerton BC, Mariani EM, Morrey BF. Distal femoral varus osteotomy for painful genu valgum. A five-to-11-year follow-up study. Clin Orthop Relat Res. 1993;(288):263–269.

[9] Wang JW, Hsu CC. Distal femoral varus osteotomy for osteoarthritis of the knee. J Bone Joint Surg Am. 2005;87:127–133.

[10] Healy WL, Anglen JO, Wasilewski SA, et al. Distal femoral varus osteotomy. J Bone Joint Surg Am. 1988;70:102–109.

[11] Collins B, Getgood A, Abdulaziz A, Giffin R, Willits K, Fowler P, et al. A case series of lateral opening wedge high tibial osteotomy for valgus malalignment. Knee Surg Sports Traumatol Arthrosc. 2013;21:152–160.

[12] Chambat P, Selmi TA, DeJour D, Denoyers J. Varus tibial osteotomy. Oper Tech Sports Med. 2000;8:44–47.

[13] Jackson JP, Waugh W. Tibial osteotomy for osteoarthritis of the knee. J Bone Joint Surg Br. 1961;43-B:746–751.

[14] Coventry MB. Osteotomy about the knee for degenerative and rheumatoid arthritis: indications, operative technique, and results. J Bone Joint Surg Am. 1973;55:23–48.

[15] Coventry MB. Proximal tibial varus osteotomy for osteoarthritis of the lateral compartment of the knee. J Bone Joint Surg Am. 1987;69:32–38.

[16] Marti RK, Verhagen RA, Kerkhoffs GM, et al. Proximal tibial varus osteotomy. Indications, technique, and five to twenty-one-year results. J Bone Joint Surg Am. 2001;83-A:164–170.

[17] Neyret P, Demey G. Surgery of the knee. 1st ed. New York: Springer; 2014.

[18] Al-Saati M, Magnussen R, Demey G, Lustig S, Servien E, Neyret P. Lateral opening-wedge high tibial osteotomy. Tech Knee Surg. 2011;10:178–185.

第13章 内侧闭合楔形胫骨高位截骨术

Jean-Marie Fayard，Nicolas Jan，Padhraig O'Loughlin，Benjamin Freychet

13.1 引言

　　人们已经认识到，有许多因素与骨性关节炎的发展有确定的联系。这些因素包括创伤性的、生物学的或机械性的。胫股关节外侧骨关节炎不如内侧骨关节炎常见，仅占单间室骨关节炎的12.5%[1]。在正常膝关节中，大约60%的负重力通过内侧间室传递，而40%的负重力通过外侧间室传递。外翻力线会导致更多力量集中在外侧间室中。股骨外侧髁和胫骨外侧平台具有凸面，外侧半月板保持完整，可使二者在运动过程中保持一致，然而外侧半月板损伤引起的生物力学改变可导致外侧间室的进行性退化。

　　在大多数情况下，膝关节病在起初时应尽量使用保守的（非手术的）方式治疗。保守治疗方式包括：超重患者应减轻体重，通过物理治疗增强肌肉力量，以及止痛药（对乙酰氨基酚和非甾体抗炎药）等药物。关节腔注射透明质酸虽然尚未确定其功效，但已得到广泛采用[2]。如果保守治疗不成功，则通常下一步会进行手术治疗。我们知道，虽然膝关节置换术可以为老年患者有效地缓解疼痛，并且植入物可长期保存，但在年轻且活跃的患者中，翻修手术的风险增加了3~5倍[3]。在这些情况下，诸如截骨术之类的保膝手术是一种有价值的选择。

　　生理性年轻的外侧膝关节单间室骨关节炎患者应视为接受内翻生成性截骨术的合适人群。为了解决这种形式的对线不良，主要术式选择包括股骨远端内侧闭合楔形截骨术、股骨远端外侧开放楔形截骨术或胫骨近端内侧闭合楔形截骨术。内翻胫骨截骨术的早期临床研究报告称，过度矫正会导致关节线倾斜以及股骨对胫骨产生剪切应力[4-7]。正是由于这些发现，最近的研究主要集中在股骨远端内翻截骨术上，该方法被认为对于胫股关节外侧间室骨关节炎引起的膝关节外翻，矫正更为安全。

　　Coventry[4]建议，如果解剖学上的外翻畸形大于12°，则应进行远端内翻生成性股骨截骨术。但是，当需要较小矫正度时，行内侧闭合楔形胫骨高位截骨术也可成功矫正。自从1961年Jackson和Waugh的首次报告[5]以来，根据本文作者的文献回顾，直到2019年，只有5项临床研究报告了闭合楔形胫骨高位内翻截骨术的结果。

本文作者描述了闭合楔形胫骨高位内翻截骨术的适应证、手术技术、潜在的并发症、作者使用该技术的经验以及来自文献的结果。

13.2 适应证和禁忌证

内翻胫骨截骨术的适应证包括：

– 膝关节外侧间室的症状性骨性关节炎（Ahlbäck 评分为 2~3）[8]，内侧间室无 OA 征象。

– 术前下肢全长站立 X 线片上的外翻畸形 < 6°（髋 – 膝 – 踝角：HKA 角），且无胫骨内翻（机械胫骨近端内侧角，mMPTA）。

内翻胫骨截骨术的禁忌证包括：

– 体重指数（BMI）> 30。

– 类风湿性关节炎。

– 严重外侧胫股骨性关节炎伴胫股半脱位（Ahlbäck 分级 4 级）。

– 内侧胫股骨性关节炎（Ahlbäck 分级 > 1 级）。

– 膝关节僵硬伴屈曲挛缩度 > 10° 和 / 或屈曲度 < 90°。

13.3 术前方案和患者筛选

13.3.1 临床检查

体格检查应包括对生理年龄的分析、活动水平、医学合并症和 BMI 测量。临床检查的重点包括膝关节的活动范围、仰卧和站立姿势时下肢的畸形状况，以及畸形性质为固定畸形或可恢复的畸形，检查者应检查并了解股胫和髌股间室的压痛或疼痛程度。

13.3.2 影像学规划

13.3.2.1 影像学视图

应采集完全负重下的前后位（图 13.1），完全伸展时和屈曲 30° 时的前后位（图 13.2）以及轴位 X 线片，用以评估股胫和髌股间室的状态。需使用双下肢全长应力位 X 线片（图 13.3）或 EOS 扫描进行下肢的机械轴分析，还需要评估胫骨和股骨机械轴，以明确畸形的起源部位。

13.3.2.2 手术方案

可以使用 Miniaci 技术 [9] 在术前双下肢全长 X 线片上计划手术方案，以评估需切除楔形的高度（图 13.4）。具体操作如下：连接髋中心（H）和踝关节中心（A）则可绘制出下肢力线（线

图 13.1　完全负重下的前后位X 线片，显示股胫关节外侧间隙变窄

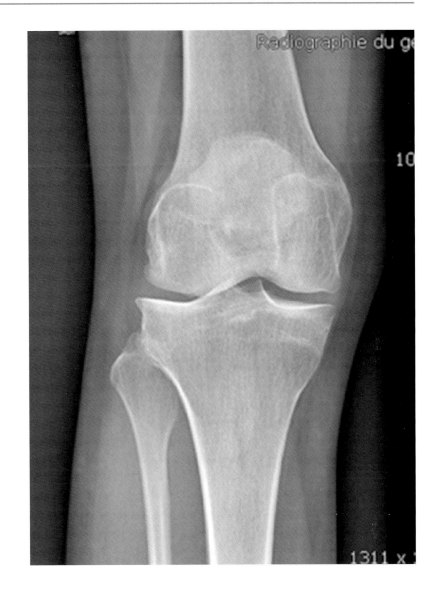

1，HA）；连接股骨头的中心与期望的膝关节负重点即可绘制出期望的力线。一般来说，目标点位于胫骨嵴内侧缘上。随后绘制一条连接髋中心和预期目标点的连线到达踝关节水平的线（线 2，HA'）。再绘制一条连接截骨部位（O）外侧铰链和踝关节中心的线（线 3，OA）以及一条连接铰链和 A'的线（线 4，OA'），线 3 和线 4 形成的角度即为所需矫正的角度（α）。绘制截骨部位：从胫腓关节近端的上部至期望的内侧截骨起点（距胫骨平台内侧 4~5cm），切除的骨量由外侧铰链上的矫正角度确定（图 13.5）。

13.4 手术技术

患者取仰卧位，将充气止血带应用于同侧大腿近端，对患者进行全身麻醉或椎管内麻醉后，膝关节屈曲至 90°。该手术需在透视引导下进行，应特别注意 C 臂应有适当的通道，以利于术中

图 13.2 完全负重下的屈曲 30°
时的前后位 X 线片

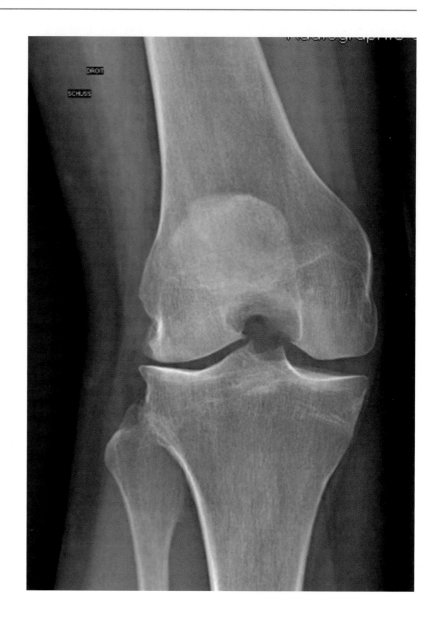

对髋、膝和踝关节进行透视。在手术开始时系统地进行关节镜检查，以评估髌股间室和内侧胫股间室的软骨状况，并对任何关节内伴随病变如半月板或软骨病变进行治疗或去除游离体。

使用 HTVO 的标准前内侧手术入路。在前正中线做一 10~15cm 长的直切口，切口止于胫骨嵴内侧 2~3cm 处。

暴露鹅足肌腱，随后从胫骨附着点将其分离出来。使用锋利的骨膜剥离器，暴露胫骨的后方，并小心地将牵开器靠在骨面上，以保护神经血管结构。

从胫骨的内侧向胫腓关节近端的上部置入 2 根平行的克氏针（图 13.6），将膝关节完全伸直，通过透视确认克氏针定位是否正确。在截骨部位切开内侧副韧带（MCL）的浅层，随后在膝关节屈曲 90° 的情况下，在克氏针正下方进行截骨（图 13.7）。根据术前方案，在预定位置进行第二次切割，该切割应位于第一次切割部位上方。避免破坏外侧骨皮质，以保留外侧铰链。然后，移除

图 13.3　双下肢全长应立位 X 线片

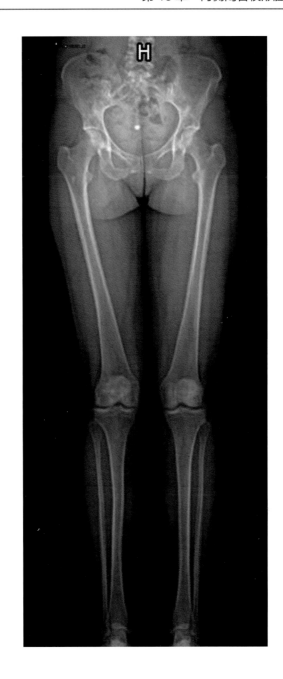

克氏针并切除三角形的楔形骨块（图 13.8）。初次切除术应尽可能保守，以免过度矫正。在胫骨上施加内翻应力以使截骨断端部位闭合。如果发生外侧铰链断裂，应首先使用外科 U 形钉固定之后再闭合截骨部位。

可以在术中对矫正效果进行评估确认。在透视下，使用 1 根连接髋关节中心与踝关节中心的金属杆评估矫正程度（图 13.9）。

手术目标是实现正常的机械轴（即矫正后金属杆应通过胫骨嵴内侧）。早期进行高位胫骨内翻截骨术的手术目标是进行过度矫正，当然这也会导致胫股内侧间室负荷过载以及早期矫正失败。由于这些发现，一些作者指出，外翻膝关节截骨术的最佳目标应当是正常的机械力线 [7, 10]。并且

图 13.4 使用 Miniaci 技术设计术前方案

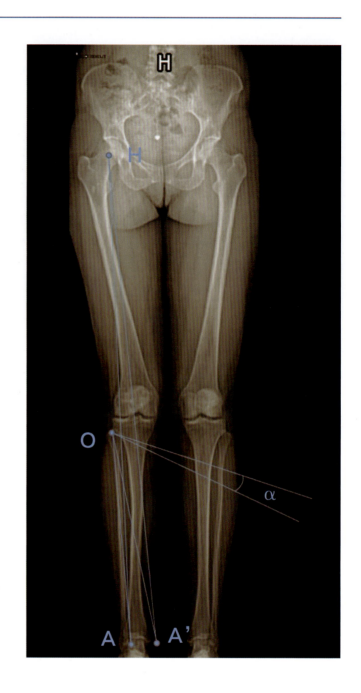

提出：对于外翻膝关节的 HTVO，受力点应位于胫骨嵴内侧[11]。

初次切除骨量必须尽可能少（图 13.10），截骨部位使用外科用 U 形钉进行临时固定（图 13.11a，b），并通过透视评估矫正度（图 13.9）。在此阶段，不应施加内翻应力以避免外侧副韧带（LCL）牵拉以及假性过度矫正（图 13.12）。如果矫正不足，则可再切除一楔形骨块。

完成最终所需的矫正后，将 U 形钉取出，并用四孔 L 形锁定钢板（NewClip Technics，法国南特）或四孔 C 形固定板（Otis，SBM SAS，法国卢尔德）固定截骨部位（图 13.13）。

手术结束时，将止血带放气后确认止血良好。在手术部位胫骨后方留置引流管引流 24h。将腘绳肌腱恢复到正常位置（术后腘绳肌在此部位覆盖固定板），仔细逐层缝合切口。

图 13.5 使用 Miniaci 技术评估楔形切除部位

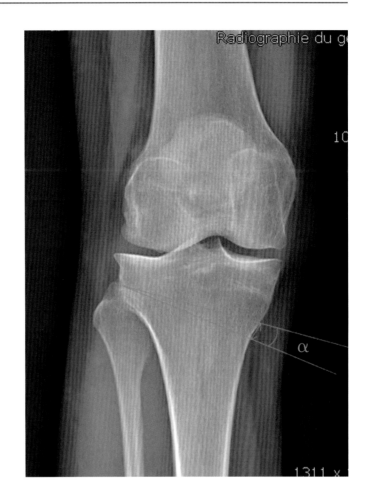

图 13.6 使用 2 根平行的克氏针模拟截骨方向

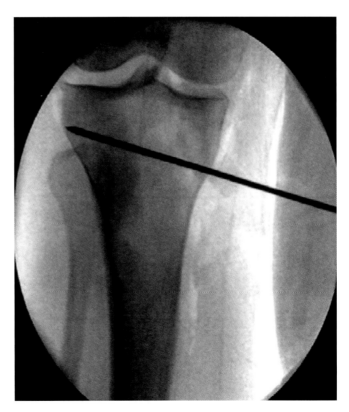

图 13.7 紧贴克氏针正下方进行截骨术

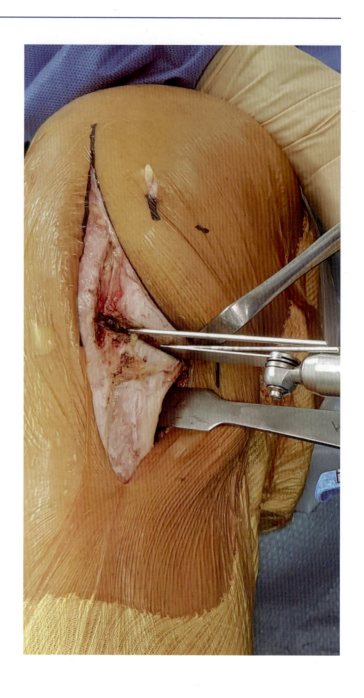

13.5 术后管理

术后，使用功能性支具保护下肢，但允许进行早期康复训练。如果外侧铰链保持完好，则患者可以进行部分负重。如果患者抱怨膝关节疼痛，则应根据具体症状对其进行训练以改变其负重方式。

对于外侧铰链断裂患者，在术后 6 周内不能负重，然后在随后的 2 周内逐渐进行负重。

在术后 6 周、3 个月和 6 个月时进行临床和影像学检查，以评估截骨部位的骨愈合情况。

通常在术后 3 个月后允许逐步恢复无冲击运动，并告知患者术后 3 个月内不建议进行冲击运动。

图 13.8　三角楔形骨块的切除

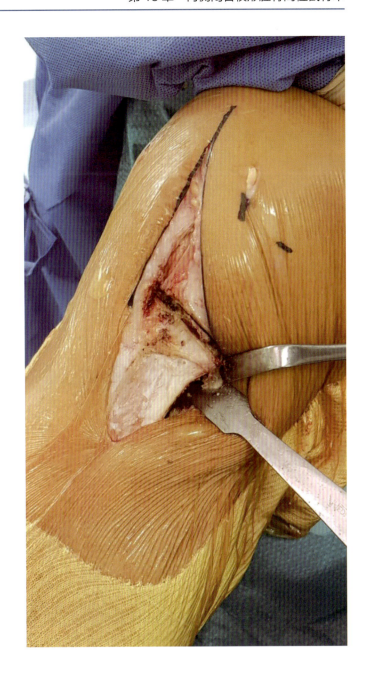

13.6　结果

　　本文作者对 30 例行内侧闭合楔形胫骨截骨术的系列病例进行了报道，并对其进行了平均 12 年（范围：3.1~16.6 年）的随访。有 2 例患者失访，其中 1 例因与手术无关的脑血管损伤而无法评估。随访 3 个月时，所有患者截骨部位均愈合。有 9 例患者在截骨术后平均 10.3 年时因病情进展而接受全膝关节置换术。HTVO 的累积生存率在 5 年时为 96%（95% CI，0.92~1.00），在 10 年时为 87%（95% CI，0.80~0.94），而在 15 年时为 60%（95% CI，0.47~0.74）。

　　对于其余 18 位接受膝关节手术的患者，其膝关节协会客观评分从 53.4 分（范围：14~80 分）

图13.9 使用透视评估矫正程度

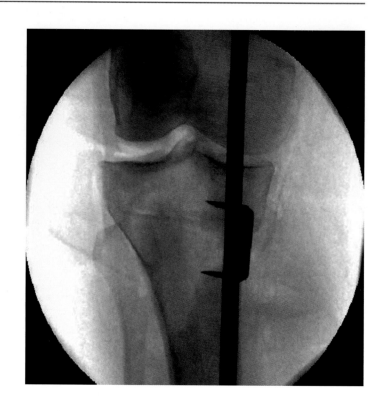

提高到 72.1 分（范围：43~95 分）（P=0.001）。膝关节协会功能评分从 78.8 分（范围：30~100 分）提高到 91.7 分（范围：70~100 分）（P=0.02）。疼痛评分（0~50 分）从 12.2 分（范围：0~30 分）提高到 32.8 分（范围：10~45 分）（$P < 0.001$）。UCLA 评分分析中，患者的活动水平从 6 分（范围：4~9 分）提高到 8 分（范围：4~9 分）（$P < 0.001$）。

在该研究中未观察到重大并发症，如感染、血栓栓塞、关节内骨折、神经血管并发症、铰链断裂、延迟愈合或不愈合。有 6 例患者因为疼痛而进行了内固定物移除，2 例患者在截骨术后进行了部分外侧和内侧半月板切除术。

5 例患者术前存在股外翻（mLDFA < 85°）。在这些患者中，有 2 例出现 HTVO 早期失败，并分别在随访 4.4 年后和 7 年后接受了 TKA，另外 2 例患者的最终随访临床结果较差。

有 2 例患者的术后关节倾斜度超过 10°。1 例患者报告在手术后 1 年出现反复疼痛伴胫股不稳，并在 HTVO 术后 4.4 年时接受了 TKA。

13.7 文献

文献中很少有针对患有外翻关节炎的膝关节进行胫骨内翻截骨术的研究。只有 5 项研究报道了内翻闭合楔形胫骨近端截骨术的结果 [4-7, 12]。这些研究的局限性包括样本量较小、回顾性研究设计以及没有对照组。此外，这些研究在手术适应证、手术技术、临床评估和随访方面均不相同。

图 **13.10**　初次楔形切除应尽量小

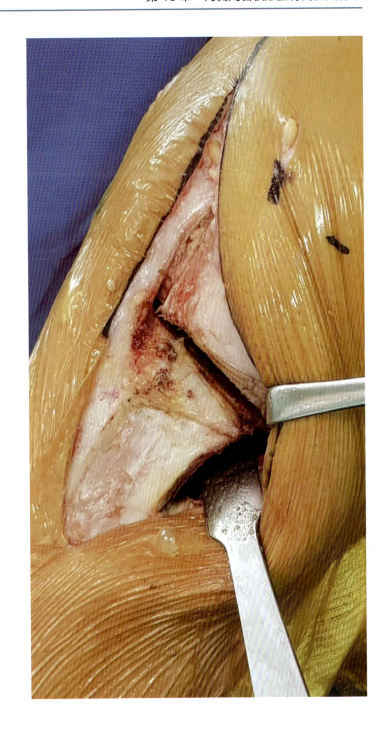

这些研究中均报告，与开放楔形胫骨近端截骨术和股骨远端截骨术相比，其临床和功能评分显著提高，并发症（例如骨不愈合和腓总神经麻痹）发生率更低[13]。

　　Jackson 等发表的一项早期研究显示，在 11 例患者的研究中，平均随访 31 个月。作者报告疼痛明显改善，没有任何特殊并发症[5]。Shoji 和 Insall 报告了对 49 个膝关节手术的系列研究，平均随访 31.5 个月（范围：13~69 个月）。作者描述在 53% 的患者中疼痛成功缓解，在 57% 的患者中获得满意结果，但术前平均外翻畸形为 21.5°（范围：13°~30°），并且所有患者术前均有外翻内

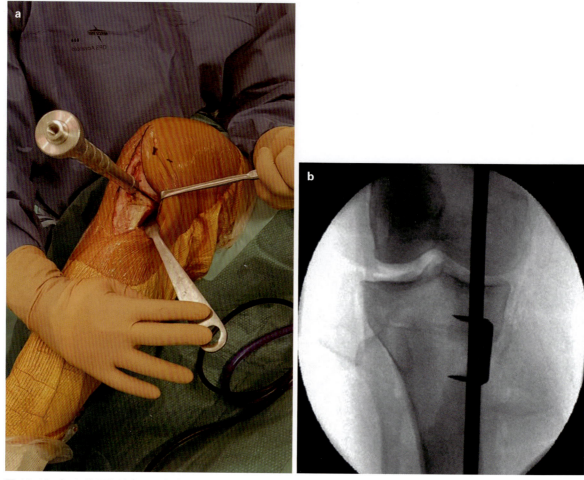

图 13.11 （a）使用外科用 U 形钉临时固定截骨部位。（b）透视显示外科用 U 形钉临时固定截骨部位

图 13.12 荧光透视下，施加内翻应力后可见外侧副韧带牵拉以及假性过度矫正

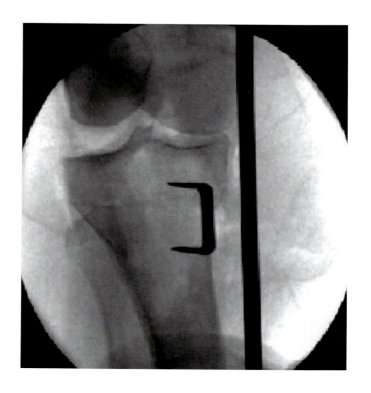

图 13.13　用四孔 L 形锁定钢板进行截骨部位固定（NewClip Technics，法国南特）

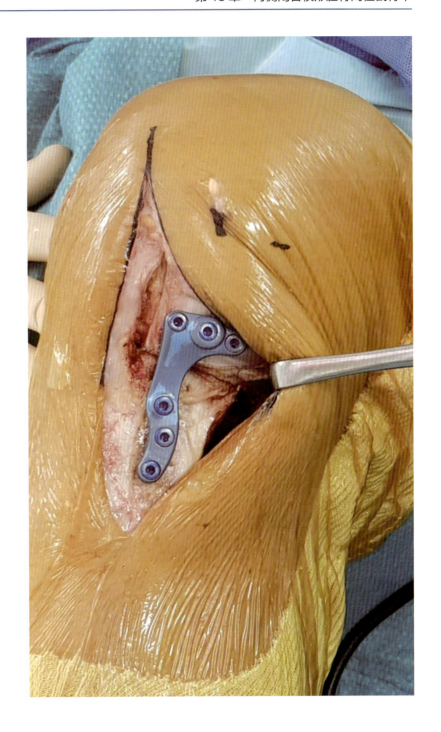

摆 [6]。Coventry 报告描述了 49 例接受内翻闭合楔形近端截骨术的系列患者，其中平均随访 9.4 年（2~7 年）。在 77% 的病例中疼痛明显缓解，并且作者未发现任何神经血管并发症的证据 [4]。

　　早期，即使存在较大的外翻畸形的情况下，也会进行内翻胫骨闭合楔形截骨术，而过度矫正会导致关节线倾斜，并会引发股骨对胫骨产生剪切应力 [4-7]。Coventry[4] 还报告称，关节线水平倾斜度 < 10° 者可获得良好的效果。Shoji 和 Insall[6] 建议制订精确的术前方案，以利于截骨术的准确定位。Chambat 等 [7] 报道了一项包含 47 例患者的系列研究，平均随访 7 年，其中 72% 的患者得到

了良好和极好的功能结局。作者指出，胫骨截骨术在屈曲和伸展方面都具有内在优势。

Mirouse 等[12]的研究中报道 5 年随访时的生存率仅为 57%。其报告矫正不足或过度矫正的比率为 58.2%，关节线倾斜度超过 10°的患者占 26.3%。接受 TKA 的患者中有 71.4% 出现矫正错误，而关节倾斜度超过 10°的患者占 26.3%。

截骨部位（胫骨或股骨）取决于外翻畸形的部位[14]。根据 Hofmann 等的研究，膝外翻起源于股骨远端者占 22%，起源于胫骨者占 45%，同时起源于两处者占 33%[15]。Alghamdi 等也报道称出现骨关节炎的膝外翻患者中，胫骨外翻者占 53%[16]。胫骨和股骨机械角的正常值在 85°和 90°之间。根据 Shoji 和 Insall[6]以及 Coventry[4]的观点，当外翻畸形超过 6°或计划的术后关节线倾斜度超过 10°时，不应进行高位胫骨内翻截骨术。为了获得更高的准确性，当股骨机械角小于 85°时，应考虑股骨对外翻畸形的影响。

13.8 结论

闭合楔形内翻胫骨截骨术治疗外侧骨性关节炎具有良好的长期功能和临床效果，并发症和翻修率低。但是，必须严格遵守特定标准选择患者，以增加获得良好结果的可能性。这些标准包括：术前股骨外翻畸形小于 6°，术后轴线正常，术后关节线倾斜度小于 10°。如果股骨外翻患者的股骨机械角小于 85°，则应考虑股骨截骨术或联合截骨术。

参考文献

[1] Jamali AA, Scott RD. Lateral unicompartmental knee arthroplasty. Tech Knee Surg. 2005;4(2):79.

[2] Glyn-Jones S, Palmer AJR, Agricola R, Price AJ, Vincent TL, Weinans H, et al. Osteoarthritis. Lancet. 2015;386(9991):376–387.

[3] Santaguida PL, Hawker GA, Hudak PL, Glazier R, Mahomed NN, Kreder HJ, et al. Patient characteristics affecting the prognosis of total hip and knee joint arthroplasty: a systematic review. Can J Surg. 2008;51(6):428–436.

[4] Coventry MB. Proximal tibial varus osteotomy for osteoarthritis of the lateral compartment of the knee. J Bone Joint Surg Am. 1987;69(1):32–38.

[5] Jackson JP, Waugh W. Tibial osteotomy for osteoarthritis of the knee. J Bone Joint Surg Br. 1961;43-B:746–751.

[6] Shoji H, Insall J. High tibial osteotomy for osteoarthritis of the knee with valgus deformity. J Bone Joint Surg Am. 1973;55(5):963–973.

[7] Chambat P, Selmi T, Dejour D, Denoyers J. Varus tibial osteotomy. Oper Tech Sports Med. 2000;8(1):44–47.

[8] Ahlbäck S. Osteoarthrosis of the knee. A radiographic investigation. Acta Radiol Diagn (Stockh). 1968;(Suppl 277):7–72.

[9] Miniaci A, Ballmer FT, Ballmer PM, Jakob RP. Proximal tibial osteotomy. A new fixation device. Clin Orthop Relat Res. 1989;246:250–259.

[10] Puddu G, Cipolla M, Cerullo G, Franco V, Giannì E. Which osteotomy for a valgus knee? Int Orthop. 2010;34(2):239–247.

[11] Collins B, Getgood A, Alomar AZ, Giffin JR, Willits K, Fowler PJ, et al. A case series of lateral opening wedge high tibial osteotomy for valgus malalignment. Knee Surg Sports Traumatol Arthrosc. 2013;21(1):152–160.

[12] Mirouse G, Dubory A, Roubineau F, Poignard A, Hernigou P, Allain J, et al. Failure of high tibial varus osteotomy for lateral tibio-femoral osteoarthritis with <10° of valgus: outcomes in 19 patients. Orthop Traumatol Surg Res. 2017;103(6):953–958.

[13] Haviv B, Bronak S, Thein R, Thein R. The results of corrective osteotomy for valgus arthritic knees. Knee Surg Sports

Traumatol Arthrosc. 2013;21(1):49–56.

[14] Marti RK, Verhagen RA, Kerkhoffs GM, Moojen TM. Proximal tibial varus osteotomy. Indications, technique, and five to twenty-one-year results. J Bone Joint Surg Am. 2001;83-A(2):164–170.

[15] Hofmann S, Paszicneyk T, Mohajer M. A new concept for transposition osteotomies around the knee. Iatros Iatros. 2004;1(1):40–48.

[16] Alghamdi A, Rahmé M, Lavigne M, Massé V, Vendittoli P-A. Tibia valga morphology in osteoarthritic knees: importance of preoperative full limb radiographs in total knee arthroplasty. J Arthroplasty. 2014;29(8):1671–1676.

第14章 手术技术：矢状面矫正

Guillaume Demey，David Dejour

14.1 引言

膝关节的稳定性受到软组织部分和骨性部分的共同影响，而软组织和骨性部分共同维持冠状面和矢状面上的总体平衡。控制膝关节矢状面稳定性的主要因素包括前交叉韧带（ACL）、后交叉韧带（PCL）、后内侧和后外侧结构、半月板和胫骨后倾（PTS）。在以下两种不同的情况下可进行胫骨倾斜度的矫正：使用前侧闭合楔形截骨术以矫正过高的 PTS，或使用前侧开放楔形截骨术以增大 PTS 并校正病理性膝反屈。本章的目的是对这两个手术进行描述，本章不会讨论额面胫骨高位截骨术（HTO）期间的胫骨倾斜度处理。

14.2 胫骨前侧闭合楔形截骨术用于矫正胫骨倾斜度

已有多位作者证实，过高的 PTS 会增加 ACL 内的张力，并增加重建后受伤或重建失败的风险[1-5]。正常的 PTS 在 5°~7°的范围内，具体取决于测量技术，如果超过 12°，则被认为是病理性的[1, 4, 5]。当然，也很少有研究表示对过大倾斜度需要进行矫正。但是，对 ACL 重建失败并伴有胫骨倾斜度大于 12°的患者，则必须考虑矫正[4]。进行胫骨前侧闭合楔形截骨术（也称为偏斜截骨术）以减少过大 PTS 引起的胫骨前移，该技术不会改变胫骨粗隆前部的位置。同时，保留该区域的胫骨前皮质有助于限制术后过度伸展。

14.2.1 手术技术

患者取仰卧位，平躺于可透射线的手术台上。大腿高位放置止血带。放置在止血带水平处的侧支柱将腿维持在冠状面，远端支撑将膝关节保持在 90°屈曲状态，并在需要时允许关节全方位活动。

手术方法与外翻内侧开放 HTO 相同（图 14.1）。切口在胫骨粗隆的前部偏内侧约 1~2cm。在许多翻修手术情况下，应使用既往的切口部位。

图 14.1 手术入路：切口位于胫骨粗隆的前部，在其内侧约1~2cm 处

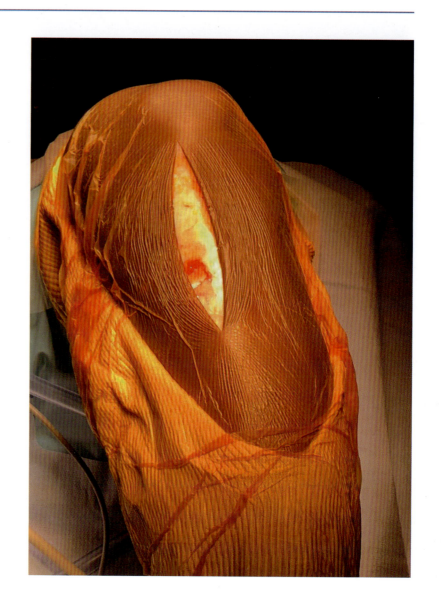

　　首先暴露髌腱，然后将深部内侧副韧带（MCL）和 Gerdy 结节上的阔筋膜剥离至胫骨后部（图 14.2）。通常截骨部位的水平从髌腱附着点的上缘起始，大约在关节线以下 4cm 处。透视下，在髌腱两侧插入 2 根平行的克氏针，克氏针方向朝上，并应在其与 PCL 平面交界处抵达胫骨后侧皮质（图 14.3~ 图 14.5）。

　　进行前侧闭合楔形截骨术时，使用摆锯沿着置于髌腱两侧的克氏针进行切开，需要保留后侧铰链。铰链应居中于胫骨 PCL 平面与胫骨后侧皮质的交界处，正好位于 PCL 附着点的远端。保留完整的后侧皮质可降低骨不愈合的风险，并保护腘血管结构。

　　完成第二次截骨术（上部切口）。该切口应位于第一个切口近端，与其距离数毫米（取决于术前方案）开始并向后进行切开（图 14.6~ 图 14.8）。切除前方楔形骨块以获得 0°~5° 之间的所需 PTS。我们认为 1mm 切除等于 1°矫正，但应考虑到摆锯的厚度（由于进行两次切割，至少会切除

图 14.2　暴露髌腱，并将 MCL 和 Gerdy 结节上的阔筋膜部分剥离

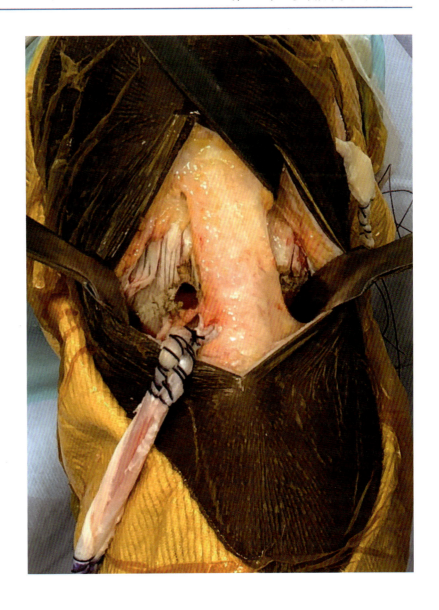

2mm）。切除楔形骨块后，仅通过伸展膝关节即可压缩前侧闭合楔形截骨术部位，从而通过股骨髁向胫骨前平台施加压力。如果难以压迫截骨部位，可使用 3.2mm 钻头钻孔来减弱后侧皮质强度。

　　当截骨部位的表面闭合时，再次进行透视以评估新的 PTS。如果需要进行矫正，则将 2 枚大 U 形钉分别放置在髌腱两侧以固定截骨部位（图 14.9 和图 14.10）。我们强调，由于这种截骨术是自然稳定的，因此无需进行更严格的固定（例如通过钢板固定）。

　　在计划矫正程度时，计算过程中必须考虑到所测量的骨异常以及临床变异。膝反屈明显的患者无法耐受更大程度的矫正。

14.2.2　术后康复

　　手术后应立即开始进行渐进性非积极康复训练，其中患者可以进行可耐受的被动和主动运动。

图 14.3 将克氏针朝上且从胫骨结节上部置入至胫骨后侧骨皮质（PCL 平面）

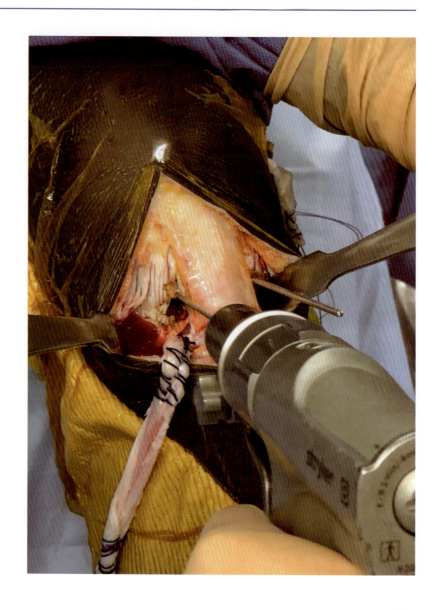

活动范围的练习旨在获得完全伸展但应避免过度伸展，而屈曲范围则不必限制。在最初的 3 周内不允许负重，患者转运时应使用伸展支具进行固定。如果术后出现严重过伸，可在 3~4 周内使用支具将膝关节保持在轻微屈曲位。康复训练的主要目的是减少膝关节肿胀、控制股四头肌运动和恢复活动范围。在接下来的 21~45 天，允许逐渐开始进行负重。

14.2.3 后内侧软组织皱缩术

如果出现与前侧闭合楔形截骨术相关的严重膝过伸，通过后内侧软组织皱缩术即可纠正，但通常很少需要进行后外侧皱缩术。

皱缩术是一种组合手术，手术方式为在浅表内侧副韧带和腘斜韧带中放置保留缝线并将半膜肌前移。该手术对于限制单腿站立时的胫骨前移以及限制膝反屈非常有用。康复过程中需使用支

图 14.4 和图 14.5　必须使用
透视

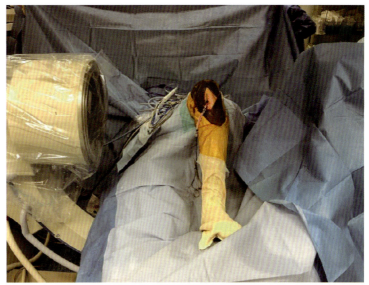

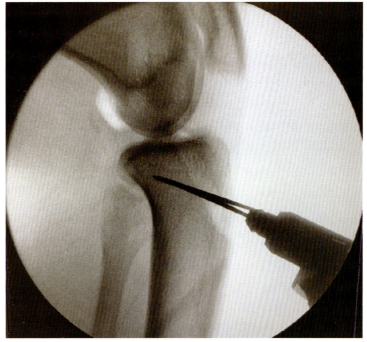

具阻止完全伸展，该操作持续 45 天。

14.2.4 胫骨结节分离

　　根据我们的经验，并不一定必须要进行胫骨结节前部的分离。首先，PTS 过大的患者距髌腱
附着点上缘和关节线前侧的距离更大。因此，在这些患者中不进行胫骨结节截骨术会使此手术更
容易进行。避免胫骨结节分离还有其他几个优点，保留该区域的胫骨前侧皮质有助于限制术后膝
关节过度伸展。保留胫骨结节附着可使骨接触面积更大，从而可增加关节稳定性并促进骨愈合过

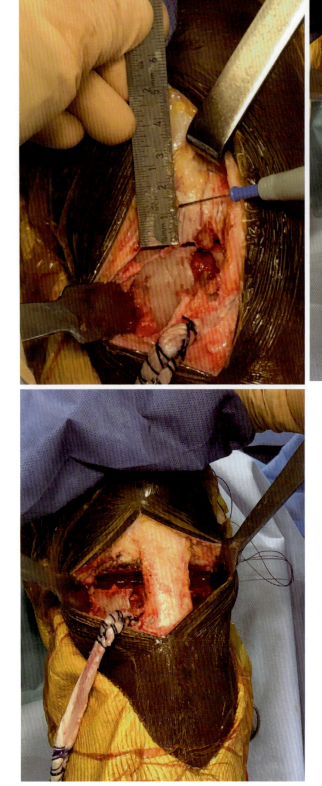

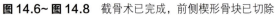

图 14.6~ 图 14.8 截骨术已完成，前侧楔形骨块已切除

图 14.9 仅使用 2 个 U 形钉就可以实现非常稳定的截骨部位固定

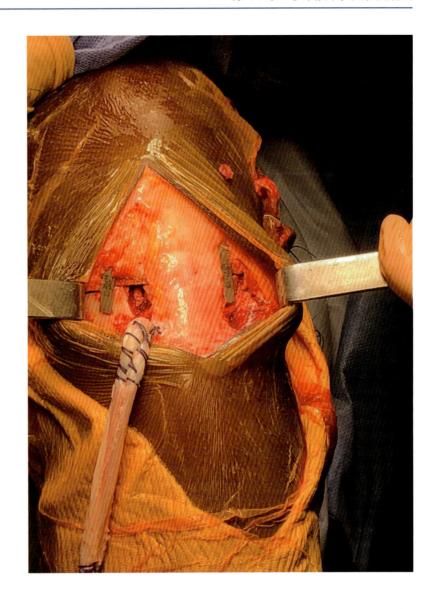

程。可以避免与胫骨结节截骨术相关的医源性并发症（伤口问题、不愈合、活动范围、感染等相关风险）。最后，胫骨结节是截骨水平的重要标志，截骨方向应从髌腱上缘起始延续至 PCL 附着点，以防止腘血管损伤。

14.2.5 适应证和禁忌证

该手术的主要适应证为 ACLR 失败的患者出现矢状面后倾增大至 ≥ 12°（图 14.11 和图 14.12）。其他相对适应证包括单次或多次 ACLR 失败患者出现严重的前部不稳定，表现为体格检查发现较高的 Lachman 分级以及枢轴偏移（3+）。可以在普通侧位 X 线片上进行测量，以确保可清晰观察胫骨远端（20cm）。还应进行下肢全长应力位 X 线检查，以排除明显的内翻或外翻畸形。减少倾斜度的前侧闭合楔形截骨术的禁忌证包括原发性 ACLR 患者（某些极为少见的病例除外）、膝反屈伴有严重膝过伸（例如，当此角度 > 10° 时应同时进行后关节囊部分的紧缩术）、后交叉韧

图 14.10 截骨部位闭合并固定后进行荧光透视图像。用以检查胫骨后倾

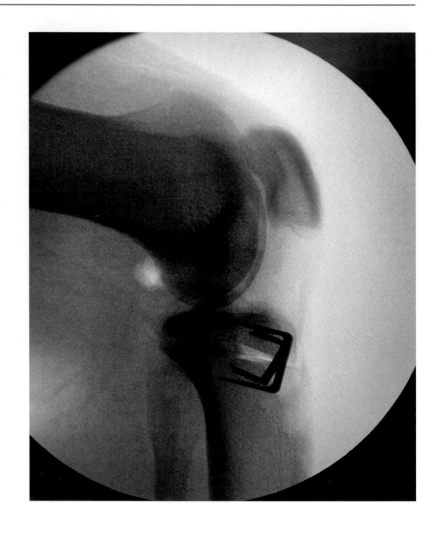

带（PCL）缺损、严重膝内翻对线不良、晚期胫股关节骨性关节炎。

14.3 胫骨前侧开放楔形截骨术用于矫正膝反屈

膝反屈很少需要使用截骨术来矫正。膝反屈的定义为基于胫股矢状位力线，膝关节过度伸展超过 180°。膝反屈的成因包括结构性、先天性或获得性[6-8]。结构性膝反屈是对称的，通常小于 15°，并且通常无症状。病理性膝反屈则为获得性，有症状且不对称。

14.3.1 病因

病理性膝反屈有 3 种类型[6]:

14.3.1.1 骨性膝反屈

骨性膝反屈通常起源于胫骨上方干骺端，由于 PTS 在矢状面内倒置而造成。畸形可以是关节

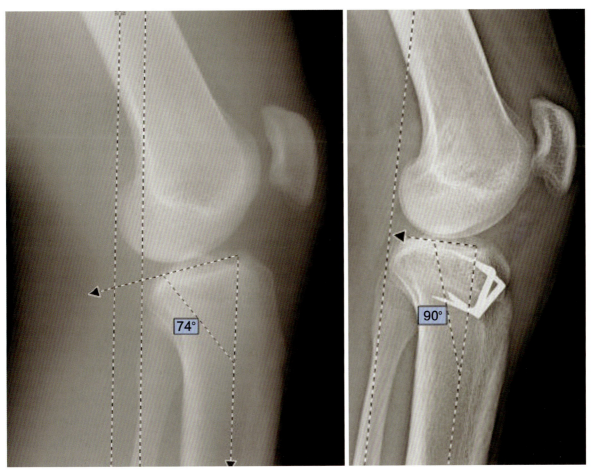

图 14.11 和图 14.12 术前 X 线片显示术后胫骨倾斜度为 16°，与胫骨前侧抽屉相关，这两点非常重要。术后 X 线片显示胫骨后倾矫正非常好，截骨部位愈合良好，并且在完全负重的情况下胫骨前侧抽屉消失

内畸形或关节外畸形。最常见的病因是胫骨结节生长板受损，最常见的机制包括直接创伤、胫骨近端骨折、胫骨粗隆撕脱、骨髓炎、髌腱移植物收集、在骨骺闭合前进行胫骨结节转移、Osgood-Schlatter 病后遗症、长期制动以及胫骨牵引。另外有一种罕见的病因是股外侧髁发育不全，可导致膝关节过度伸展，进而引起胫骨过度外旋。

14.3.1.2 韧带性膝反屈

这一类膝反屈是由于后关节囊和腘肌强度不足、PCL 断裂或前后交叉韧带同时损伤（例如，膝关节后脱位）引起的。韧带性膝反屈的病因起源于导致后方软组织功能不全的急性创伤或慢性损伤，软组织缺损可能涉及后外侧和 / 或后内侧角。在这些情况下，没有 PTS 倒置。

14.3.1.3 韧带性和骨性膝反屈（混合性）

骨性结构改变可导致后侧关节囊韧带组织强度不足，但软组织损伤也可导致胫骨倾斜倒置，如在脊髓灰质炎后遗症等情况下。患有此类后遗症的患者会出现股四头肌麻痹，并且需要在步行过程中过度伸展以固定膝关节。

主要症状包括膝关节疼痛、胫股关节和髌股关节不稳定、外观畸形、肿胀和无力。胫股关节不稳定和无力是由膝关节过度伸展引起的，膝关节过度伸展会缩短髌股关节杠杆臂并导致股四头肌萎缩。由于假性高位髌骨，膝关节过度伸展也可能导致髌股关节不稳定。另外，患者不能在不规则地面上进行行走和运动。还可能存在下肢长度差异。确实，膝外翻畸形常常存在，并且可能与下肢假性延长有关。但另一方面，也可能存在由于胫骨上端生长板早期闭合而导致患肢长度缩短。

14.3.2 手术技术

在文献中已经描述过不同的胫骨截骨术。Irwin 在 1942 年描述了胫骨结节前部下方的后侧闭合楔形截骨术及腓骨截骨术 [9]。Bowen 等描述了胫骨结节前部上方的后侧闭合楔形截骨术 [10]。在胫骨结节下方进行的截骨术中，截骨部位与畸形之间的距离以及截骨部位与关节表面之间的距离更大。这样会形成更大的楔形开口，并可能增加发生骨不愈合的风险。此外，这种手术需要进行腓骨截骨术。由于这些问题，目前已不再使用这种技术。Lexer [11] 描述了在胫骨结节前部上方进行的前侧开放楔形截骨术。与在胫骨结节下方进行的截骨术相比，这类手术发生骨不愈合的风险更低，但是骨骺部骨块的厚度有限，从而发生骨骺坏死的风险更高。此外，由于后侧铰链较薄，骨骺部骨块的稳定性可能不够。如果将骨骺部骨块减小使其等于前侧移植物厚度，则髌骨高度也是一个需要考虑的问题。另外有学者提出采用额面胫骨截骨术的原则进行圆顶形 HTO。该方法在技术上要求很高，重复性较差，因此很少使用。

Henri Dejour [12] 对 Lexer 描述的技术进行了改良，以防止出现上述问题。这种术式是一种前侧开放楔形截骨术，术中将胫骨结节分离并向近端转移以防止低位髌骨出现。如果需要，联合该术式，可以对关节囊韧带后方部分进行收紧。

患者取仰卧位，平躺于可透射线的手术台上。手术中将使用透视，大腿高位放置止血带，放置在止血带水平处的侧支柱将腿维持在冠状面，远端支具将膝关节保持在 90° 屈曲状态，并在需要时允许关节全方位活动。

从髌骨下部到胫骨结节，在髌腱内侧缘做一垂直切口（图 14.13）。通过该切口暴露胫骨结节前部和髌腱。分离胫骨结节，手术目的是分离一个 6cm 长的骨块，其中包括胫骨结节前部（图 14.14）。第一次截骨线是向外侧、水平的，切口必须到达松质骨。内侧截骨线几乎垂直且向内侧。远端横形骨切开应轻柔地进行，以避免发生胫骨骨折。然后，使用骨凿将这个骨块分离。附着在骨骺上的所有外周囊韧带结构均完整保留在原位。

截骨方向用 2 根骨针标记，骨针上至胫骨粗隆前方，与髌腱位于一起，而且朝向 PCL 中胫骨附着部纤维，用以标记截骨的方向（图 14.15）。将这 2 根骨针插入到胫骨关节表面下方约 4cm 处。

图 14.13 从髌骨下部到胫骨结节，在髌腱内侧缘做一垂直切口

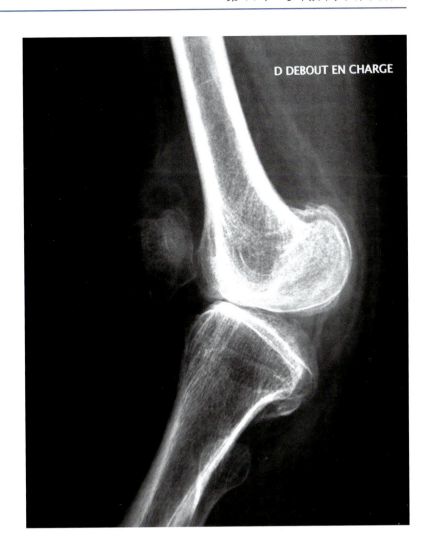

图 14.14 分离胫骨结节骨块，其长度为 6cm

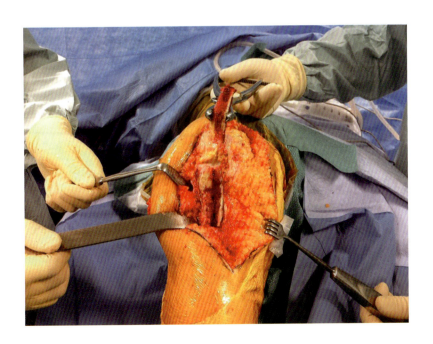

图 14.15 截骨方向用 2 根骨针标记，骨针上至胫骨粗隆前方，与髌腱位于一起，而且朝向 PCL 中胫骨附着部纤维

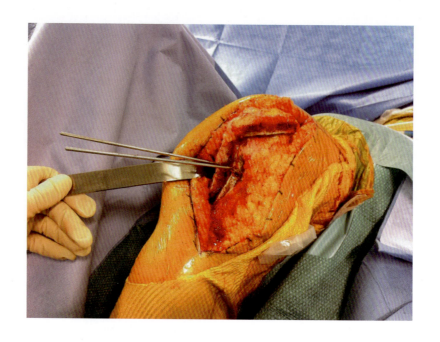

理想情况下，这 2 根骨针应与 PCL 纤维的下部相交，位于胫骨关节表面下方并在胫腓关节近端，以避免腓骨截骨。骨针必须从胫骨囊上方退出，以保留后部铰链。建议使用透视确认骨针的位置，截骨部位位于上胫腓关节的近端，因此不需要进行腓骨截骨术。

　　术前必须仔细检查矫正度。截骨术使用摆锯进行，摆锯应放置于骨针下方，以避免关节内损伤。后侧骨皮质必须保留，并反复使用 3.2mm 的骨钻将其逐渐弱化松动。前侧开放楔形截骨术使用骨凿进行，随后将 Lambotte 骨凿（厚度 2mm，对应于大约 2° 的矫正角度）引入截骨部位，然后在第一个骨凿下方引入第二个骨凿。为了轻轻地打开截骨部位，在最初的两个骨凿之间插入多个骨凿（图 14.16）。术前，胫骨变异是自然趋势。为避免这种改变，骨凿应放置于截骨部位的内侧。后侧关节囊韧带部分可保证截骨部位具有良好的稳定性，尽管如此，我们总是使用 2 枚 U 形钉放置在髌腱两侧进行固定，并使用一种安全的同种异体骨（Osteopure®）填充前侧间隙（图 14.17 和图 14.18）。由于后侧有关节囊韧带作为铰链，此开放楔形截骨部位非常稳定。将胫骨结节骨块放回原位，并用 2 枚 4.5mm 皮质螺钉进行固定，其中 1 枚在截骨部位上方，另 1 枚在截骨部位下方。如果截骨部位上方螺钉处已经闭合，则可以将两个螺钉都放在截骨部位下方。为了保持髌骨高度，应将胫骨结节向近侧移动，移动的距离应与截骨厚度相等。

　　有必要再次进行透视，以确认 PTS 矫正和髌骨高度（图 14.19）。如果膝反屈畸形是由于骨性或软组织因素造成，需要对 PTS 进行矫正，直到达到正常力线（临床上没有过度伸展）为止（图 14.20 和图 14.21）；有时会需要进行轻微的过度矫正（导致屈曲畸形），因为始终存在继发性后侧软组织拉伸的风险。脊髓灰质炎后出现膝反屈畸形需要进行特别考量：在这种患病膝关节中进行矫正时，需要轻微矫正不足，因为在股四头肌麻痹的情况下，膝关节只能在过度伸展时

图 14.16 使用多个骨凿轻轻打开截骨切口

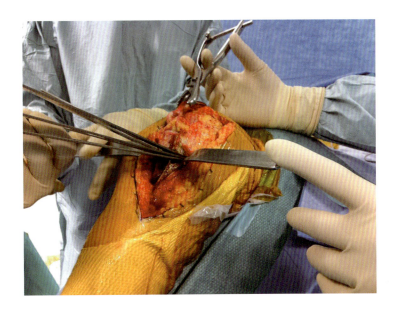

图 14.17 和图 14.18 将 2 枚 U 形钉固定在髌腱两侧。使用安全的同种异体骨填充前侧间隙

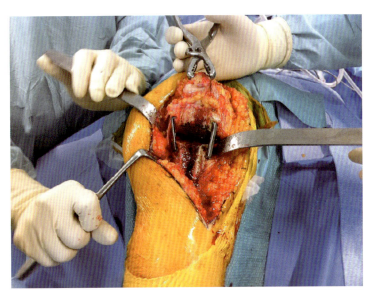

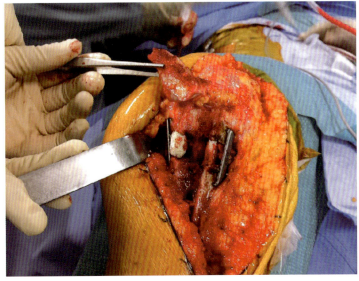

图 14.19 进行透视控制，以确认 PTS 矫正和髌骨高度

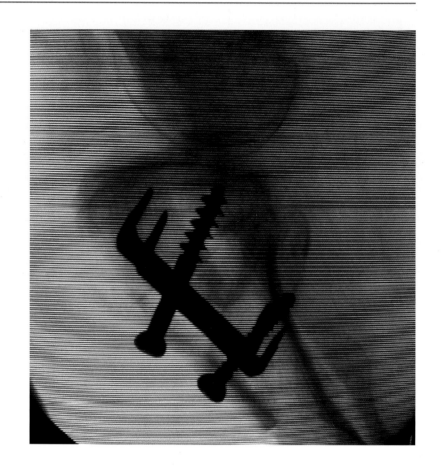

才可固定。

14.3.3 后关节囊部位的紧缩

当后侧副韧带和关节囊部位被拉伸时，即需要收紧后侧关节囊韧带软组织。一共有 3 种主要操作：第一种操作是分离股骨后关节囊附着区，然后用锚钉或经股骨隧道将其在更近端重新固定；第二种操作是将膝后关节囊切开并进行移位缝合；第三种操作由 Judet 和 Judet 报道[13]，使用内侧和外侧入路将两个平行六面体骨块与其膝关节囊股骨附着部分离，这些骨块的横截面为 9~14mm，具体大小取决于膝反屈所需的矫正量，随后将两个骨块旋转 90° 并重新置入其初始位置。该过程允许使用固定装置固定骨块以达到收紧膝关节囊的目的。

14.3.4 术后管理

术后第二天就可以开始康复训练，可以采用连续在 5°~95° 之间进行被动运动。我们会在术后 4 周内避免完全伸展和超过 95° 的屈曲，以在骨愈合期间保护截骨部位，45 天后允许负重。在 45 天内，需将膝关节固定于夹角为 10° 的夹板中。该手术技术相对简单且可重复，可进行非常准确地矫正，并且对腓总神经很安全。术后快速愈合是康复原则。

图 14.20 和图 14.21　如果膝反屈畸形是由于骨性或软组织因素造成，需要对 PTS 进行矫正，直到达到正常力线（临床上没有过度伸展）为止。图 14.20 显示非常显著的过度伸展。图 14.21 显示此种骨手术获得了非常好的矫正效果（未使用皱缩术）

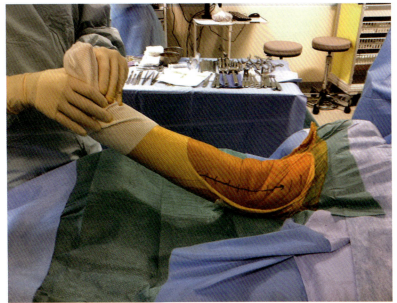

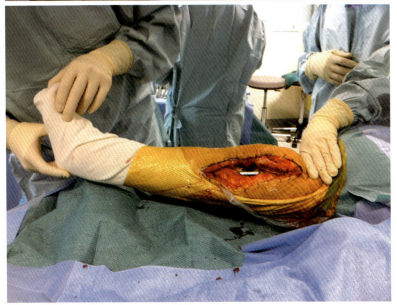

14.3.5　适应证

手术适应证取决于过度伸展的程度、临床检查以及膝反屈的病因。仅当生长板已闭合，且在膝关节疼痛或不稳定且过度伸展超过 15° 的情况下，才可讨论手术适应证。但是，并非所有过度伸展超过 15° 的膝反屈患者都需要进行手术治疗。在制订手术矫正方案时，须依据对侧膝关节的 X 线片或患侧膝关节受到创伤以前的 X 线片做出判断。手术期间，手术医生必须确认膝关节完全伸展。手术医生绝不能接受患者进行任何术前固定屈曲，对于胫骨倾斜度倒置的单纯骨性膝反屈，应当采用单纯开放楔形截骨术治疗。对于过度伸展超过 20° 的骨性膝反屈以及由于结构性过度松弛所致的骨性膝反屈，均可能需要手术治疗。必须首先尝试进行物理治疗、运动疗法以及穿高跟鞋等保守治疗方式。在后关节囊拉伸或松弛的情况下，截骨术的作用是保护韧带收紧。当然，Vicenzi 等也曾报道了韧带性膝反屈患者接受孤立截骨术的效果不佳。此外，若膝反屈与内翻外摆、后内侧关节狭窄以及后外侧膝关节不稳定相关时，可以在截骨方案中增加一些外翻量。在所有情况下都必须对膝反屈进行完全矫正，但脊髓灰质炎患者除外，这类患者仅需进行部分矫正，因为他们需要借助过度伸展以保证行走时膝关节固定。

14.4 结论

矢状面矫正截骨术很少进行，但是膝关节手术医生应该知道如何以及何时使用这些技术。必须在 ACL 重建第二次翻修时对胫骨过度后倾是否需要调整进行探讨。在 ACL 重建第一次翻修时就应该考虑这个问题，因为它可以降低具有诱发风险因子患者出现反复失败的风险。膝反屈的手术适应证应当严格遵守，手术前，必须对膝反屈进行分析，以对韧带部分进行识别。如果需要，可以同时进行后侧软组织收紧。这些闭合和开放楔形截骨术的操作是可靠且安全的，并且可以矫正骨畸形。

参考文献

[1] Giffin JR, Vogrin TM, Zantop T, Woo SL, Harner CD. Effects of increasing tibial slope on the biomechanics of the knee. Am J Sports Med. 2004;32:376–382.

[2] Hohmann E, Bryant A, Reaburn P, Tetsworth K. Is there a correlation between posterior tibial slope and non-contact anterior cruciate ligament injuries? Knee Surg Sports Traumatol Arthrosc. 2011;19:S109–S114.

[3] Fening SD, Kovacic J, Kambic H, McLean S, Scott J, Miniaci A. The effects of modified posterior tibial slope on anterior cruciate ligament strain and knee kinematics: a human cadaveric study. J Knee Surg. 2008;21:205–211.

[4] Dejour D, Saffarini M, Demey G, Baverel L. Tibial slope correction combined with second revision ACL produces good knee stability and prevents graft rupture. Knee Surg Sports Traumatol Arthrosc. 2015;23:2846–2852.

[5] Sonnery-Cottet B, Mogos S, Thaunat M, et al. Proximal tibial anterior closing wedge osteotomy in repeat revision of anterior cruciate ligament reconstruction. Am J Sports Med. 2014;42:1873–1880.

[6] Demey G, Lustig S, Servien E, Neyret P. Genu recurvatum osseux. EMC—Appareil locomoteur. 2013;8(4):1–9.

[7] Lecuire F, Lerat JL, Bousquet G, et al. Le genu recurvatum et son traitement par ostéotomie tibiale. Rev Chir Orthop Repartrice Appar Mot. 1980;66:95–103.

[8] Balestro JC, Lustig S, Servien E, Carmody D, Neyret P. Opening wedge tibial osteotomy in genu recurvatum. Tech Knee Surg. 2009;8(2):126–135.

[9] Irwin CE. Genu recurvatum following poliomyelitis: controlled method of operative correction. JAMA. 1942;120:277–279.

[10] Bowen JR, Morley DC, McInerny V, et al. Treatment of genu recurvatum by proximal tibial closing-wedge/anterior displacement osteotomy. Clin Orthop Relat Res. 1983;179:194–199.

[11] Lexer E. Die gesamte wiederherstellungs chirurgie. Leipzig Bart JA. 1931:551–553.

[12] Dejour D, Khun A, Dejour H. Ostéotomie tibiale de déflexion et laxité chronique antérieure à propos de 22 cas. Rev Chir Orthop. 1998;84:28.

[13] Judet J, Judet H. Genu recurvatum par lésion du cartilage de conjugaison supérieur du tibia. Communication à la 49e réunion annuelle de la SOFCOT. Rev Chir Orthop. 1975;61:296–300.

第 15 章　患者个体化导航模板（PSI）在胫骨高位截骨术中的应用

Thomas Tampere，Mathias Donnez，Christophe Jacquet，Philippe Berton，Matthieu Ollivier，Sébastien Parratte

15.1 引言

如今，胫骨高位截骨术（HTO）是一种公认的关节保留手术，用于治疗膝关节早期单间室骨性关节炎（OA）或与胫骨近端内翻对线不良相关的内侧间室负荷过载。这种治疗手段的目的是将下肢的负荷轴线从内侧间室向膝关节中心转移，从而减轻膝关节内侧间室的负荷[1-4]。

但是，目前广泛使用的截骨术存在一些陷阱。常规的截骨术手术程序依赖于 2D 术前方案以及术中使用 2D 透视检查。由于膝关节可能存在旋转或屈曲畸形，这种方式可能会导致测量错误。此外，"每毫米截骨术开口对应于一度矫正"的常规经验法则过于简单化，因为需要考虑到下肢的长度、胫骨平台的宽度以及截骨术的深度[5-8]。根据 Gebhard 等的观点[9]，很难达到理想的轴线矫正，并且术后经常发生矫正不足和过度矫正的情况。传统的围手术期测量技术，例如数学方法、金属杆或缆线方法，已被证明存在低可重复性、观察者间差异性以及放射学测量错误等问题。通常负重轴线的微小偏差就会导致膝关节的受力分布发生较大变化，这可能导致进一步的软骨退行性变、外侧间室负荷过重以及 HTO 术后效果不理想[10, 11]。

为了通过截骨术进行有效矫正，必须在所有 3 个平面均达到最佳角度矫正，并且大量研究表明，在术前方案过程中，矫正的准确性是决定 HTO 成功的最重要因素[5]。在传统手术技术中，难以精确地控制矫正程度，并且存在无意增加胫骨矢状面倾斜度的潜在风险。力线在平台外侧宽度 62%~66% 处穿过表明，对于患有内侧间室骨性关节炎的内翻膝，将解剖学下肢轴线校正为 8°~10° 外翻时可获得最佳结果[6-8]。Van den Bempt 等在近期的一篇关于 HTO 术后冠状面肢体力线矫正准确性的综述中表示，传统技术具有缺陷，倾向于矫正不足。因此，在采用传统术式进行手术方案的队列中，仅有 23%~50% 达到了可接受的准确性范围[5]。

适当的预测性手术方案对于实现理想的矫正角度至关重要。因此，随着旨在提高外科手术准确性和改善手术医生手术信心的骨外科手术新技术的进步，目前已经提出了多种如计算机辅助或患者个体化辅助等不同技术，用以优化外科手术步骤，这些技术可作为常规技术的一种替代方法。计算机导航似乎可以解决矫正不准确的问题，但是相关研究结果互相矛盾[11, 12]。一些报道显示，与传统方法相比，计算机导航在矫正机械轴力线方面有更好的结果，对胫骨倾斜度的矫正控制明显更好，但是这些改善尚未反映在临床结局中。导航允许在 3D 模式下进行实时可视化，但一直非常昂贵，并且下肢的数字瞄准会延长操作时间 [13, 14]。而且，我们曾经见到过在手术中使用计算机辅助技术来控制下肢轴线的整体额状力线。然而，尚不能证明其有能力控制截骨术本身所需的矫正程度。在前述对 HTO 术中使用计算机导航的综述中，似乎至少有 75% 的矫正达到了可接受的准确度范围 [5]。

最新研究证据表明，基于术前三维 CT 扫描模型的患者个体化截骨导航模板，使应用个体化切割导向器成为可能，从而允许在冠状面和矢状面手术期间对矫正进行精确控制。原理很简单：创建骨骼的 3D 模型，模拟截骨术以及螺钉和固定板的理想位置（图 15.1~ 图 15.3）。通过该模拟，设计并打印个体化的截骨导向板、钻孔引导螺孔以及保护性放置的 2 根克氏针。手术医生会收到上述方案、患者个体化截骨导向板以及有关螺钉长度的信息（图 15.4）。这些系统的准确性已在不同的体内和体外研究中得到证实。与传统技术相比，其具有更高的矫正准确性。在最后一步，对动态步态参数和软组织松弛度进行整合可以进一步减少不准确的问题并改善患者报告的结局 [15]。本章的目的是介绍 3D 术前方案的基本原理、手术技术以及 HTO 中 PSI 的结果。

15.2 适应证

与上述描述的传统 HTO 相同的纳入标准也适用于开放楔形 PSI HTO。更复杂的多平面畸形也可以通过 PSI 进行处理。

15.3 术前方案

个体化导航模板下实施 HTO 术前方案至关重要，并且应当基于全面的身体检查和影像学研究。患者病史采集的重要方面应包括既往的损伤以及患肢既往接受过的所有治疗和 / 或手术操作。体格检查包括患者的步态和姿势、髌骨轨迹、活动范围和韧带稳定性。手术前应确定并考虑肢体长度差异、踝关节畸形和不稳定性。术前通过常规 X 线片（负重下肢全长位片、前后位片和侧位片）对髋 – 膝 – 踝（HKA）角、胫骨近端内侧角（MPTA）和胫骨近端后侧角（PPTA）进行 X 线片分析。根据临床检查和 X 线片评估，由手术医生确定目标矫正。

下一步，由专业工程师根据计算机断层扫描（CT）结果，通过专用方案制作虚拟模板，该方案涵盖聚焦于股骨头、膝关节（对股骨远端和胫骨近端 15cm 范围内进行可视化）和踝关节的影像。膝关节所需的扫描厚度为 0.625mm，髋和踝关节则为 2mm。所有测量结果都可以根据经过验证的算法自动重现；既往对准确性和可重复性的评估显示误差范围 < 2mm 和 < 1°。基于这些测量，可以渲染出胫骨的 3D 模型，从而可以进行模拟 HTO 校正。矫正量是根据手术医生的要求在

图 15.1　截骨术前后下肢机械轴的模拟图像。此模拟基于下肢 CT 扫描得以实现，从而使臀部、膝关节和脚踝可视化

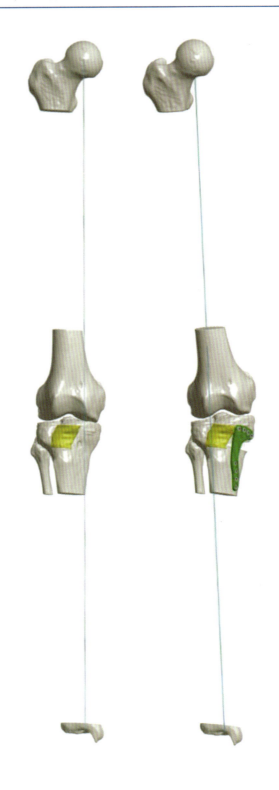

冠状面和矢状面上进行规划（图 15.1 ）。

　　在对截骨术进行 3D 模拟之后，可以对用于稳定截骨部位的固定板进行虚拟定位，并在必要时进行调整，以适应理想的解剖学定位。基于此定位，可以确定螺钉尺寸和放置螺钉的最佳位置。此外，可以虚拟放置 2 根克氏针：第 1 根克氏针用于在进行截骨时保护胫骨外侧铰链，第 2 根克

图 **15.2** 在冠状面内模拟截骨术。
确定固定板在胫骨近端的最佳位置

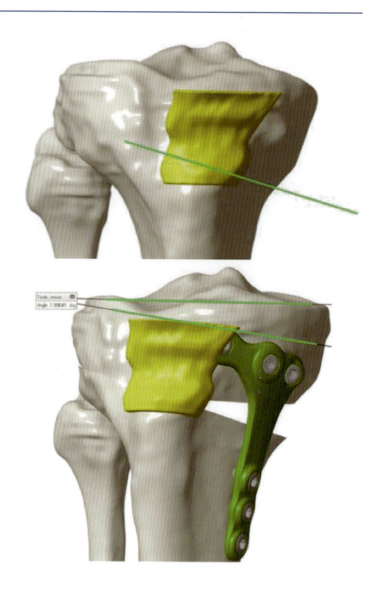

氏针则用于在截骨部位打开过程中保护铰链。在手术医生批准最终的虚拟结构之后，设计患者个体化切割导向板（Newclip Technics，Haute-Goulaine，法国），并进行 3D 打印，用以引导切割、钻出最终的螺孔并对这 2 根用于保护铰链的克氏针进行定位（图 15.1~ 图 15.4）。

15.4 手术技术

患者在麻醉监护下置于射线可穿透并带有压力点衬垫的手术台上，取仰卧位。进行椎管内麻醉或全身麻醉后，进行双侧膝关节检查，以评估是否同时存在韧带不稳定情况并评估膝关节的活动范围。使用大腿和足部支具，以将患侧下肢保持屈曲 90°。不使用止血带。在进行术前安全核查、消毒和无菌铺巾后，用皮肤记号笔标明体表标志。标注髌骨、髌腱、关节线和胫骨结节，并识别出胫骨的前缘和后缘。必要时，进行关节镜手术以处理相关的关节内病变。

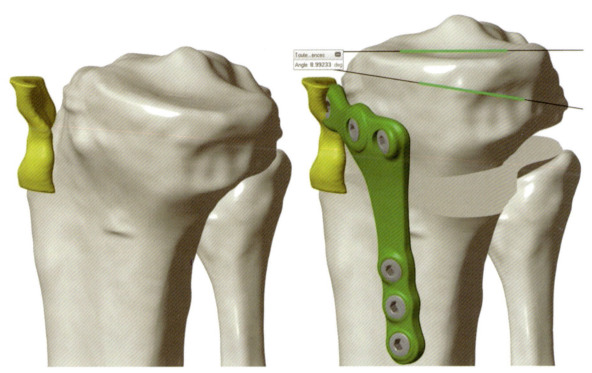

图 15.3　在矢状面内模拟截骨术。术前方案和 PSI 可以完美地控制胫骨近端在术前和术后的倾斜度

图 15.4　模拟截骨术可以在术前确定理想的固定板位置和螺钉长度

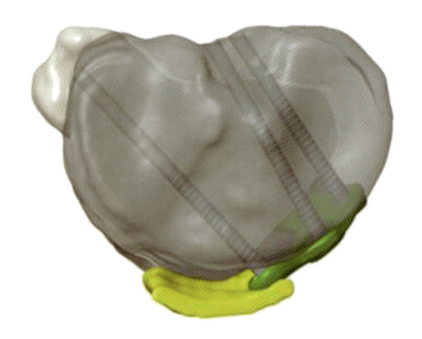

　　可以使用 HTO 的标准手术入路，在胫骨嵴前方和胫骨后内侧边缘做一长 7cm 的切口，起自关节线近端 1cm 处，至胫骨粗隆远侧。切开皮肤，并穿过皮下组织开始显露，直到暴露出胫骨和缝匠肌筋膜近端。对骨进行锐性剥离，将腘绳肌群共同的附着部（鹅足肌群）和浅表内侧副韧带（MCL）自骨膜下与骨分离，并向后侧回缩。应当使用一个厚套筒抬高这些组织，以便对截骨部位

进行修复。矫正角度越大，则腘绳肌和MCL应当向远端松解得越多。注意，只有充分松解才可以打开截骨部位并便于植骨。如果释放受限明显，则存在撕裂外侧皮质铰链的危险，这可能会影响骨骼的完全愈合。将胫骨后内侧的组织分离，使用一把钝性（射线可透的）牵开器沿后侧骨皮质紧贴胫骨近端后内侧放置，以保护后侧神经血管结构。在最后一步中，将髌腱向前侧和外侧牵拉来识别胫骨结节及其滑囊。

然后，将患者个体化截骨导向器（Newclip Technics，Haute-Goulaine，法国）沿胫骨内侧定位光斑定位在术前确定的理想解剖学定位上。在我们的植入物中，有一个前侧托槽以放置在髌腱的后方，并且有两个远端后侧托槽放置在胫骨后表面，以确保稳定性和最佳适配（图15.5和图15.6）。截骨导向器的最终位置应通过透视进行确认。首先，将1根2.2mm的骨针放置在近端

图15.5 将两个后侧托槽放置在胫骨后缘，以提供稳定性和可使它们良好地安装于胫骨近端。将1根2.2mm克氏针放置在近端后侧托槽中，用以将夹具固定在骨骼上，并确定切口的方向和位置，因为它位于实际切口下方1mm处，并朝向腓骨头。可以将铰链针插入后侧远端托槽中以保护铰链。有一个前侧托槽以放置在髌腱后方，以在锯切时提供保护

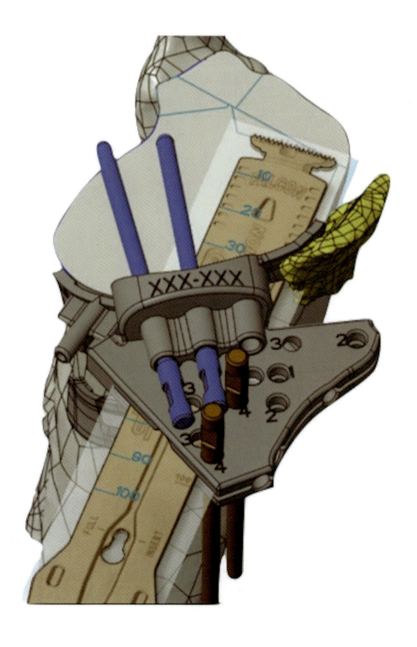

后侧托槽中，该骨针会将导向板固定在骨骼上，并确定切口的方向和位置，因为它位于实际切口下方 1mm 处，并朝向腓骨头。其位置是通过患者个体化的方式计算得出，以获得准确的铰链位置。可以将铰链针插入后部远端托槽中以保护铰链。在导向板上预先钻出螺丝孔，完成最终固定。放置 2 根单皮质（近端）骨针和 2 根双皮质（远端）骨针用以确保夹具在胫骨上的位置正确（图 15.7）。

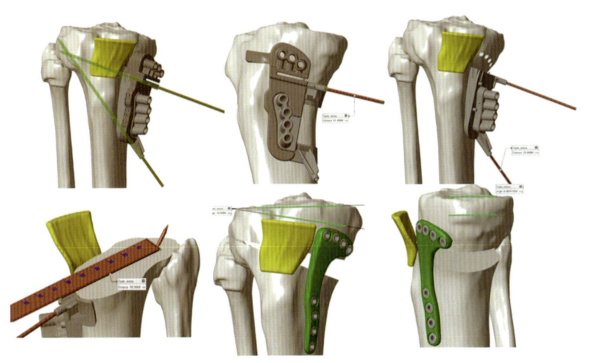

图 15.6　切割导向器在胫骨近端的最佳定位和最佳安装（Newclip Technics，Haute-Goulaine，法国）。使用 1 根稳定克氏针穿过后侧近端托槽；另 1 根放置在远端后侧托槽中的克氏针保护铰链。远端的克氏针可防止锯片切割到铰链。使用固定板后，如术前方案所确定的，可以在冠状面和矢状面获得完美的矫正

图 15.7　手术切口为适用于 HTO 的标准前内侧切口，PSI 导向器可通过此切口完美适合胫骨近端。螺孔为预先钻孔，使用临时骨针将导向器固定在位。后侧克氏针提供了额外的稳定性。该图片中的铰链针已经移除

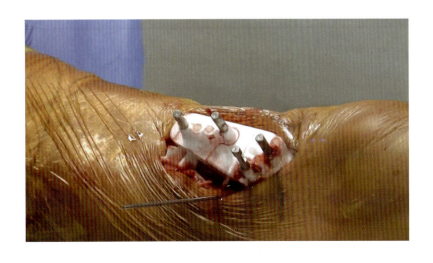

使用导向板的专用插槽，在截骨过程中引导锯片，并保护后侧神经血管结构。请注意，该插槽的前端是封闭的，以避免切割到胫骨前侧和外侧（图 15.5）。患者个体化导向器的上部可以移除，以便于完成截骨，在胫骨粗隆以下的双平面处应使用导向板的前端/垂直插槽引导。当锯片与铰链针接触时，截骨术即告完成（图 15.6）。切口逐渐打开过程中，使用椎板牵开器支撑，直到固定板上的孔洞与胫骨上的预钻孔对齐为止，对齐后即可确认在冠状面和矢状面上均进行了适当的矫正。然后将螺钉穿过固定板插入以固定此结构。由于虚拟术前方案中已测量了螺钉的长度，因此术中不再需要确认螺钉的尺寸。

15.5 术后康复

术后应进行标准的 X 线检查，以验证截骨部位、固定板和螺钉的位置。实施一种标准康复方案，过程中允许使用拐杖进行自由活动和可耐受负重。允许患者在 6 个月后恢复其文化娱乐活动。

15.6 结果

有大量文献对围绕 HTO 的各种主题进行过评论，但使用不同技术所得的可靠结果数据缺乏一致性。在不同文献中，HTO 的结果各不相同，但总的来说，有充分的证据表明 HTO 可以很好地缓解膝关节内侧关节炎的疼痛并恢复其功能。然而，HTO 的长期结果取决于校正的准确性[15]。最近发表的一项系统回顾报告了术后矫正是否在"可接受的范围内"，其得出的结论是，当今使用的 HTO 技术在实现目标矫正角度方面的准确性似乎低得令人惊讶[5]。

个体化的 HTO 切割导向器技术在骨科领域是创新性的和新兴性的，因此尚缺乏有关长期效果的数据。根据该主题的适用出版物发现该技术具有令人鼓舞的前景，因为其仅需要完成 10 例手术即可实现较短手术时间，仅需完成 8 例手术即可改善手术医生手术信心，而仅需完成 9 例手术即可减少 HTO 术中所需进行透视次数，学习曲线短。此外，研究表明，与传统术前方案相比，此项技术无需学习曲线即可实现准确的校正[16]。Chaouche 等在 2019 年最新发表了最大系列研究（最大患者样本量），该研究对 100 例接受 PSI HTO 的患者进行了 2 年的平均随访。这些患者术后矫正角度与术前方案完全相关，并且与术前情况相比，KOOS 评分得到了显著改善（$P < 0.0001$）[17]。

Victor 等是最早证明膝关节周围截骨术中使用 PSI 可增加该技术准确性的作者之一，他们报道称，在冠状面中计划的楔形角与实际切割的楔形角之间的平均偏差为 0°（SD 0.72），在矢状面中该偏差为 0.3°（SD 1.14）。术后 HKA 角与术前方案的角度相比，差异为 0.3° [18]。最近的几篇论文证实，HTO 中采用 PSI 技术可以大大提高准确性，这可能有益于长期的临床结局 [15-20]。Munier 等在 2014 年发表的一项前瞻性研究中显示，根据术前方案，在 95% 的患者中可以实现准确的矫正（差异小于 2%）[19]。Yang 等在他们发表的 PSI HTO 病例系列中证实了该技术可提高矫正准确度 [20]。Donnez 等在最近的一项体外研究中发现使用 PSI 技术可取得很高的准确度，术前方案和术后实际相比，在冠状面上相差最小为 0.2°（SD 0.3），矢状面上相差最小为 –0.1（SD 0.5）[21]。

15.7　结论

在有适当适应证的患者中，内侧开放楔形 HTO 对于年轻、活跃并伴有内翻力线的症状性内侧间室 OA 的患者而言是一种安全有效的治疗方法。如今，传统的 HTO 技术在实现目标矫正角度方面准确度较低。2D 术前方案可能会造成技术和矫正错误；转向 3D 渲染和成像之后可能会提高手术的准确度。值得注意的是，即使有完善的术前方案，仍然存在实际的困难，这种困难就在于要将计划推广至实际的手术操作。在第一阶段引入了计算导航技术来解决不准确的问题。但计算机导航技术仍然存在耗时相关的问题以及跟踪器的瞄准和应用需求，而 PSI 可能是解决这些问题的一种方案。通过 2D 和 3D 联合设计术前方案以创建 PSI 导向板，现在可以达到接近方案的矫正结局。与计算机导航相比，PSI 指南可靠、准确且节省成本，并且无需连续跟踪和瞄准。PSI 可能节省时间、减少辐射并且易于使用（表 15.1）。未来的方向可能是将步态模式数据、肌肉骨骼动力学建模、关节运动学和关节接触力学一同纳入术前方案中，为修复重建手术操作寻找精确的患者个体化矫正角度。

表 15.1 PSI 的优势与劣势

优势	劣势
·使用方便	·需要进行额外的成像（CT）
·提高准确性（3D 规划）	·在工程师分析和确认方案的过程中需要手术医生参与
·具有成本效益（使用一次性套件）	·设计和生产 PSI 需要时间
·减少术中荧光透视	—
·可重复	—

参考文献

[1] Day M, Wolf B. Medial opening wedge high tibial osteotomy for medial compartment arthrosis/overload. Clin Sports Med. 2019;38:331–349.

[2] Hoorntje A, Witjes S, Kuijer P, Koenraadt K, van Geenen R, Daams J, Getgood A, Kerkhoffs G. High rates of return to sports activities and work after osteotomies around the knee: a systematic review and meta-analysis. Sports Med. 2017;47:2219–2244.

[3] Webb M, Dewan V, Elson D. Functional results following high tibial osteotomy: a review of the literature. Eur J Orthop Surg Traumatol. 2018;28:555–563.

[4] Yan J, Mushal V, Kay J, Khan M, Simunovic N, Ayeni O. Outcome reporting following navigated high tibial osteotomy of the knee: a systematic review. Knee Surg Sports Traumatol Arthrosc. 2016;24:3529–3555.

[5] Van den Bempt M, Van Genechten W, Claes T, Claes S. How accurately does high tibial osteotomy correct the mechanical axis of an arthritis varus knee? A systematic review. Knee. 2016;23:925–935.

[6] Miniaci A, Ballmer F, Ballmer P, Jakob R. Proximal tibial osteotomy. A new fixation device. Clin Orthop. 1989;(246):250–259.

[7] Dugdale T, Noyes F, Styer D. Preoperative planning for high tibial osteotomy. The effect of lateral tibiofemoral separation and tibiofemoral length. Clin Orthop Relat Res. 1992;(274):248–264.

[8] Fujisawa Y, Masuhara K, Shiomi S. The effect of high tibial osteotomy on osteoarthritis of the knee. An arthroscopic study of 54 knee joints. Orthop Clin North Am. 1979;10:585–608.

[9] Gebhard F, Krettek C, Hüfner T, Grützner P, Stöckle U, Imhoff A, et al. Reliability of computer-assisted surgery as an intraoperative ruler in navigated high tibial osteotomy. Arch Orthop Trauma Surg. 2011;131:297–302.

[10] Hankemeier S, Mommsen P, Krettek C, Jagodzinski M, Brand J, Meyer C, et al. Accuracy of high tibial osteotomy: comparison between open- and closed wedge technique. Knee Surg Sports Traumatol Arthrosc. 2010;18:1328–1333.

[11] Stanley J, Robinson K, Devitt B, Richmond A, Webster K, Whitehead T, et al. Computer assisted alignment of opening wedge high tibial osteotomy provides limited improvement of radiographic outcomes compared to fluoroscopic alignment. Knee. 2016;23:289–294.

[12] Bae D, Song S, Yoon K. Closed-wedge high tibial osteotomy using computer-assisted surgery compared to the conventional technique. J Bone Joint Surg Br. 2009;91:1164–1171.

[13] Picardo N, Khan W, Johnstone D. Computer-assisted navigation in high tibial osteotomy: a systematic review of the literature. Open Orthop J. 2012;6:305–312.

[14] Lee D, Han S, Oh K, Lee J, Kwon J, Kim J, et al. The weight-bearing scanogram technique provides better coronal limb alignment than the navigation technique in open high tibial osteotomy. Knee. 2014;21:451–455.

[15] Jones G, Jaere M, Clarke S, Cobb J. 3D printing and high tibial osteotomy. Effort Open Rev. 2018;3:254–259.

[16] Jacquet C, Sharma A, Fabre M, Ehlinger M, Argenson J, Parratte S, Ollivier M. Patient-specific high-tibial osteotomy's 'cutting-guides' decrease operating time and the number of fluoroscopic images taken after a brief learning curve. Knee Surg Sports Traumatol Arthrosc. 2019; https://doi.org/10.1007/s00167-019-05637-6.

[17] Chaouche S, Jacquet C, Fabre-Aubrespy M, Sharma A, Argenson J, Parratte S, Ollivier M. Patient-specific cutting guides for open wedge high tibial osteotomy: safety and accuracy analysis of a hundred patients continuous cohort. Int Orthop. 2019; https://doi.org/10.1007/s00264-019-04372-4.

[18] Victor J, Premananthan A. Virtual 3D planning and patient specific surgical guides for osteotomies around the knee: a feasibility and proof-of-concept study. Bone Joint J. 2013;95:153–158.

[19] Munier M, Donnez M, Ollivier M, Flecher X, Chabrand P, Argenson J, Parratte S. Can three-dimensional patient-specific cutting guides be used to achieve optimal correction for high tibial osteotomy? Pilot study. Orthop Traumatol Surg Res. 2017;103:245–250.

[20] Yang J, Chen C, Luo C, Chang M, Lee O, Huang Y, Lin S. Clinical experience using a 3D-printed patient-specific instrument for medial opening wedge high tibial osteotomy. Biomed Res Int. 2018; https://doi.org/10.1155/2018/9246529.

[21] Donnez M, Ollivier M, Munier M, Berton P, Podgorski J, Chabrand P, Parratte S. Are three-dimensional patient-specific cutting guides for open wedge high tibial osteotomy accurate? An in vitro study. J Orthop Surg Res. 2018;13:171–174.

第 16 章 导航技术在胫骨高位截骨术中的应用

Sven Putnis，Thomas Neri，Myles Coolican

16.1 引言

膝关节截骨术的成功在于能够准确将术前方案转变为术后结果，获得想要的冠状面和矢状面力线矫正。在使每位患者适应矫正且提高其精确度的情况下，使用计算机导航引导就变得很有吸引力。导航在膝关节成形术中已经成功应用，其具有以下益处：能够准确实时矫正，允许进行更大程度的术中控制并更好管理多个手术变量[1]。事实上，如果有一种外科操作最适合进行计算机导航，那应该是开放楔形胫骨高位截骨术（HTO）。在 HTO 中使用导航的原理基于对优点、技术性原则、潜在危险和局限性的理解。本章对 HTO 外科技术和其他膝关节截骨术的上述方面和目前临床结果进行了描述。

16.2 优点

16.2.1 提高准确度

HTO 是技术水准要求较高的手术，且矫正准确度是实现肢体成功修复重建和内侧间室适当减压的关键因素。即使手术仅有几度的不精确，也可能会导致截骨术失败和较差的临床结果[2]。此外，个体化研究方案证明不必针对所有患者的矫正设置一个固定靶点[3]。因此，为达到特定患者的准确性包含 3 个条件：可信赖的具有稳定固定的外科技术[4]；准确的术前矫正方案[5]；术中力线矫正的精确控制。自开发了可信赖的截骨术技术[6]和锁定钢板确保的有效固定[4]后，已经能更好地控制第一个条件。随着数字化测量系统的发展和能测量矢状面、冠状面和旋转分量的最新三维评估系统的出现，我们已经看到术前方案中肢体力线的准确度和后续截骨术中矫正计算准确度都得到了提高[7, 8]。

手术中达到同等程度的准确度仍面临挑战。历史上，使用很多技术确定术中力线矫正，例如长力线杆、线缆、网格或者荧光透视。然而，依然存在很多潜在的限制，例如线缆弯曲，引导位置错位，荧光透视影像未达标准或质量差，肢体回旋，肥胖患者止血带阻塞和无矢状面评估 [5, 9, 10]。术中机械轴计算误差会导致一系列潜在的并发症。冠状面矫正不准确有造成胫骨近段畸形的风险，影响全膝关节成形术（TKA）的远期修复 [11]。矫正不足有进展为骨关节炎的风险 [12]，且患者对治疗效果不满意 [13]。过度矫正会导致外侧间室的急剧退化 [14] 和出现低位髌骨或半脱位的风险 [15]。因疏忽造成的矢状面改变，可能会表现为胫骨后侧平台倾斜度发生变化及潜在的临床影响，尤其是在前交叉韧带缺损的膝关节中 [16-19]。为了避免这些问题，已经提出了其他的技术方法，如：间隙测量 [20]、个体化导航模板 [21] 和计算机导航。

计算机导航系统用来提高骨科手术的准确度和精密度。基于这些目的，开发该系统首先用于脊柱，其次是关节置换手术 [22]。研究已经证实该系统可有效准确恢复接受全膝关节成形术患者的中立位 [23]，这也表明计算机辅助系统可用于膝关节截骨术，协助手术医生确定术中力线矫正是否适当 [24]。通过对肢体力线更精确地分析和提供可多平面实时测量的能力，导航系统已经广泛用于 HTO [25-30] 和股骨远端截骨术 [11, 31]。

计算机导航能提高准确度（与目标角度值的接近程度）和精密度（持续获得计划矫正的可靠度和减少异常值的能力）[32]，而这二者都是获得理想矫正所需的 [33]。一些研究已经证明，该仪器误差发生率较低，且能够计算髋踝之间的完整解剖和机械轴，能够抵消术前影像学检查方案的不足 [25-30, 34]。

与传统技术不一样，导航系统可在术中评估顾及活动范围的肢体力线，而不仅仅是处于完全伸展状态下的膝关节力线 [35]。导航下截骨术可随骨关节炎或在不同功能位置下的膝关节对线不良具体情况而单独定制 [3]。该技术能够实现实时测量，从而具有许多优势 [35]。截骨术操作和固定时能够进行精密调整和量化。矫正时可导致软组织松弛并测量软组织松弛情况，从而能够提供整个活动范围内的力线平衡（内或外侧软组织信息）或模拟负重的动态信息。还可以检测皮质铰链的固定强度和完整性。Song 等认为使用导航引导时准确控制皮质铰链的位置和动态评估对侧皮质的塑性变形有助于避免截骨术中铰链断裂 [36]。鉴于容易确定术中下肢力线，所以导航系统也可以降低射线使用率，进而减少辐射暴露。

导航可准确评估矢状位力线，避免胫骨后倾角的意外改变 [17-19]，并有助于进行更复杂的截骨术，例如用于治疗严重畸形或膝关节不稳定的双平面（胫骨和股骨）或多平面截骨术 [11]。Lusting 等认为在内侧开放楔形 HTO 后双侧间室骨性胫骨倾斜度有显著增加，且内侧间室胫骨改变较外侧间室更大 [17]。Noyes 等报道甚至 1mm 的小间隙误差都可能导致大约 2° 的后倾斜度的变化 [18]。

因导航的这些益处，其已经开发成一种教学工具，使用该工具可以详细解释手术操作并缩短学习曲线，并且它也已被开发成一种研究仪器，准确地记录术中的矫正角度和运动学 [36]。

16.2.2 临床效果

然而，与精密度和准确度提高相关的理论优势表明，对于 HTO，无论这些改善是否导致临床效果提高，导航系统依然存在争议[37-39]。在术后冠状力线和临床效果方面，很多引用导航的 HTO 病例表现出良好效果[25-30]。尽管目前有关胫骨倾斜度控制的研究结果并不一致，但是很多研究还是使用了第一批软件版本，而这些版本的软件并不能提供良好的矢状力线评估[36]。

目前比较导航下截骨术与传统技术结局的研究较少，仔细研读相关文献发现相关方法学仍不足。其中，主要限制原因是因导航的引入，外科技术随时间发生改变，包括外科技术和固定方法同时发生改变。Ribeiro 等在对照的临床研究中得出，与传统 HTO 技术相比，导航系统能更好地控制胫骨倾斜度并能获得较好的 Lysholm 结局评分，但是传统组所得结果是基于一系列老旧方法并采用的是不同的内侧固定板[25]。最近，一项回顾性研究也进行了两种技术的比较[40]。分组比较是基于手术医生的喜好（他们有些使用导航，其他人使用传统仪器）。作者通过研究得出以下结论，导航在获得想要的冠状面矫正值和减少异常值上能取得更大的成功。Akamatsu 等通过比较 HTO+基于 CT 且无影像的导航系统与 HTO（不联合基于 CT 且无影像的导航系统）发现，与传统技术相比，导航术恢复膝关节正常矢冠状面力线的概率更高[41]。

总之，如近期荟萃分析[37、39、42]和文献综述所得结论[36、38、43]，导航系统增加了矫正的准确度和精密度。但是，目前没有明显的证据表明其可以导致临床结局改善或生存期延长。

16.3 手术技术

16.3.1 技术原则

导航系统大体上分为两种类型：依靠术前 CT 扫描或术中荧光透视的影像系统，更常见的是使用术中数据采集可建立解剖模型的无影像系统[35]。无影像系统因其辐射少、降低的成本以及可提供实时测量和调整的能力而更受欢迎[35]。

安装导航系统需要两个步骤：仪器校准和用带标记的针进行股骨和胫骨骨性固定（主动或被动）。解剖学标志瞄准后，确定髋 - 膝 - 踝关节中心，建立下肢的 3D 模型，包括冠状轴和矢状轴。在外科手术开始时、术中和手术结束时收集这些数据可以使手术医生评估手术对轴线、膝关节松弛度和活动范围的影响[35]。就每一手术操作而言，导航下截骨术需要技术知识和学习曲线。在接下来的部分将详细描述基于 10 年经验所得的导航下截骨术[17]。

16.3.2 术前评估

根据下肢全长负重力线 X 线片制定术前方案。计算平台宽度并评估当前机械轴。Fujisawa 点（定义为从内侧测量的整个宽度的 62% 处）用于设计机械轴[44]。用数字影像计算所需楔块的厚度。这些测量值与术中所得的导航测量值相关。术前 MRI 常规用于评估外侧和髌股关节软骨。

16.3.3 导航设置

大手术室要求配备所有仪器，包括关节镜塔台、导航相机、导航和截骨术仪器、影像增强 C 臂透视机和显示屏。患者取仰卧位，大腿根部使用止血带和侧方支撑装置（维持膝关节呈 90°）。使用固定钢板时，谨慎使用脚垫，会引起膝关节反张。

16.3.4 诊断和治疗性关节镜检查及标志瞄准

首先进行膝关节镜检查。对膝关节进行系统性检查（软骨、半月板、交叉韧带、滑膜等），并确认外侧和髌股关节相对完好。同时其还能进行各种针对关节内病理的治疗，比方说，半月板撕裂或软骨缺损。

16.3.5 导航瞄准及关节镜检查辅助

仪器校准后，将 3.0mm 半螺纹针经皮置入胫骨干和股骨远端，从而可以小心地将跟踪器附着物放在固定板指定位置远端的胫骨针中。

经环形运动瞄准髋关节中央（图 16.1a）。然后进行膝关节镜检查，以对计算肢体轴必要的关节内标志进行瞄准。通过前内侧入口引入的定点设备，瞄准股骨远端中央（髓内入口点）和胫骨近端中央（前交叉韧带足迹）（图 16.1b）。其他膝关节标志也经过数字化处理，以建立矢冠状平面。根据内外踝尖的瞄准计算踝关节中央（图 16.1c）。

采用该方法完成瞄准过程，并用软件计算股骨和胫骨的机械轴，表示全关节活动范围下的机械力线（图 16.2），然后与术前影像相关联。记录韧带平衡和关节活动范围，以备回看截骨术后所获数值。提起患者下肢使其脚后跟逐渐离开手术台，测量其完全伸展状态，并且该数值的变化即可准确代表胫骨倾斜度的改变。

16.3.6 内侧开放楔形 HTO

在胫骨结节和胫骨后内侧缘间做一个 10cm 切口，始于关节线下 1cm，延伸至远端。锐性分离

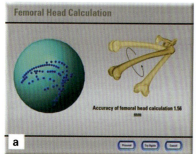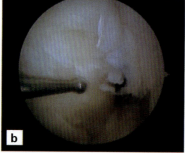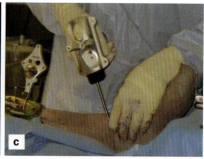

图 16.1 采用以下确定肢体力线：(a)环形运动确定髋关节中央。(b)采用定点设备关节镜下瞄准膝关节中央。(c)使用表面踝尖标志确定踝关节中央

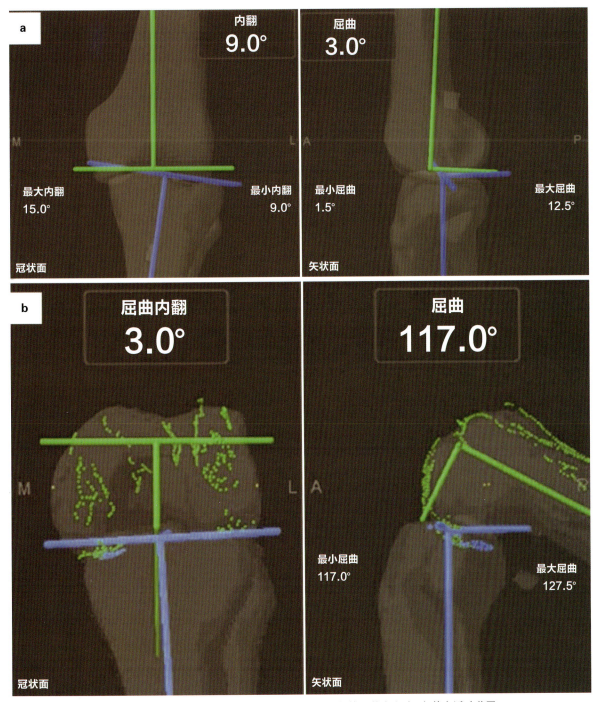

图 16.2　术中评估以下情况下冠状面和矢状面上是否对线不良：（a）伸展状态和（b）整个活动范围

缝匠肌筋膜，使其与皮肤切口成一条直线，随后向后显露缝匠肌、股薄肌、半肌腱和内侧浅表副韧带及其潜在骨膜附着物。向前显露髌韧带和髌后滑囊并将其保护起来，暴露骨膜下拟截骨部位。透视下，将 1 根 2mm 的导引骨针从稍偏斜于轴线平面（位于胫骨粗隆上方）的内侧向下插入，并插向腓骨尖，离胫骨外侧平台远端 15mm，避免进行截骨术时损伤关节。在导引骨针远端立刻实施截骨术，使截骨铰链中心位于胫腓骨近端关节处。对外后侧皮质与前侧皮质采用摆锯在透视下进行截骨术，并采用骨凿辅助完成，截骨至外侧皮质 5~8mm 范围内。

16.3.7 导航下切开和截骨固定

叠层撑开器置于后侧，扩大截骨口，直至达到全伸展状态下所需机械外翻力线。测量后侧开口，并核查是否与术前计算值一致，置入同种异体移植物后，在远近端，将锁定钢板均用 3~4 枚螺钉固定在适当的位置，注意使用导航技术确保膝关节在两个平面上对齐。在使用相同的预矫正技术时，确保截骨术前测定的最大伸展保持不变，从而确保胫骨倾斜度。

透视核查间隙填充情况和位置固定，并核查和记录最终冠状和矢状力线（图 16.3）。

16.3.8 术后康复

术后康复计划包括手术当天鼓励脚尖负重，膝关节支撑下 0°~90° 屈曲，随后 4 周逐渐进行至完全负重，在 4~6 周时拆除支撑。

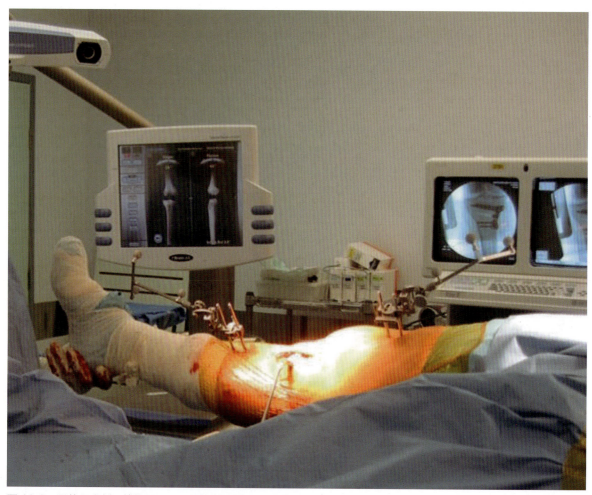

图 16.3 导航下内侧开放楔形 HTO 后最终力线核查术中视图

16.3.9　导航的潜在隐患

手术医生必须要知道导航的潜在隐患，例如瞄准失败、视线问题、机械或软件故障[36]。因此，手术医生必须能轻松应对传统技术，以防术中导航系统出现此类问题。

根据瞄准标志计算机械轴和角度值，且二者需要认真瞄准。计算机无法弥补准确率不足之处[27, 45]。对该限制应该加以考虑，因为如果没有手术医生界定，导航系统不能进行特征识别。仔细检查与术前收集数据相关的术中导航数据（冠状和矢状力线、最大屈伸值）。显著差异将导致所有标志需要重复瞄准。

支持导航跟踪器的骨针必须牢牢固定。如果跟踪器发生活动，所有测量值均是不准确[46]。为了避免这样的问题，建议在骨干区进行双皮质固定。

导航系统使用被动反射标记，手术医生需要避免血液污染，因为这会阻挡反射和投射。

尽管尽了最大的努力，但还有一些因为计算机、相机或跟踪器造成的测量误差出现[36, 45]；然而采用更新后的导航系统，这些误差计算值小于 1mm[36, 45]。我们建议核对每个显示值。导航是一种准确且有用的工具，但不能认为它是不会出问题的技术。必需定期对原始术中数据（冠状和矢状角度，最大屈伸值）和术前数据进行对比。

截骨术前非负重导航下力线值与术前站立应力位值有潜在差异[47]。Yaffe 等报告在导航下测量值和影像学测量值间有 8° 的差异[48]。为了规避这个误差，我们建议在施加内翻和外翻力下取动态范围内的冠状力线，且在瞄准步骤期间施加内翻外力下模拟负重，直至导航下术前力线接近匹配影像学检查值。随后在截骨术后对该位置和力进行模拟。对于预期矫正量，我们建议进一步检查术前模板方案[47]。

对于矢状力线，截骨术后最大限度地伸展应该与截骨术前的数值相匹配[17]。如果该数值增加，胫骨倾斜度也很可能会增加，应对矫正进行再评估。如果适当且拟用于后交叉韧带缺损患者，则胫骨倾斜度增加会使患有前交叉韧带缺损膝的患者疼痛加剧和关节不稳定恶化。

16.4　局限性

加上额外的手术室时间，导航下手术会比较耗时，尤其是在手术医生的学习曲线期间，因此在推荐使用该技术前，我们应该找个正当理由[32, 49]。使用导航系统需要设置（校准，骨固定）和瞄准，导致额外的手术室时间从 10min 增加至 30min[49]，这通常被手术医生认为是主要的局限因素。较长的时间与手术部位感染发生率的增加潜在相关[50]。

高成本的技术增加了经济负担。Goradia 等认为只有大容量的中心机构才能支持这一额外消耗[51]。与此相反，导航手术对手术量较小的医生更有利，他们可能仅有限地使用该技术[27, 51]。

除了与截骨术过程（皮质铰链断裂或关节内骨折、延迟愈合、矫正度丢失）有关的并发症

外 [52]，我们也必须认为导航系统是一种可引起自身相关并发症的程序 [49]。然而导航特定的并发症并不常见，且主要与参照序列探针的使用有关，包括为插入探针额外增加的切口，从而增加伤口发生包括感染在内的并发症风险 [49]，探针的医源性断裂 [46]，以及插入时造成的神经血管损伤和异位骨化 [53]。Gebhard 等强调并发症的发生率与手术医生的经验有关且导航有一定的学习曲线 [27]。大部分误差与瞄准失败及导航系统故障 / 误用有关 [33]。

16.5 讨论和结论

尽管膝关节截骨术中使用导航系统会出现较好的结果，但仍然有一些问题未能得到解决。

胫骨高位截骨术后要想取得最大限度的症状缓解，则必需冠状平面、矢状平面和轴平面的理想力线，但这仍存在争议。导航系统是一种手段，可更准确、更精密进行截骨术，但是它不能提供恢复生理力线和运动学所需要的所有信息。导航下截骨术获得的数据越多，随访时间越长，我们对远期最终理想力线的了解就越多。生物力学研究，尤其是步态分析能够帮助我们明确每个平面的理想力线，并为关节软骨健康和缓解症状提供个性化的最优条件。

导航可在术中进行引导，允许仅模拟肢体力线的负重评估。需要进一步研究仰卧位力线、导航下模拟负重和动态全负重间的关系。

计算机辅助手术仍然需要更多费用，主要用于大容量中心机构，尽管其对小容量的手术医生更有益。因此，我们有必要降低价格以增加其可用率。

为了缩短学习周期，并预防潜在的隐患，需要开发更简易操作的新软件。

手术医生在进行骨关节炎和力线不稳定的膝关节截骨术时，导航技术即代表一种准确和可信的工具。该技术可针对整个活动范围内的冠状和矢状力线矫正程度提供术中实时引导。目前，最终矫正角度在计算机辅助下修复重建截骨术中的准确度和精密度在各文献中得到充分认可。然而，该技术的临床优势仍然不清楚，需要进一步的临床随访，包括正在进行的与理想力线和更多动态评估有关的讨论。

参考文献

[1] van der List JP, Chawla H, Joskowicz L, Pearle AD. Current state of computer navigation and robotics in unicompartmental and total knee arthroplasty: a systematic review with meta-analysis. Knee Surg Sports Traumatol Arthrosc. 2016;24(11):3482–3495.

[2] Sharma L, Song J, Felson DT, Cahue S, Shamiyeh E, Dunlop DD. The role of knee alignment in disease progression and functional decline in knee osteoarthritis. JAMA. 2001;286(2):188–195.

[3] Feucht MJ, Minzlaff P, Saier T, Cotic M, Südkamp NP, Niemeyer P, et al. Degree of axis correction in valgus high tibial osteotomy: proposal of an individualised approach. Int Orthop. 2014;38(11):2273–2280.

[4] Staubli AE, De Simoni C, Babst R, Lobenhoffer P. TomoFix: a new LCP-concept for open wedge osteotomy of the medial proximal tibia—early results in 92 cases. Injury. 2003;34(Suppl 2):B55–B62.

[5]　Dugdale TW, Noyes FR, Styer D. Preoperative planning for high tibial osteotomy. The effect of lateral tibiofemoral separation and tibiofemoral length. Clin Orthop. 1992;274:248–264.

[6]　Lobenhoffer P, Agneskirchner JD. Improvements in surgical technique of valgus high tibial osteotomy. Knee Surg Sports Traumatol Arthrosc. 2003;11(3):132–138.

[7]　Schröter S, Ihle C, Mueller J, Lobenhoffer P, Stöckle U, van Heerwaarden R. Digital planning of high tibial osteotomy. Interrater reliability by using two different software. Knee Surg Sports Traumatol Arthrosc. 2013;21(1):189–196.

[8]　Sailhan F, Jacob L, Hamadouche M. Differences in limb alignment and femoral mechanical-anatomical angles using two dimension versus three dimension radiographic imaging. Int Orthop. 2017;41(10):2009–2016.

[9]　Krettek C, Miclau T, Grün O, Schandelmaier P, Tscherne H. Intraoperative control of axes, rotation and length in femoral and tibial fractures. Technical note. Injury. 1998;29(Suppl 3):C29–C39.

[10]　Saleh M, Harriman P, Edwards DJ. A radiological method for producing precise limb alignment. J Bone Joint Surg Br. 1991;73(3):515–516.

[11]　Saragaglia D, Chedal-Bornu B, Rouchy RC, Rubens-Duval B, Mader R, Pailhé R. Role of computer-assisted surgery in osteotomies around the knee. Knee Surg Sports Traumatol Arthrosc. 2016;24(11):3387–3395.

[12]　Cerejo R, Dunlop DD, Cahue S, Channin D, Song J, Sharma L. The influence of alignment on risk of knee osteoarthritis progression according to baseline stage of disease. Arthritis Rheum. 2002;46(10):2632–2636.

[13]　Ribeiro CH, Severino NR, Fucs PM de MB. Preoperative surgical planning versus navigation system in valgus tibial osteotomy: a cross-sectional study. Int Orthop. 2013;37(8):1483–1486.

[14]　Sim JA, Kwak JH, Yang SH, Choi ES, Lee BK. Effect of weight-bearing on the alignment after open wedge high tibial osteotomy. Knee Surg Sports Traumatol Arthrosc. 2010;18(7):874–878.

[15]　Dowd GSE, Somayaji HS, Uthukuri M. High tibial osteotomy for medial compartment osteoarthritis. Knee. 2006;13(2):87–92.

[16]　Nerhus TK, Ekeland A, Solberg G, Sivertsen EA, Madsen JE, Heir S. Radiological outcomes in a randomized trial comparing opening wedge and closing wedge techniques of high tibial osteotomy. Knee Surg Sports Traumatol Arthrosc. 2017;25(3):910–917.

[17]　Lustig S, Scholes CJ, Costa AJ, Coolican MJ, Parker DA. Different changes in slope between the medial and lateral tibial plateau after open-wedge high tibial osteotomy. Knee Surg Sports Traumatol Arthrosc. 2013;21(1):32–38.

[18]　Noyes FR, Goebel SX, West J. Opening wedge tibial osteotomy: the 3-triangle method to correct axial alignment and tibial slope. Am J Sports Med. 2005;33(3):378–387.

[19]　Bae DK, Ko YW, Kim SJ, Baek JH, Song SJ. Computer-assisted navigation decreases the change in the tibial posterior slope angle after closed-wedge high tibial osteotomy. Knee Surg Sports Traumatol Arthrosc. 2016;24(11):3433–3440.

[20]　Schröter S, Ihle C, Elson DW, Döbele S, Stöckle U, Ateschrang A. Surgical accuracy in high tibial osteotomy: coronal equivalence of computer navigation and gap measurement. Knee Surg Sports Traumatol Arthrosc. 2016;24(11):3410–3417.

[21]　Donnez M, Ollivier M, Munier M, Berton P, Podgorski J-P, Chabrand P, et al. Are three-dimensional patient-specific cutting guides for open wedge high tibial osteotomy accurate? An in vitro study. J Orthop Surg. 2018;13(1):171.

[22]　Delp SL, Stulberg SD, Davies B, Picard F, Leitner F. Computer assisted knee replacement. Clin Orthop. 1998;354:49–56.

[23]　Petursson G, Fenstad AM, Gøthesen Ø, Dyrhovden GS, Hallan G, Röhrl SM, et al. Computer-assisted compared with conventional total knee replacement: a multicenter parallel-group randomized controlled trial. J Bone Joint Surg Am. 2018;100(15):1265–1274.

[24]　Lee D-H, Nha K-W, Park S-J, Han S-B. Preoperative and postoperative comparisons of navigation and radiologic limb alignment measurements after high tibial osteotomy. Arthroscopy. 2012;28(12):1842–1850.

[25]　Ribeiro CH, Severino NR, Moraes de Barros Fucs PM. Opening wedge high tibial osteotomy: navigation system compared to the conventional technique in a controlled clinical study. Int Orthop. 2014;38(8):1627–1631.

[26]　Akamatsu Y, Mitsugi N, Mochida Y, Taki N, Kobayashi H, Takeuchi R, et al. Navigated opening wedge high tibial osteotomy improves intraoperative correction angle compared with conventional method. Knee Surg Sports Traumatol Arthrosc. 2012;20(3):586–593.

[27]　Gebhard F, Krettek C, Hüfner T, Grützner PA, Stöckle U, Imhoff AB, et al. Reliability of computer-assisted surgery as an intraoperative ruler in navigated high tibial osteotomy. Arch Orthop Trauma Surg. 2011;131(3):297–302.

[28]　Heijens E, Kornherr P, Meister C. The role of navigation in high tibial osteotomy: a study of 50 patients. Orthopedics. 2009;32(10 Suppl):40–43.

[29]　Iorio R, Vadalà A, Giannetti S, Pagnottelli M, Di Sette P, Conteduca F, et al. Computer-assisted high tibial osteotomy: preliminary results. Orthopedics. 2010;33(10 Suppl):82–86.

[30]　Reising K, Strohm PC, Hauschild O, Schmal H, Khattab M, Südkamp NP, et al. Computer-assisted navigation for the

intraoperative assessment of lower limb alignment in high tibial osteotomy can avoid outliers compared with the conventional technique. Knee Surg Sports Traumatol Arthrosc. 2013;21(1):181–188.

[31] Saragaglia D, Mercier N, Colle P-E. Computer-assisted osteotomies for genu varum deformity: which osteotomy for which varus? Int Orthop. 2010;34(2):185–190.

[32] Young SW, Safran MR, Clatworthy M. Applications of computer navigation in sports medicine knee surgery: an evidence-based review. Curr Rev Musculoskelet Med. 2013;6(2):150–157.

[33] Picardo NE, Khan W, Johnstone D. Computer-assisted navigation in high tibial osteotomy: a systematic review of the literature. Open Orthop J. 2012;6:305–312.

[34] Lo WN, Cheung KW, Yung SH, Chiu KH. Arthroscopy-assisted computer navigation in high tibial osteotomy for varus knee deformity. J Orthop Surg Hong Kong. 2009;17(1):51–55.

[35] Matsumoto T, Nakano N, Lawrence JE, Khanduja V. Current concepts and future perspectives in computer-assisted navigated total knee replacement. Int Orthop. 2019;43(6):1337–1343.

[36] Song SJ, Bae DK. Computer-assisted navigation in high tibial osteotomy. Clin Orthop Surg. 2016;8(4):349–357.

[37] Wu Z-P, Zhang P, Bai J-Z, Liang Y, Chen P-T, He J-S, et al. Comparison of navigated and conventional high tibial osteotomy for the treatment of osteoarthritic knees with varus deformity: a meta-analysis. Int J Surg Lond Engl. 2018;55:211–219.

[38] Yan J, Musahl V, Kay J, Khan M, Simunovic N, Ayeni OR. Outcome reporting following navigated high tibial osteotomy of the knee: a systematic review. Knee Surg Sports Traumatol Arthrosc. 2016;24(11):3529–3555.

[39] Kim HJ, Yoon J-R, Choi GW, Yang J-H. Imageless navigation versus conventional open wedge high tibial osteotomy: a meta-analysis of comparative studies. Knee Surg Relat Res. 2016;28(1):16–26.

[40] Chang J, Scallon G, Beckert M, Zavala J, Bollier M, Wolf B, et al. Comparing the accuracy of high tibial osteotomies between computer navigation and conventional methods. Comput Assist Surg. 2017;22(1):1–8.

[41] Akamatsu Y, Kobayashi H, Kusayama Y, Kumagai K, Saito T. Comparative study of opening-wedge high tibial osteotomy with and without a combined computed tomography-based and image free navigation system. Arthrosc J Arthrosc Relat Surg. 2016;32(10):2072–2081.

[42] Han S-B, Kim HJ, Lee D-H. Effect of computer navigation on accuracy and reliability of limb alignment correction following open-wedge high tibial osteotomy: a meta-analysis. Biomed Res Int. 2017;2017:3803457.

[43] Hasan K, Rahman QA, Zalzal P. Navigation versus conventional high tibial osteotomy: systematic review. Springerplus. 2015;4(1):271.

[44] Fujisawa Y, Masuhara K, Shiomi S. The effect of high tibial osteotomy on osteoarthritis of the knee. An arthroscopic study of 54 knee joints. Orthop Clin North Am. 1979;10(3):585–608.

[45] Khadem R, Yeh CC, Sadeghi-Tehrani M, Bax MR, Johnson JA, Welch JN, et al. Comparative tracking error analysis of five different optical tracking systems. Comput Aided Surg. 2000;5(2):98–107.

[46] Bonutti P, Dethmers D, Stiehl JB. Case report. Clin Orthop. 2008;466(6):1499–1502.

[47] Kyung BS, Kim JG, Jang K-M, Chang M, Moon Y-W, Ahn JH, et al. Are navigation systems accurate enough to predict the correction angle during high tibial osteotomy? Comparison of navigation systems with 3-dimensional computed tomography and standing radiographs. Am J Sports Med. 2013;41(10):2368–2374.

[48] Yaffe MA, Koo SS, Stulberg SD. Radiographic and navigation measurements of TKA limb alignment do not correlate. Clin Orthop. 2008;466(11):2736–2744.

[49] Hankemeier S, Hufner T, Wang G, Kendoff D, Zeichen J, Zheng G, et al. Navigated open-wedge high tibial osteotomy: advantages and disadvantages compared to the conventional technique in a cadaver study. Knee Surg Sports Traumatol Arthrosc. 2006;14(10):917–921.

[50] Iorio R, Pagnottelli M, Vadalà A, Giannetti S, Di Sette P, Papandrea P, et al. Open-wedge high tibial osteotomy: comparison between manual and computer-assisted techniques. Knee Surg Sports Traumatol Arthrosc. 2013;21(1):113–119.

[51] Goradia VK. Computer-assisted and robotic surgery in orthopedics: where we are in 2014. Sports Med Arthrosc Rev. 2014;22(4):202–205.

[52] Amendola A, Bonasia DE. Results of high tibial osteotomy: review of the literature. Int Orthop. 2010;34(2):155–160.

[53] Citak M, Kendoff D, O'Loughlin PF, Pearle AD. Heterotopic ossification post navigated high tibial osteotomy. Knee Surg Sports Traumatol Arthrosc. 2009;17(4):352–355.

第四部分　翻修术

第 17 章　二次 HTO 翻修术的适应证和效果

Tomas Pineda，Mattia Basilico，Elliot Sappey-Marinier，Sebastien Lustig

17.1 引言

胫骨高位截骨术（HTO）是治疗骨性关节炎（OA）伴膝内翻或者膝外翻畸形的一种常见手术方法，尤其适用于年轻又活跃的患者 [1, 2]。

HTO 的目的是将负荷转移至未受损的间室。

HTO 术后并发症的发生率为 1.9%~55% [3-8]，并且临床效果随时间而减弱 [9-16]。

HTO 的术中并发症包括神经血管损伤、下肢力线矫正不足或过度矫正、对侧皮质铰链断裂、关节内骨折和胫骨后倾角的意外改变。术后并发症包括截骨处不愈合或者延迟愈合，髌骨高度改变以及感染。

多数并发症是由于手术失误引起的，通过细致的手术技术可以避免。然而，在每例手术中，均避免胫骨后倾角矫正不足或者过度矫正并不容易。

HTO 手术失败的发生率在以往的研究中具有很大的差异性，其中 9%~62% 的患者矫正不足，4%~16% 的患者矫正过度 [17-24]。

HTO 的术后并发症可分为：

· 短期并发症，比如过度矫正

· 中期并发症，比如矫正不足、截骨处不愈合

· 长期并发症，比如骨关节炎出现进展

一般情况下，减轻疼痛才能获得满意的效果。如今，TKA 是治疗截骨术后膝关节疼痛的最佳选择。

几项研究聚焦于 HTO 如何影响后续的 TKA 效果 [25, 26]。

然而，只有不足 17% 的患者选择二次 HTO 作为后续翻修治疗 [27]。

在此章中，我们着重介绍二次 HTO 翻修术的适应证和效果。

17.2 内侧开放楔形 HTO 过度矫正

胫骨高位截骨术（HTO）是治疗年轻患者内翻性膝骨关节炎的有效方法。此术式可将下肢承重转移至未受影响的膝关节外侧间室，以减轻内侧间室的负荷[28]。

有两种手术技术均可矫正胫骨内翻畸形：外侧闭合楔形胫骨高位截骨术（LCW-HTO）和内侧开放楔形胫骨高位截骨术（MOW-HTO）。

早先外侧闭合楔形胫骨高位截骨术开展较多。近数十年，内侧开放楔形胫骨高位截骨术变得更受欢迎，手术技术也在不断改进[29-31]。

后者比例增加的原因可能在于它是更为直接的手术入路，避免暴露膝关节外侧侧面和腓神经。

通常情况下，有限病变的膝骨关节炎的年轻患者倾向于选择 MOW-HTO，而严重膝关节骨性关节炎的老年患者倾向于选择 LCW-HTO[32]。

一些研究关注于 HTO 术后的长期生存，其可缓解患者症状 10 年，但是通常不会永久解决疼痛[33, 34]。

手术效果受多方面因素影响：首先，必须制定一个正确的术前方案。影像学检查通常包括双下肢全长应力位，双下肢屈膝 45° 应力位（Schuss 位），单腿负重位、单腿屈膝 30° 应力位和髌骨切线位。这些 X 线片对于获取关节病类型、骨赘、畸形类型的信息和测量不同角度和轴线是必需的。

为获得预期的矫正角度，精确的术前方案尤为重要。术后外翻角度在 3°~6°，也就是外翻轴线在 183°~186°时，手术可取得最佳疗效[35-37]。

当术后外翻角度超过 6°，下肢力线矫正过度时，将会导致患者疼痛和不适，影响美观，进而发展为外侧骨关节炎。

如果患者不满意，可能会需要行翻修术。过度矫正是截骨术短期失败的首要原因。它可能是术前方案不正确或者术中操作不精确的结果。

内侧开放楔形胫骨高位截骨过度矫正时，补救的方法相对容易：行内侧闭合楔形胫骨高位截骨翻修术（图 17.1）。其通过与之前截骨术相同的入路来矫正腿部力线。

首先移除之前的固定物，然后根据截骨术指南，根据术前方案切除预期数量的骨组织。

截骨部位加压后，使用螺钉锁定钢板进行固定。

17.3 内侧开放楔形 HTO 矫正不足

术后外翻角度小于外翻 2° 视为矫正不足[21, 38]。

其可由术前方案不正确或者术中操作不精确导致。然而，在行开放楔形 HTO（OWHTO）中，矫正不足常因术后恢复期矫正度丢失引起。这也是矫正不足作为 HTO 术后中期并发症的最重要原因：它能引起内翻畸形复发并导致内侧骨性关节炎进展，进而需要翻修手术[39]。

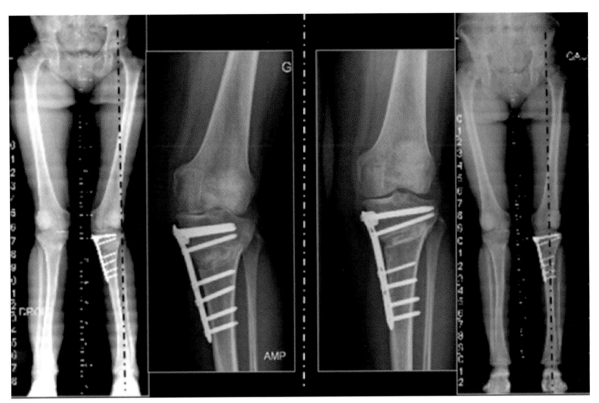

图 17.1　内侧开放楔形 HTO 过度矫正后行内侧闭合楔形 HTO

多数情况下，矫正角度丢失与骨的延迟愈合或者不愈合相关（图 17.2）。

HTO 术后不愈合发生率为 0.5%~1.1%[40]。

当不愈合与矫正不足相关联时，必须在排除感染的前提下行翻修手术。

移除先前固定物，暴露截骨部位，使用锁定钢板进行固定。行接骨术之前，需要用自体骨填充截骨部位以提高临床和影像学愈合率。在 OWHTO 中不推荐使用人工骨代替物[40]。

在翻修手术过程中，由于之前的手术入路、胫骨干骺端近侧的解剖变形以及获得坚强固定的相关困难，很难获取正确的矫正力线，以及取得坚强而稳定的固定。

17.4　闭合楔形 HTO 过度矫正

闭合楔形 HTO（CWHTO）仍是一种治疗膝关节单间室骨性关节炎有效且成功的术式。相关文献表明，其中长期结果良好，但功能和效果随时间逐渐减弱[33, 41-47]。

据报道，该术式优点在于截骨加压给予良好的初始稳定性，其通过负重帮助截骨面愈合更快。

然而，CWHTO 术后并发症的发生率差异很大，为 5.6%~34%[33, 44-47]。

闭合楔形过度矫正会引起美观问题和外侧间室的负荷过载[46]。

在生物力学上，当力线轴通过膝关节中心时，内侧间室承担 70% 的应力。当外翻 4°时，受力

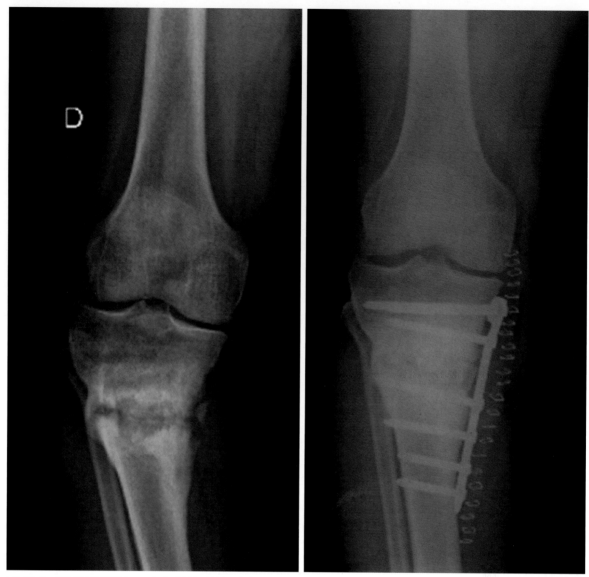

图 17.2 通过开放楔形 HTO 翻修术放置新的固定板来治疗术后骨折不愈合

减轻至 50%，外翻 6° 时，应力进一步减轻至 40%[48]。

　　不过，也有报道因过度矫正效果不佳[49, 50]。

　　鉴于这些数据，多数作者建议将机械外翻力线控制在 2°~6° 之间[43, 49, 51-54]。

　　在我们机构，大多数闭合楔形过度矫正病例均通过外侧开放楔形胫骨高位截骨术（LOWHTO）纠正至外翻 2°~6° 的轴线而得以治疗。此技术已在 LOWHTO 章中详细描述。在二次 HTO 翻修术中，我们更倾向于取自体髂棘处髂骨植骨，使临床和影像学骨愈合率增加，而且我们还建议采用锁定钢板进行更严格的固定。

　　闭合楔形截骨术因其可提供良好的稳定性并可导致干骺端骨对合而具有较强的愈合潜力，因此术后不愈合情况并不常见[41, 44-46, 55, 56]。

不过，CWHTO 术后因为近端和远端骨质断端具有差异，因此在截骨处需较长时间来达到骨性愈合。这使得在骨性愈合之前维持力线较为困难。

若发生不愈合和过度矫正，在无感染情况下，我们建议行一期翻修术。实施该手术需更坚强的固定，如使用锁定钢板或者加压式外固定，而且还建议使用自体骨移植。

17.5 感染

HTO 术后较少发生感染。Anagnostakos 等开展了一项有趣的系统性文献回顾：分析 2026 例行 HTO 手术的患者，有 1%~9% 发生浅表感染，0.5%~4.7% 发生深部感染。

已有文献报道了一些处理方案。对于浅表或深部感染，治疗方案包括仅口服或者静脉使用抗生素的单一疗法，还可以结合翻修术、清创术、内固定取出术[57]。

若翻修术式是再次截骨，建议行两步法翻修。首先须取出内固定物并放置间置块。

只有消除感染后，才能移除间置块，并行新的截骨术来矫正下肢力线（图 17.3）。

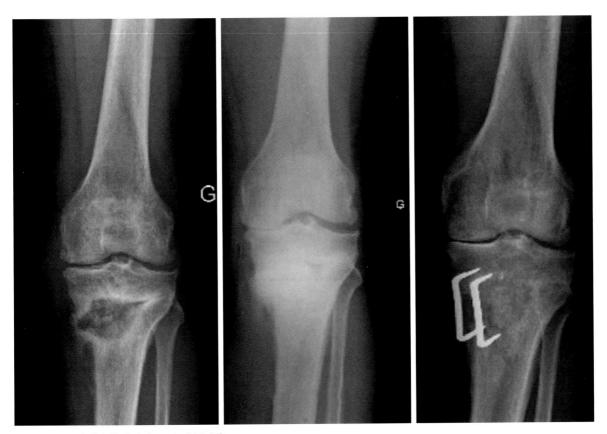

图 17.3　两步法翻修术治疗 HTO 术后感染

17.6 不要遗漏矢状面

胫骨后倾角对膝关节屈曲、交叉韧带发挥恰当功能及正常膝关节活动尤为重要。多数作者认为胫骨平台倾斜度的生理范围在 6° ~10° 之间 [50, 58-60]。

胫骨高位截骨术对于胫骨平台倾斜度的影响仍有广泛争议。Agneskirchner 等在生物力学方面的研究表明，屈曲截骨下胫骨平台倾斜度增加，软骨接触面和压力负荷向胫骨平台前半部分显著转移。与之相对应，当胫骨平台逐渐抬升时，在胫骨平台后侧，胫骨接触面积及接触压力将会显著下降 [61]。

另外，胫骨平台倾斜度改变是造成膝关节不稳定及胫骨过度前后移位的源头，可能会促进骨性关节炎的进展 [49, 61, 62]。

在临床实践中，手术技术是影响胫骨后倾的最重要因素。

按多数作者观点，内侧开放楔形胫骨高位截骨术使胫骨平台倾斜度增加 3° ~4° [63-69]，而外侧闭合楔形胫骨高位截骨术使胫骨平台倾斜度下降 3° ~5° [66, 70]。

如果截骨术失败，必须对胫骨倾斜度进行分析研究，因为其可能是手术失败的原因。

参考文献

[1]　Habata T, Uematsu K, Hattori K, Kasanami R, Takakura Y, Fujisawa Y. High tibial osteotomy that does not cause recurrence of varus deformity for medial gonarthrosis. Knee Surg Sports Traumatol Arthrosc. 2006;14:962–967.

[2]　Lobenhoffer P. Importance of osteotomy around to the knee for medial gonarthritis: indications, technique and results. Orthopade. 2014;43:425–431.

[3]　Niemeyer P, Schmal H, Hauschild O, von Heyden J, Südkamp NP, Kostler W. Open-wedge osteotomy using an internal plate fixator in patients with medial-compartment gonarthritis and varus malalignment: 3-year results with regard to preoperative arthroscopic and radiographic findings. Arthroscopy. 2010;26:1607–1616.

[4]　van den Bekerom MP, Patt TW, Kleinhout MY, van der Vis HM, Albers GH. Early complications after high tibial osteotomy: a comparison of two techniques. J Knee Surg. 2008;21:68–74.

[5]　Asik M, Sen C, Kilic B, Goksan SB, Ciftci F, Taser OF. High tibial osteotomy with Puddu plate for the treatment of varus gonarthrosis. Knee Surg Sports Traumatol Arthrosc. 2006;14:948–954.

[6]　Amendola A, Fowler PJ, Litchfield R, Kirkley S, Clatworthy M. Opening wedge high tibial osteotomy using a novel technique: early results and complications. J Knee Surg. 2004;17:164–169.

[7]　Kolb W, Guhlmann H, Windisch C, Kolb K, Koller H, Grützner P, Kolb K. Opening-wedge high tibial osteotomy with a locked low-profile plate. J Bone Joint Surg Am. 2009;91:2581–2588.

[8]　Esenkaya I, Elmali N. Proximal tibia medial open-wedge osteotomy using plates with wedges: early results in 58 cases. Knee Surg Sports Traumatol Arthrosc. 2006;14:955–961.

[9]　Akizuki S, Shibakawa A, Takizawa T, Yamazaki I, Horiuchi H. The long-term outcome of high tibial osteotomy: a ten- to 20-year follow-up. J Bone Joint Surg Br. 2008;90:592–596.

[10]　Bonasia DE, Dettoni F, Sito G, Blonna D, Marmotti A, Bruzzone M, Castoldi F, Rossi R. Medial opening wedge high tibial osteotomy for medial compartment overload/arthritis in the varus knee: prognostic factors. Am J Sports Med. 2014;42:690–698.

[11]　DeMeo PJ, Johnson EM, Chiang PP, Flamm AM, Miller MC. Midterm follow-up of opening-wedge high tibial osteotomy. Am J Sports Med. 2010;38:2077–2084.

[12]　Efe T, Ahmed G, Heyse TJ, Boudriot U, Timmesfeld N, Fuchs-Winkelmann S, Ishaque B, Lakemeier S, Schofer MD.

Closing-wedge high tibial osteotomy: survival and risk factor analysis at long-term follow up. BMC Musculoskelet Disord. 2011;12:46.

[13] Hui C, Salmon LJ, Kok A, Williams HA, Hockers N, van der Tempel WM, Chana R, Pinczewski LA. Long-term survival of high tibial osteotomy for medial compartment osteoarthritis of the knee. Am J Sport Med. 2011;39:64–70.

[14] Koshino T, Yoshida T, Ara Y, Saito I, Saito T. Fifteen to twenty-eight years' follow-up results of high tibial valgus osteotomy for osteoarthritic knee. Knee. 2004;11:439–444.

[15] Niinimaki TT, Eskelinen A, Mann BS, Junnila M, Ohtonen P, Leppilahti J. Survivorship of high tibial osteotomy in the treatment of osteoarthritis of the knee: Finnish registry- based study of 3195 knees. J Bone Joint Surg Br. 2012;94:1517–1521.

[16] van Raaij T, Reijman M, Brouwer RW, Jakma TS, Verhaar JN. Survival of closing-wedge high tibial osteotomy: good outcome in men with low-grade osteoarthritis after 10-16 years. Acta Orthop. 2008;79:230–234.

[17] Hankemeier S, Mommsen P, Krettek C, Jagodzinski M, Brand J, Meyer C, Meller R. Accuracy of high tibial osteotomy: comparison between openand closedwedge technique. Knee Surg Sports Traumatol Arthrosc. 2010;18:1328–1333.

[18] Van den Bempt M, Van Genechten W, Claes T, Claes S. How accurately does high tibial osteotomy correct the mechanical axis of an arthritic varus knee? A systematic review. Knee. 2016;23:925–935.

[19] Dexel J, Fritzsche H, Beyer F, Harman MK, Lutzner J. Openwedge high tibial osteotomy: incidence of lateral cortex fractures and influence of fixation device on osteotomy healing. Knee Surg Sports Traumatol Arthrosc. 2017;25:832–837.

[20] Giffin JR, Vogrin TM, Zantop T, Woo SL, Harner CD. Effects of increasing tibial slope on the biomechanics of the knee. Am J Sports Med. 2004;32:376–382.

[21] Iorio R, Pagnottelli M, Vadalà A, Giannetti S, Di Sette P, Papandrea P, Conteduca F, Ferretti A. Openwedge high tibial osteotomy: comparison between manual and computerassisted techniques. Knee Surg Sports Traumatol Arthrosc. 2013;21:113–119.

[22] Brosset T, Pasquier G, Migaud H, Gougeon F. Opening wedge high tibial osteotomy performed without filling the defect but with locking plate fixation (TomoFixTM) and early weightbearing: prospective evaluation of bone union, precision and maintenance of correction in 51 cases. Orthop Traumatol Surg Res. 2011;97:705–711.

[23] Lee DH, Han SB, Oh KJ, Lee JS, Kwon JH, Kim JI, Patnaik S, Shetty GM, Nha KW. The weightbearing scanogram technique provides better coronal limb alignment than the navigation technique in open high tibial osteotomy. Knee. 2014;21:451–455.

[24] ElAzab HM, Morgenstern M, Ahrens P, Schuster T, Imhoff AB, Lorenz SG. Limb alignment after openwedge high tibial osteotomy and its effect on the clinical outcome. Orthopedics. 2011;34:622–628.

[25] Virolainen P, Aro HT. High tibial osteotomy for the treatment of osteoarthritis of the knee: a review of the literature and a meta-analysis of follow-up studies. Arch Orthop Trauma Surg. 2004;124(4):258–261.

[26] Preston S, Howard J, Naudie D, Somerville L, McAuley J. Total knee arthroplasty after high tibial osteotomy: no differences between medial and lateral osteotomy approaches. Clin Orthop Relat Res. 2014;472(1):105–110.

[27] Odenbring S, Egund N, Knutson K, Lindstrand A, Taksvig L. Revision after osteotomy for gonarthrosis: a 10-19 year follow-up of 314 cases. Acto Orthop Scand. 1990;61(2):128–130.

[28] Han JH, Yang JH, Bhandare NN, Suh DW, Lee JS, Chang YS, Yeom JW, Nha KW. Total knee arthroplasty after failed high tibial osteotomy: a systematic review of open versus closed wedge osteotomy. Knee Surg Sports Traumatol Arthrosc. 2016;24(8):2567–2577.

[29] Devgan A, Marya KM, Kundu ZS, Sangwan SS, Siwach RC. Medial opening wedge high tibial osteotomy for osteoarthritis of knee: long-term results in 50 knees. Med J Malaysia. 2003;58(1):62–68.

[30] Hernigou P, Ma W. Open wedge tibial osteotomy with acrylic bone cement as bone substitute. Knee. 2001;8(2):103–110.

[31] Koshino T, Murase T, Saito T. Medial opening-wedge high tibial osteotomy with use of porous hydroxyapatite to treat medial compartment osteoarthritis of the knee. J Bone Joint Surg Am. 2003;85-A(1):78–85.

[32] Cerciello S, Lustig S, Servien E, Neyret P. Osteotomy for the arthritic knee: a European perspective. In: Scott WN, editor. Insall & Scott surgery of the knee. 6th ed. Philadelphia, PA: Elsevier; 2018. p. 1343–1361.

[33] Aglietti P, Buzzi R, Vena LM, Baldini A, Mondaini A. High tibial valgus osteotomy for medial gonarthrosis: a 10- to 21-year study. J Knee Surg. 2003;16(1):21–26.

[34] Van Wullften Palthe AFY, Clement ND, Temmerman OPP, Burger BJ. Survival and functional outcome of high tibial osteotomy for medial knee osteoarthritis: a 10-20-year cohort study. Eur J Orthop Surg Traumatol. 2018;28(7):1381–1389.

[35] Goutallier D, Hernigou P, Medevielle D, Debeyre J. Outcome at more than 10 years of 93 tibial osteotomies for internal arthritis in genu varum (or the predominant influence of the frontal angular correction). Rev Chir Orthop Reparatrice Appar Mot. 1986;72(2):101–113.

[36] Goutallier D, Hernigou P, Medevielle D, Debeyre J. Long-term results of the treatment of medial femoro-tibial gonarthrosis by tibial valgisation osteotomy. Outcome of 93 osteotomies after more than 10 years. Mal Osteoartic. 1985;52(7–9):437–444.

[37] Berman AT, Bosacco SJ, Kirshner S, Avolio A Jr. Factors influencing long-term results in high tibial osteotomy. Clin Orthop Relat Res. 1991;272:192–198.

[38] Kim HJ, Yoon JR, Choi GW, Yang JH. Imageless navigation versus conventional open wedge high tibial osteotomy: a meta-analysis of comparative studies knee. Surg Relat Res. 2016;28(1):16–26.

[39] Kamada S, Shiota E, Saeki K, Kiyama T, Maeyama A, Yamamoto T. Severe varus knees result in a high rate of undercorrection of lower limb alignment after opening wedge high tibial osteotomy. J Orthop Surg (Hong Kong). 2019;27(2):2.

[40] Slevin O, Ayeni OR, Hinterwimmer S, Tischer T, Feucht MJ, Hirschmann MT. The role of bone void fillers in medial opening wedge high tibial osteotomy: a systematic review. Knee Surg Sports Traumatol Arthrosc. 2016;24(11):3584–3598.

[41] Insall JN, Joseph DM, Msika C. High tibial osteotomy for varus gonarthrosis. A long-term follow-up study. J Bone Joint Surg Am. 1984;66:1040–1048.

[42] Ivarsson I, Myrnerts R, Gillquist J. High tibial osteotomy for medial osteoarthritis of the knee. A 5 to 7 and 11 year follow-up. J Bone Joint Surg Br. 1990;72:238–244.

[43] Coventry MB, Ilstrup DM, Wallrichs SL. Proximal tibial osteotomy. A critical long-term study of eighty-seven cases. J Bone Joint Surg Am. 1993;75:196–201.

[44] Bettin D, Karbowski A, Schwering L, Matthiass HH. Time-dependent clinical and roentgenographical results of Coventry high tibial valgisation osteotomy. Arch Orthop Trauma Surg. 1998;117:53–57.

[45] Naudie D, Bourne RB, Rorabeck CH, Bourne TJ. The Install Award. Survivorship of the high tibial valgus osteotomy. A 10- to -22-year follow up study. Clin Orthop Relat Res. 1999;(367):18–27.

[46] Sprenger TR, Doerzbacher JF. Tibial osteotomy for the treatment of varus gonarthrosis. Survival and failure analysis to twenty-two years. J Bone Joint Surg Am. 2003;85(3):469–474.

[47] Wu LD, Hahne HJ, Hassenpflug T. A long-term follow-up study of high tibial osteotomy for medial compartment osteoarthrosis. Chin J Traumatol. 2004;7:348–353.

[48] Kettelkamp DB, Wenger DR, Chao EY, Thompson C. Results of proximal tibial osteotomy. The effects of tibiofemoral angle, stance-phase flexion-extension, and medial-plateau force. J Bone Joint Surg Am. 1976;58:952–960.

[49] Hernigou P, Medevielle D, Debeyre J, Goutallier D. Proximal tibial osteotomy for osteoarthritis with varus deformity. A ten to thirteen-year follow-up study. J Bone Joint Surg Am. 1987;69:332–354.

[50] Shaw JA, Dungy DS, Arsht SS. Recurrent varus angulation after high tibial osteotomy: an anatomic analysis. Clin Orthop Relat Res. 2004;(420):205–212.

[51] Fujisawa Y, Masuhara K, Shiomi S. The effect of high tibial osteotomy on osteoarthritis of the knee. An arthroscopic study of 54 knee joints. Orthop Clin North Am. 1979;10:585–608.

[52] Jakob RP, Murphy SB. Tibial osteotomy for varus gonarthrosis: indication, planning, and operative technique. Instr Course Lect. 1992;41:87–93.

[53] Koshino T, Tsuchiya K. The effect of high tibial osteotomy on osteoarthritis of the knee. Clinical and histological observations. Int Orthop. 1979;3:37–45.

[54] Myrnerts R. Optimal correction in high tibial osteotomy for varus deformity. Acta Orthop Scand. 1980;51:689–694.

[55] Cass JR, Bryan RS. High tibial osteotomy. Clin Orthop Relat Res. 1988;(230):196–199.

[56] Vainionpaa S, Laike E, Kirves P, Tiusanen P. Tibial osteotomy for osteoarthritis of the knee. A five to ten-year follow- up study. J Bone Joint Surg Am. 1981;63:938–946.

[57] Anagnostakos K, Mosser P, Kohn D. Infections after high tibial osteotomy. Knee Surg Sports Traumatol Arthrosc. 2013;21(1):161–169.

[58] Chiu KY, Zhang SD, Zhang GH. Posterior slope of tibial plateau in Chinese. J Arthroplasty. 2000;15:224–227.

[59] Insall JN. Total knee arthroplasty in rheumatoid arthritis. Ryumachi. 1993;33:472.

[60] Lecuire L, Lerat JL, Bousquet G, et al. The treatment of genu recurvatum (author's translation). Rev Chir Orthop Reparatric Appar Mot. 1980;66:95–103.

[61] Agneskirchner J, Hurschler C, Stukenborg-Colsman C, Imhoff A, Lobenhoffer P. Effect of high tibial flexion osteotomy on cartilage pressure and joint kinematics: a biomechanical study in human cadaveric knees. Arch Orthop Trauma Surg. 2004;124:575–584.

[62] Liu W, Maitland ME. Influence of anthropometric and mechanical variations on functional instability in the ACL deficient knee. Ann Biomed Eng. 2003;31:1153–1161.

[63] El-Azab H, Halawa A, Anetzberger H, Imhoff AB, Hinterwimmer S. The effect of closed- and open-wedge high tibial

osteotomy on tibial slope: a retrospective radiological review of 120 cases. J Bone Joint Surg Br. 2008;90:1193–1197.

[64] Marti C, Gautier E, Wachtl SW, Jakob R. Accuracy of frontal and sagittal plane correction in open-wedge high tibial osteotomy. Arthroscopy. 2004;20:366–372.

[65] Noyes FR, Goebel SX, West J. Opening-wedge tibial osteotomy: the 3-Triangle method to correct axial alignment and tibial slope. Am J Sports Med. 2005;33:378–387.

[66] El-Azab H, Glabgly P, Paul J, Imhoff AB, Hinterwimmer S. Patellar height and posterior tibial slope after open- and closed-wedge high tibial osteotomy: a radiological study on 100 patients. Am J Sports Med. 2010;38:323–329.

[67] Bito H, Takeuchi R, Kumagai K, Aratake M, Saito I, Hayashi R, et al. Opening-wedge high tibial osteotomy affects both the lateral patellar tilt and patellar height. Knee Surg Sports Traumatol Arthrosc. 2010;18:955–960.

[68] LaPrade RF, Oro FB, Ziegler CG, Wijdicks CA, Walsh MP. Patellar height. Sports Med. 2010;38:160–170.

[69] Wang JH, Bae JH, Lim HC, Shon WY, Kim CW, Cho JW. Medial open-wedge high tibial osteotomy: the effect of the cortical hinge on posterior tibial slope. Am J Sports Med. 2009;37:2411–2418.

[70] Hohmann E, Bryant A, Imhoff AB. The effect of closed-wedge high tibial osteotomy on tibial slope: a radiographic study. Knee Surg Sports Traumatol Arthrosc. 2006;14:454–459.

第 18 章 胫骨高位截骨术转行全膝关节置换术

Branavan Rudran，Mazin Ibrahim，Sam Oussedik

18.1 引言

胫骨高位截骨术（HTO）是一种公认的用于治疗膝关节骨性关节炎合并内翻畸形的方法，尤其是对于年轻、活跃的患者[1]。此术式于 1958 年首次开展，主要是通过轴线外移来矫正内翻畸形[2]。接受 HTO 的患者可通过外移下肢机械轴线至健康间室来保护关节，从而降低病变间室的接触压力[3]。这能确保负荷主要通过健康的膝关节间室。目前，HTO 被认为是不稳定性膝骨关节炎治疗方法中的重要组成部分。

适当的下肢力线是确保最佳手术效果的关键[4]，因此在设计手术方案时应重点注意下肢全长影像学检查的重要性。尽管 HTO 初期会取得满意结果，但研究显示，该术式的临床结果会随时间而减弱。部分研究报道，在平均年龄为 49.4~62.9 岁的患者中，HTO 的 5 年生存率为 75%~98%，10 年生存率为 51%~98%[5-12]。部分膝关节因骨性关节炎进展或者矫正角度丢失转而行全膝关节置换术（TKR）。文献中，目前对影响 HTO 生存率的因素仍有争议，包括年龄、体重指数和 OA 分级的内在因素以及术后矫正角度等手术因素[8, 9]。

本章的目的是了解 HTO 术后行 TKR 的适应证及手术入路，另一目的是评估继 HTO 术后行 TKR 翻修结果。

18.2 胫骨高位截骨术后行全膝关节置换术

TKR 是近年来的首选术式。英国国家关节登记数据表明，TKR 由 2010—2011 年的 86 067 例，增加至 2015—2017 年的 1 087 611 例[13]。开放楔形或者闭合楔形 HTO 后行 TKR 较为复杂，因为初始手术可能会引发过度畸形愈合，通常发生在膝关节内翻成角大于 10° 和股骨机械轴内翻的情况下[14]。对 HTO 手术结果不满意的年轻患者很有可能需要行 TKR。其主要问题在于胫骨骨骺外翻矫正过度，导致胫骨机械轴外翻和关节线偏移[15]。

重要的是知晓 HTO 到 TKR 的转换率及其背后的原因，以便患者在接受 HTO 手术治疗的咨询过程中，必须获得知情同意。TKR 的适应证保持不变，而 HTO 后行 TKR 有特定的适应证，包括膝关节炎进展以及各种原因导致的矫正力线丢失或者 HTO 手术失败。

18.3 HTO 后行 TKR 的适应证

当 HTO 失败时可考虑将 HTO 修正为 TKR。手术失败的原因包括：神经血管损伤、下肢力线矫正不足或过度矫正、对侧骨皮质铰链断裂、关节内骨折以及胫骨后倾角的意外改变。也有 HTO 失败后转变为 TKR 的手术后适应证，包括：进展性 OA（单侧内侧间室或者合并其他间室）、截骨处延迟愈合或者不愈合、感染。

18.4 有关 HTO 失败的术中适应证

18.4.1 神经血管损伤

一项有关单间室骨性关节炎行胫骨高位截骨术并发症的系统性回顾显示，肌电图研究中有 27% 的神经损伤发生，其中症状性腓神经损伤占 3.3%~11.9%[16]。普遍认为，神经损伤最常见因素是腓深神经的医源性损伤。解剖学研究已经证实蹈长伸肌是受影响肌，因为它受腓骨茎突 7~8mm 处的单支腓深神经支配[17, 18]。

Georgoulis 等[18] 报道在闭合楔形胫骨高位截骨术中，患足蹈下垂的发生率为 1.6%。同样地，针对开放楔形胫骨高位截骨术，一项 2009—2018 年间的研究选取了 55 例患者行术后膝关节 CT 扫描，结果显示若远端螺钉插入轨迹过长，会与表面带有神经血管束的骨间膜交叉，进而增加了神经血管损伤的风险[19]。然而，Song 等在其综述文章中提及他们未发表的数据，这些数据显示 10 年间 300 例 HTO 中神经损伤发生率为 0[20]。这说明了解神经血管损伤和 HTO 间接失败的潜在风险是很重要的，这反过来又影响到后续 HTO 到 TKR 的转换及功能效果的结果。

18.4.2 下肢力线矫正不足或过度矫正

HTO 术后的满意效果取决于合适的下肢力线和畸形矫正[7]。尽管通过术前认真制订手术方案能产生良好的结果[21]，但研究已经表明，因矫正不足或者过度矫正导致出现相当多的临床异常[22, 23]。对 237 例患者的纵向研究显示，基线有力线内翻的患者出现内侧进展的概率增加了 4 倍。同样，研究也发现有外翻力线的患者出现 OA 进展的概率增加了 5 倍。下肢矫正不足或者过度矫正造成任何方向上力线内翻或外翻大于 5°，OA 进展的概率明显升高[24]，这就加速了 HTO 向 TKR 的转换。

18.4.3 对侧骨皮质铰链断裂 / 关节内骨折

截骨术定义为一种采用对侧骨铰链保持稳定性的可控骨折。在术中必须避免拉伸对侧皮质或关节内骨折处。

一项随机对照试验纳入 87 例患者接受闭合楔形或开放楔形 HTO，对其进行影像学回顾性分析，结果表明对侧皮质断裂在外侧闭合楔形截骨术较内侧开放楔形截骨更常见。有趣的是，在 1 年期随访中发现，与闭合楔形 HTO 相比，内侧开放楔形 HTO 对内侧皮质断裂的矫正效果并不精确，差异有统计学意义[25]。Miller 等研究发现，外侧皮质断裂导致截骨处位移增加，增加了内侧 HTO 术后不愈合或者畸形愈合的可能性[26]。断裂前外翻畸形的优化方案是钻一个应力释放孔，以降低关节内骨折的风险。

18.4.4 胫骨后倾角的意外改变

HTO 用来矫正胫骨近端冠状面力线，同时也能导致胫骨后倾角的意外改变。研究表明，内侧开放楔形 HTO 术后胫骨后倾角增加[23, 27]。对 120 例截骨术（60 例开放楔形 HTO，60 例闭合楔形 HTO）术前、术后及移除内固定之前的胫骨后倾角进行影像学评估。在闭合楔形组，术前平均角度为 5.7°，术后为 2.4°，移除内固定之前为 2.7°。在开放楔形组，术前、术后以及移除内固定之前的平均角度分别为 5.0°、7.7°、8.1°。采用闭合楔形 HTO，胫骨后倾角有所减小，而采用开放楔形 HTO，胫骨后倾角有所增加，这二者均具有统计学意义[28]。同样，Brouwer 等[13]研究显示术后胫骨后倾角有 6.4° 的统计学差异。表明了开放楔形 HTO 术后胫骨的几何形状受到了影响。

研究已经表明，胫骨后倾角意外增加能使膝关节运动发生紊乱，并导致矢状面不稳定。尸体研究表明，胫骨后倾角增加能导致胫骨在静息位前移，该前移会在关节负重时进一步加重[29, 30]。

18.5 术后并发症

18.5.1 截骨处不愈合或延迟愈合

HTO 术后不愈合或者延迟愈合的风险因手术入路而异。早期研究表明，采用闭合楔形截骨术时，发生不愈合的风险为 1.6%~5.6%[10, 31-36]，而延迟愈合风险高达 6.6%[31]。近年来，开放楔形 HTO 因其无须腓骨截骨、无肌肉或神经损伤和有助于保持下肢长度等优势，已成为一种可行的替代方案。尽管该术式在手术入路上有明显的优势，但据报道，不愈合风险与闭合楔形截骨术的不愈合风险相似，不愈合发生率高达 5.4%[31, 34, 37]。

有诸多影响骨愈合的因素导致延迟愈合或者不愈合。包括不可控与可控的危险因素。老年、女性、骨质较差等不可控的危险因素，均能增加不愈合的概率[38, 39]。可控的危险因素包括抽烟、吸毒、饮酒、肥胖，其与骨折不愈合显著相关 [40, 41]。一项有关 186 例内侧开放楔形 HTO 的回顾性研究表明，发展为不愈合的患者吸烟频率和体重指数较高，均具有统计学意义 [32]。不愈合能导致截骨侧凹陷，畸形复发以及继续发展为关节炎，从而加快向 TKR 转换的速率。

18.5.2 关节炎进展

因内侧间室骨性关节炎行胫高位截骨术的患者人群较为年轻 [6]。因此，疾病进程易发展，从而需行 TKA。一项基于 2671 例患者的人群研究显示，有 32.3% 的患者在 6 年左右接受了 TKA。一项 298 例患者的前瞻性队列研究表明，通过平均随访 5.2 年发现，HTO 术后患者在中期疼痛得到缓减。然而，在 48% 的患者中，影像学检查显示病情发生进展，且关节间隙狭窄加重，Kellgren–Lawrence 分级评分至少增加 1 分 [42]。该研究证实了 OA 影像学分级与 HTO 的临床效果具有显著相关性 [43]。这表明尽管 HTO 能够缓解年轻患者的症状，但 OA 仍有持续进展。

18.5.3 HTO 术后行 TKR 的手术过程及挑战

当先前接受过 HTO 并计划行 TKR 时，以下因素应酌情考虑并计划：皮肤和软组织瘢痕、固定装置以及包括髌骨、骨存量、韧带功能不全，尤其是内侧副韧带（MCL）畸形。

18.5.3.1 皮肤

考虑切口位置时，明确最初胫骨高位截骨术留下的纵切口还是横切口很重要。通常来说，如果合适，还沿用先前的切口，在 90° 时使用相应的横切口 [25]。需要注意的是，在新旧切口之间保留大约 8cm 的皮肤桥 [25]（图 18.1）。在膝关节上取纵切口有极大的挑战性，因此执行时需经过深思熟虑。基于外侧皮瓣血液供应和淋巴引流的自然属性，一定要保护好外侧皮瓣 [20]。对此，我们始终建议对大多数病例应经内侧髌旁入路并将切口涵盖原最外侧纵切口，这样才能获得关节切开所需的手术视野。然而，有外侧髌旁入路经验的手术医生可能会选择外侧入路，尤其是针对力线外翻的膝关节患者 [20]。

18.5.3.2 移除内固定

锁定钢板和生物材料等新植入物的引入，意味着在行 TKR 前取出固定装置很重要。这主要通过与一期手术相同的切口来取出固定装置来完成。如果需另取一切口和进行软组织松解才能取出大块固定时，则应考虑进行分期手术，以保证内固定装置安全取出，并确保后续 TKR 顺利实施。如果内固定物不会干扰胫骨平台假体的插入，也不会影响软组织松解，则可保留。尽管如此，新设计的钢板及螺钉系统有较为突出的结构，多数情况下需要取出 [20]。

HTO 术后行 TKR 面临着一些挑战，尤其是髌骨、韧带的平衡以及截骨术后可能出现的畸形矫正。

图 **18.1**　胫骨高位截骨术后行全膝关节置换的手术切口示例 [44]

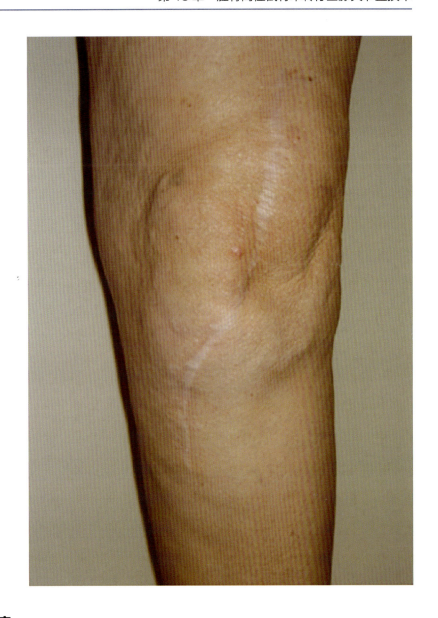

18.5.4 髌骨和软组织瘢痕

髌骨高度以及髌下和骨膜周围部位与髌腱的粘连可导致髌骨外翻困难。髌骨外翻和低位髌骨是 HTO 术后 TKR 的主要挑战 [20]。Erak 等在 2011 年发现，在内侧开放楔形 HTO 转而行 TKR 的 33 例患者组中，低位髌骨占 27% [44]。Bastos Filho 等 [45] 报道，因 TKP 术中髌骨外翻困难而行额外手术的发生率高达 25%。因此，细致的逐步松解是预防髌腱损伤的关键。若 TKR 术中为尽力达到 90° 截骨而将胫骨外侧切割较多时，则会加重低位髌骨问题，因为在大多数 HTO 病例中，内侧通常高于外侧。尤其在内侧开放楔形截骨术中解剖各异。因此应注意减少外侧截骨，并避免使用较厚的植入物，因为植入物较厚最终会加重低位髌骨问题 [30]。回到髌骨外翻的问题，它可通过多种方法克服，包括其他不同术式，其中包括但不限于股四头肌切断术、VY 成形术、胫骨结节截骨术，这些与 TKR 翻修病例外科暴露中遇到的相似 [20]；但是这些术式存在手术风险和并发症，如可加重低位髌骨的股四头肌肌力减弱、伸肌滞后、胫骨结节不愈合和 / 或移位 [20]。以我们的经验，资深手术医生实施外科显露时，没必要外翻髌骨，反而更倾向于关节面的适当修整后保持半脱位，这对于所有的 TKR 病例显露均适用。

18.5.5 力线和术前畸形

HTO 继发的冠状面和矢状面畸形和胫骨平台倾斜度的改变并不常见。这通常会对组织间的平衡和膝关节软组织造成影响，导致向 TKR 转变成为挑战[20]。手术医生应该注意这些畸形，并且需通过充分的术前方案或者经导航制订术中方案来设计恰当的手术过程。

大多数干骺端畸形因其接近表面，术中容易矫正[20]。

尤其要注意在闭合楔形截骨术中的干骺端缺失，以避免内侧胫骨平台的过多。因此截骨最好先取小而适当的切口，如需扩大时再行截骨，以避免更多的骨丢失，也不需插入更厚的聚乙烯垫片[20]。

18.5.6 韧带平衡

对线不良、矫正过度或者矫正不足以及骨质疏松均是造成韧带不平衡（松弛／紧张）的因素，从而使 HTO 转向 TKR 更具有挑战。HTO 和 TKR 术后整体下肢力线能够影响软组织的平衡，尤其是韧带平衡（特别是内、外侧副韧带和后交叉韧带）。这取决于所实施截骨术的类型，例如行外侧闭合楔形截骨术时可造成外侧副韧带挛缩，行内侧开放楔形截骨术时可导致内侧副韧带功能不全，这需要手术医生注意，以便切除适量的骨组织，达到所需释放，避免畸形加重[20]。同样，为获取正确的 90° 屈曲间隙和伸直间隙，避免在与机械轴呈 90° 时切割到胫骨和股骨表面。有必要对胫骨和股骨进行适当的截骨，否则将造成截骨不平行并加剧韧带问题[20]。

另一个重要的考虑因素是采用 HTO 后行胫骨倾斜度矫正，确保末端拉伸和屈曲时韧带有合适的完整性。当 HTO 转变为 TKR 时，有可能再次发生内翻矫正不足，内翻复发和过度矫正和外翻畸形。

胫骨机械轴大于 100° 合并外翻畸形会增加韧带松弛的风险。一项研究表明，胫骨机械轴角度增加，可导致 1.5cm 的不对称截骨而造成韧带松弛[46]。为使此问题最小化，应取胫骨平台成角截骨，切除内侧平台 10~12mm。这种切除会使内侧副韧带功能下降，导致韧带松弛。因此，为了使伸膝平衡，可行"髂胫束馅饼皮技术（Pie Crusting）"实施阔筋膜松解。通过文献系统回顾发现，我们发现 77% 的研究报道了 HTO 术后行 TKR 可导致较高的外侧松弛率[47]。

股骨远端截骨取决于股骨机械轴。股骨内翻畸形需行最小程度的股骨髁切除，来确保内侧副韧带松弛的矫正。这是通过股骨假体实现的，因为它比股骨髁厚，因此能够减少松弛（图 18.2）。然而，股骨外翻时，内侧股骨髁需要截除与股骨假体相同的厚度。如果外翻畸形过度矫正，则更难获得平衡。下肢修复重建能影响侧副韧带和后交叉韧带。

18.5.7 植入物的选择

基于之前提到的多方考虑，由于新的力线和几何结构对后交叉韧带功能的影响，以及骨性关

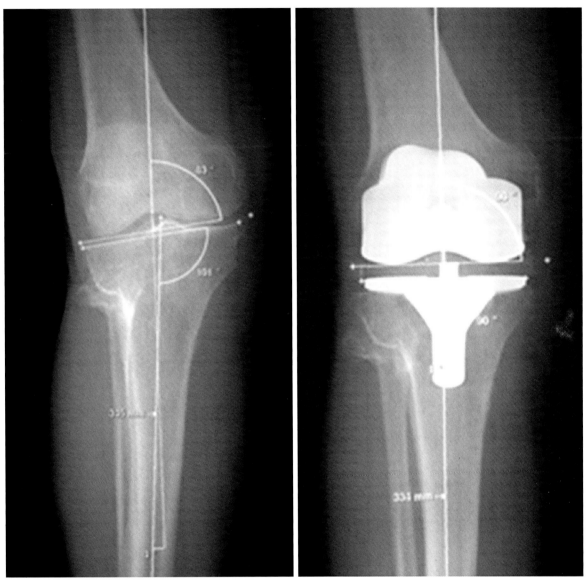

图 18.2　在适当平衡下行闭合楔形 HTO 和 TKR 后的 X 线检查前后斜关节线

节炎继发的后交叉韧带损伤，建议最好在 HTO 转换为 TKR 时使用后叉韧带替代性假体。这就鼓励手术医生使用此术式而不是交叉韧带保留型假体。有证据表明，后交叉韧带保留型假体比后交叉韧带替代性假体更易引起松动从而导致早期手术失败[48]，其早期功能效果优于后期[49]。在 HTO 术后行 TKR 的情况下，进行髌骨修整的患者较不进行髌骨修整的患者预后较好。最后，胫骨近端不愈合时，推荐使用长柄植入物来获得稳定并促进愈合。

18.5.8 HTO 术后行导航 TKR

膝关节置换术中使用计算机导航已在英国和北美广泛开展。目标是通过数字化绘制解剖图和保证精确进行骨切除，从而使假体置入更为精确。几项研究已经表明，使用导航时膝关节运动学力线有所改善[50-52]。一项多中心随机对照试验纳入 190 例患者，对计算机辅助和传统全膝关节置换术的结果进行比较，结果表明计算机辅助组能显著提高膝关节功能评分和加快疼痛缓解[53]。

在 HTO 术后行 TKR 时，精确操作和方案制订对确保最佳效果必不可少。一项研究选取 58 例患者，对初始导航 TKR 和 HTO 后行导航 TKR 的结果进行了比较，结果发现牛津膝关节评分、Tegner、Lysholm、膝关节协会评分相似，这表明二者功能结局相当。有趣的是，与初始 TKR 相比，截骨术后行导航 TKR 患者内外侧副韧带不稳的发生率显著升高[54]。文献表明，还需实施适用试验来评估导航的影响；然而，如何鉴别软组织并保持关节平衡对提高实验结果有重要影响。

18.6 未来方向

正如我们所知，如果 HTO 失败，将给手术医生在 HTO 转为 TKR 上带来挑战，因此研究已经实施了新方案来改善 HTO 后的整体结局。机器人手术的诞生及其普遍的术前方案的制订可能是进一步改善该队列患者效果的解决方案。帝国理工学院的最近研究探讨了术前使用 3D 打印和 3D CT 扫描技术，结果表明其可作为一种提高 HTO 术转换为全膝关节置换术效果的优化手段[55]。

18.7 结论

综上所述，HTO 术后 TKR 较一期 TKR（之前未行 HTO）对外科手术要求较高。手术医生必须了解各种因素，包括手术入路、解剖畸形和韧带不平衡。然而，HTO 术后行 TKR 的精确性、可重复性和良好效果可通过以下得以改善，即制订合理的手术步骤、程序及术前方案，再联合计算机导航辅助。

参考文献

[1] Jackson JP, Waugh W. Tibial osteotomy for osteoarthritis of the knee. Proc R Soc Med. 1960;53(10):888.

[2] Santoso MB, Wu L. Unicompartmental knee arthroplasty, is it superior to high tibial osteotomy in treating unicompartmental osteoarthritis? A meta-analysis and systemic review. J Orthop Surg Res. 2017;12(1):50.

[3] Herman BV, Giffin JR. High tibial osteotomy in the ACL-deficient knee with medial compartment osteoarthritis. J Orthop Traumatol. 2016;17(3):277–285.

[4] Nha KW, Shin YS, Kwon HM, Sim JA, Na YG. Navigated versus conventional technique in high tibial osteotomy: a meta-analysis focusing on weight bearing effect. Knee Surg Relat Res. 2019;31(2):81–102.

[5] Akizuki S, Shibakawa A, Takizawa T, Yamazaki I, Horiuchi H. The long-term outcome of high tibial osteotomy: a ten- to 20-year follow-up. J Bone Joint Surg. 2008;90(5):592–596.

[6] Bonasia DE, Dettoni F, Sito G, Blonna D, Marmotti A, Bruzzone M, et al. Medial opening wedge high tibial osteotomy for medial compartment overload/arthritis in the varus knee: prognostic factors. Am J Sports Med. 2014;42(3):690–698.

[7] DeMeo PJ, Johnson EM, Chiang PP, Flamm AM, Miller MC. Midterm follow-up of opening-wedge high tibial osteotomy. Am J Sports Med. 2010;38(10):2077–2084.

[8] Efe T, Ahmed G, Heyse TJ, Boudriot U, Timmesfeld N, Fuchs-Winkelmann S, et al. Closing-wedge high tibial osteotomy:

survival and risk factor analysis at long-term follow up. BMC Musculoskelet Disord. 2011;12:46.

[9] Hui C, Salmon LJ, Kok A, Williams HA, Hockers N, van der Tempel WM, et al. Long-term survival of high tibial osteotomy for medial compartment osteoarthritis of the knee. Am J Sports Med. 2011;39(1):64–70.

[10] Naudie D, Bourne RB, Rorabeck CH, Bourne TJ. The Install Award. Survivorship of the high tibial valgus osteotomy. A 10- to -22-year follow-up study. Clin Orthop Relat Res. 1999;(367):18–27.

[11] Billings A, Scott DF, Camargo MP, Hofmann AA. High tibial osteotomy with a calibrated osteotomy guide, rigid internal fixation, and early motion. Long-term follow-up. J Bone Joint Surg Am. 2000;82(1):70–79.

[12] Niinimaki TT, Eskelinen A, Mann BS, Junnila M, Ohtonen P, Leppilahti J. Survivorship of high tibial osteotomy in the treatment of osteoarthritis of the knee: Finnish registry-based study of 3195 knees. J Bone Joint Surg. 2012;94(11):1517–1521.

[13] Brouwer RW, Bierma-Zeinstra SM, van Koeveringe AJ, Verhaar JA. Patellar height and the inclination of the tibial plateau after high tibial osteotomy. The open versus the closed-wedge technique. J Bone Joint Surg. 2005;87(9):1227–1232.

[14] Saragaglia D, Mercier N, Colle PE. Computer-assisted osteotomies for genu varum deformity: which osteotomy for which varus? Int Orthop. 2010;34(2):185–190.

[15] Saragaglia D, Massfelder J, Refaie R, Rubens-Duval B, Mader R, Rouchy RC, et al. Computer-assisted total knee replacement after medial opening wedge high tibial osteotomy: medium-term results in a series of ninety cases. Int Orthop. 2016;40(1):35–40.

[16] Atrey A, Morison Z, Tosounidis T, Tunggal J, Waddell JP. Complications of closing wedge high tibial osteotomies for unicompartmental osteoarthritis of the knee. Bone Joint Res. 2012;1(9):205–209.

[17] Kirgis A, Albrecht S. Palsy of the deep peroneal nerve after proximal tibial osteotomy. An anatomical study. J Bone Joint Surg Am. 1992;74(8):1180–1185.

[18] Georgoulis AD, Makris CA, Papageorgiou CD, Moebius UG, Xenakis T, Soucacos PN. Nerve and vessel injuries during high tibial osteotomy combined with distal fibular osteotomy: a clinically relevant anatomic study. Knee Surg Sports Traumatol Arthrosc. 1999;7(1):15–19.

[19] Itou J, Itoh M, Maruki C, Tajimi T, So T, Kuwashima U, et al. Deep peroneal nerve has a potential risk of injury during open-wedge high tibial osteotomy. Knee Surg Sports Traumatol Arthrosc. 2019;28(5):1372–1379.

[20] Song SJ, Bae DK, Kim KI, Lee CH. Conversion total knee arthroplasty after failed high tibial osteotomy. Knee Surg Relat Res. 2016;28(2):89–98.

[21] Ribeiro CH, Severino NR, Cury Rde P, de Oliveira VM, Avakian R, Ayhara T, et al. A new fixation material for open-wedge tibial osteotomy for genu varum. Knee. 2009;16(5):366–370.

[22] Sprenger TR, Doerzbacher JF. Tibial osteotomy for the treatment of varus gonarthrosis. Survival and failure analysis to twenty-two years. J Bone Joint Surg Am. 2003;85(3):469–474.

[23] Marti CB, Gautier E, Wachtl SW, Jakob RP. Accuracy of frontal and sagittal plane correction in open-wedge high tibial osteotomy. Arthroscopy. 2004;20(4):366–372.

[24] Sharma L, Song J, Felson DT, Cahue S, Shamiyeh E, Dunlop DD. The role of knee alignment in disease progression and functional decline in knee osteoarthritis. JAMA. 2001;286(2):188–195.

[25] van Raaij TM, Brouwer RW, de Vlieger R, Reijman M, Verhaar JA. Opposite cortical fracture in high tibial osteotomy: lateral closing compared to the medial opening-wedge technique. Acta Orthop. 2008;79(4):508–514.

[26] Miller BS, Dorsey WO, Bryant CR, Austin JC. The effect of lateral cortex disruption and repair on the stability of the medial opening wedge high tibial osteotomy. Am J Sports Med. 2005;33(10):1552–1557.

[27] Noyes FR, Barber-Westin SD, Hewett TE. High tibial osteotomy and ligament reconstruction for varus angulated anterior cruciate ligament-deficient knees. Am J Sports Med. 2000;28(3):282–296.

[28] El-Azab H, Halawa A, Anetzberger H, Imhoff AB, Hinterwimmer S. The effect of closed- and open-wedge high tibial osteotomy on tibial slope: a retrospective radiological review of 120 cases. J Bone Joint Surg. 2008;90(9):1193–1197.

[29] Giffin JR, Vogrin TM, Zantop T, Woo SL, Harner CD. Effects of increasing tibial slope on the biomechanics of the knee. Am J Sports Med. 2004;32(2):376–382.

[30] Rodner CM, Adams DJ, Diaz-Doran V, Tate JP, Santangelo SA, Mazzocca AD, et al. Medial opening wedge tibial osteotomy and the sagittal plane: the effect of increasing tibial slope on tibiofemoral contact pressure. Am J Sports Med. 2006;34(9):1431–1441.

[31] Warden SJ, Morris HG, Crossley KM, Brukner PD, Bennell KL. Delayed- and non-union following opening wedge high tibial osteotomy: surgeons' results from 182 completed cases. Knee Surg Sports Traumatol Arthrosc. 2005;13(1):34–37.

[32] Meidinger G, Imhoff AB, Paul J, Kirchhoff C, Sauerschnig M, Hinterwimmer S. May smokers and overweight patients be treated with a medial open-wedge HTO? Risk factors for non-union. Knee Surg Sports Traumatol Arthrosc. 2011;19(3):333–

339.

[33] W-Dahl A, Robertsson O, Lohmander LS. High tibial osteotomy in Sweden, 1998–2007: a population-based study of the use and rate of revision to knee arthroplasty. Acta Orthop. 2012;83(3):244–248.

[34] van den Bekerom MP, Patt TW, Kleinhout MY, van der Vis HM, Albers GH. Early complications after high tibial osteotomy: a comparison of two techniques. J Knee Surg. 2008;21(1):68–74.

[35] Lobenhoffer P, Agneskirchner JD. Improvements in surgical technique of valgus high tibial osteotomy. Knee Surg Sports Traumatol Arthrosc. 2003;11(3):132–138.

[36] Spahn G. Complications in high tibial (medial opening wedge) osteotomy. Arch Orthop Trauma Surg. 2004;124(10):649–653.

[37] Valkering KP, van den Bekerom MP, Kappelhoff FM, Albers GH. Complications after tomofix medial opening wedge high tibial osteotomy. J Knee Surg. 2009;22(3):218–225.

[38] Hak DJ, Fitzpatrick D, Bishop JA, Marsh JL, Tilp S, Schnettler R, et al. Delayed union and nonunions: epidemiology, clinical issues, and financial aspects. Injury. 2014;45(Suppl 2):S3–S7.

[39] Foulke BA, Kendal AR, Murray DW, Pandit H. Fracture healing in the elderly: a review. Maturitas. 2016;92:49–55.

[40] Pearson RG, Clement RG, Edwards KL, Scammell BE. Do smokers have greater risk of delayed and non-union after fracture, osteotomy and arthrodesis? A systematic review with meta-analysis. BMJ Open. 2016;6(11):e010303.

[41] Zura R, Xiong Z, Einhorn T, Watson JT, Ostrum RF, Prayson MJ, et al. Epidemiology of fracture nonunion in 18 human bones. JAMA Surg. 2016;151(11):e162775.

[42] Huizinga MR, Gorter J, Demmer A, Bierma-Zeinstra SMA, Brouwer RW. Progression of medial compartmental osteoarthritis 2-8 years after lateral closing-wedge high tibial osteotomy. Knee Surg Sports Traumatol Arthrosc. 2017;25(12):3679–3686.

[43] Nha KW, Oh SM, Ha YW, Patel MK, Seo JH, Lee BH. Radiological grading of osteoarthritis on Rosenberg view has a significant correlation with clinical outcomes after medial open-wedge high-tibial osteotomy. Knee Surg Sports Traumatol Arthrosc. 2019;27(6):2021–2029.

[44] Erak S, Naudie D, MacDonald SJ, McCalden RW, Rorabeck CH, Bourne RB. Total knee arthroplasty following medial opening wedge tibial osteotomy: technical issues early clinical radiological results. Knee. 2011;18(6):499–504.

[45] Bastos Filho R, Magnussen RA, Duthon V, Demey G, Servien E, Granjeiro JM, et al. Total knee arthroplasty after high tibial osteotomy: a comparison of opening and closing wedge osteotomy. Int Orthop. 2013;37(3):427–431.

[46] Wolff AM, Hungerford DS, Pepe CL. The effect of extraarticular varus and valgus deformity on total knee arthroplasty. Clin Orthop Relat Res. 1991;271:35–51.

[47] van Raaij TM, Reijman M, Furlan AD, Verhaar JA. Total knee arthroplasty after high tibial osteotomy. A systematic review. BMC Musculoskelet Disord. 2009;10:88.

[48] Meding JB, Keating EM, Ritter MA, Faris PM. Total knee arthroplasty after high tibial osteotomy. A comparison study in patients who had bilateral total knee replacement. J Bone Joint Surg Am. 2000;82(9):1252–1259.

[49] Akasaki Y, Matsuda S, Miura H, Okazaki K, Moro-oka TA, Mizu-uchi H, et al. Total knee arthroplasty following failed high tibial osteotomy: mid-term comparison of posterior cruciate-retaining versus posterior stabilized prosthesis. Knee Surg Sports Traumatol Arthrosc. 2009;17(7):795–799.

[50] Saragaglia D, Picard F, Chaussard C, Montbarbon E, Leitner F, Cinquin P. Computer-assisted knee arthroplasty: comparison with a conventional procedure. Results of 50 cases in a prospective randomized study. Rev Chir Orthop Reparatrice Appar Mot. 2001;87(1):18–28.

[51] Bathis H, Perlick L, Tingart M, Luring C, Zurakowski D, Grifka J. Alignment in total knee arthroplasty. A comparison of computer-assisted surgery with the conventional technique. J Bone Joint Surg. 2004;86(5):682–687.

[52] Jenny JY, Clemens U, Kohler S, Kiefer H, Konermann W, Miehlke RK. Consistency of implantation of a total knee arthroplasty with a non-image-based navigation system: a case-control study of 235 cases compared with 235 conventionally implanted prostheses. J Arthroplast. 2005;20(7):832–839.

[53] Petursson G, Fenstad AM, Gothesen O, Dyrhovden GS, Hallan G, Rohrl SM, et al. Computer-assisted compared with conventional total knee replacement: a multicenter parallel-group randomized controlled trial. J Bone Joint Surg Am. 2018;100(15):1265–1274.

[54] Frohlich V, Johandl S, De Zwart P, Stockle U, Ochs BG. Navigated TKA after osteotomy versus primary navigated TKA: a matched-pair analysis. Orthopedics. 2016;39(3 Suppl):S77–S82.

[55] Jones GG, Clarke S, Jaere M, Cobb JP. Failed high tibial osteotomy: A joint preserving alternative to total knee arthroplasty. Orthop Traumatol Surg Res. 2019;105(1):85–88.

第19章 截骨术失败后行全膝关节置换术的效果

Raj R. Thakrar，Mazin Ibrahim，Fares S. Haddad

19.1 引言

膝关节周围截骨术是一种常见的手术方法，用于治疗年轻活跃患者的膝关节单间室骨性关节炎。有很多研究报道了截骨术的良好效果，其中的某些研究中，胫骨截骨术后 10 年生存率高达 98%[1]，在另一些研究中 20 年生存率下降至可接受的 85%[2]。

尽管短期效果较好，但目前，骨科医生仍面临着临床效果随时间减弱的挑战。有许多因素能导致截骨手术失败，包括患者年龄、术前的骨性关节炎分级、体重指数和关节活动范围[1, 2]。虽然关节置换翻修术是一种常规手术程序，但很多早期研究已经表明，与先前未行截骨术的初次关节置换术相比，其在临床功能和生存率方面结果并不尽如人意[3, 4]。部分人认为，这与周围软组织处理困难和由先前手术造成的骨性解剖变形相关。

本章目的在于回顾当前截骨失败后行全膝关节成形术（TKA）效果的相关文献，并进一步讨论影响效果的重要手术注意事项。

19.2 手术的注意事项和手术结局

许多关键的手术因素能够影响截骨术后 TKA 的结局。大家一致认为，先前截骨术后行 TKA 的技术要求较高，这一点可从其对比先前未行截骨术病例手术时间的延长中见分晓[5]。手术难点在于恰如其分的手术显露。手术入路通常可以使用原切口，但需要注意的是，这种情况可能只占所有病例的 50%[6]。膝关节伸肌面血供内侧占优势，因此，在有多个平行切口的情况下，可采用经最外侧瘢痕的非传统手术入路。

此外，由于瘢痕组织形成，胫骨近端骨膜下显露困难。再加上髌腱和胫骨前端之间瘢痕组织进展和脂肪垫增厚，导致胫骨截骨术后髌骨外翻等操作更加困难。因此，许多研究报道，为获取足够的暴露，对胫骨结节截骨术等其他手术的需求增加[6, 7]。此外，截骨术后可能发生胫骨近端相对于胫骨干的旋转不良，导致髌骨不稳，增加了外侧松解术的需求[6]。

假体的固定也可能由于截骨术后干骺端骨存量丢失而受到影响，从而有必要使用限制度更高的长柄假体，使机械稳定性更高。先前的瑞典注册数据分析表明，胫骨高位截骨术（HTO）转行TKA的患者使用这种长柄或翻修植入物的可能性高出 4.7 倍。有趣的是，与膝关节单间室成形术（UKA）转为 TKA 的患者相比，这个数字明显低得多（可能性高出 23 倍）。一个可能的解释是，与胫骨近端截骨术相比，UKA 失败患者的干骺端骨量丢失的程度更大 [8]。

19.3 临床结局

19.3.1 活动范围

传统上认为术后膝关节活动范围（ROM）是影响 TKA 术后患者满意度的重要因素 [9]。术后屈曲角度以及胫股对线与术后达到的屈曲活动度明显相关 [10]。据报道，TKA 术后 12 个月达到稳定后，膝关节活动范围得以恢复 [11]。膝关节活动范围的限制因素包括截骨术后可能产生的固定屈曲畸形。这可能是由软组织瘢痕和骨性对线不良共同造成的。

HTO 失败后行 TKA 能够提高术后总体平均关节活动度 [12]。与未行截骨术的对照组相比，文献报道显示单独行 TKA 屈曲较小。Van Raaij 等 [12] 在其系列研究中报道，在先前行截骨术组的屈曲角度中位数为 110°，而初次 TKA 组的屈曲角度中位数为 120°。两组中均未见屈曲固定畸形。同样地，Haddad 等报道也观察到了少量屈曲畸形 [5]。双方均强调这种差异没有临床意义。最近的研究中，Efe 等 [13] 比较两组病例显示，关节活动度确实有统计学差异。但有趣的是，这与总体功能效果的差异没有相关性。

19.3.2 功能效果评分

总体来说，先前截骨术失败后行 TKA 较术前相比，功能效果有显著提高 [14]。

然而，从过去来看，先前截骨术后行 TKA 与未行截骨术的 TKA 相比，其功能效果评分较低。Mont 等在 1994 年描述了胫骨截骨术后行膝关节成形术预测结局不良的几个危险因素，包括劳动者的职业、多次行膝关节手术、截骨术后反射性交感神经营养不良、工伤患者 [10]。

有趣的是，同膝关节活动度一样，比较两组研究时很少显示统计学差异。Efe 等报告了中期随访时的视觉模拟量表评分（VAS）、西安大略和麦克马斯特大学骨关节炎指数（WOMAC）、伦敦大学学院活动量表评分（UCLA）、Feller 髌骨评分和 SF-36 评分无显著差异。迄今，这些结果已通过其他类似匹配病例研究得以证实。Huang 等 [15] 报告了 17 例平均随访时间为 59.4 个月的患者结局，发现先前行 HTO 手术对 TKA 的结局并无不良影响，94% 的患者具有极好或良好结果，膝关节或其功能评分未见差异。最近，Jabalameli 等 [16] 在 25 例患者的前瞻性系列研究中，再次证实上述研究结果，在两组病例中临床评分并无显著差异。

重要的是，文献回顾表明，在基于非配对患者队列研究中，胫骨截骨术后行 TKA 与未行截骨术的 TKA 相比效果较差[17-19]。

19.4 影像学结果

19.4.1 组件位置

文献中越来越重视 TKA 术中组件力线的重要性和其对植入物生存率的影响[20-23]。Fang 等[24] 报道机械力学对线 TKA 的影像学评估常显示关节位于外翻 4°~6°（胫股角），其最佳范围是 2°~7°。股骨组件的解剖力线通常相对于股骨长轴外翻 5°~9°[25]。胫骨组件垂直于胫骨长轴。Ritter 等报道了 6070 例 TKA 的系列研究（最短随访时间是 2 年），如股骨组件放置位置相对于胫骨轴线 < 90°（即外翻）或者胫骨组件 > 8° 外翻则易引起置入失败[22]。

截骨术总会导致一定程度的骨性对线不良和关节线变化。在冠状轴线上，继发于骨性关节炎（OA）的膝外翻可能与胫股骨的膝外翻畸形相关（图 19.1）。与此相反，内侧间室骨性关节炎的截骨术后外翻力线将导致胫骨外翻，但从原发性骨性关节炎的诊断上来看，很可能是股骨内翻。另外，胫骨平台倾斜度调整（通常是意外）将会导致矢状位对线不良，其倾斜度增加常与内侧开放楔形胫骨截骨术有关[26]（图 19.2）。

然而，尽管如此，仍有许多队列研究通过比较截骨术后 TKA 植入物位置和未行截骨术的 TKA 植入物位置相比，两组间几乎没有明显的统计学差异[5, 13, 27]。因此，对于截骨术失败的患者，术者操作手法精细，可使 TKA 取得满意的影像学力线效果（图 19.3）。

19.4.2 髌骨高度

胫骨高位截骨术后低位髌骨是一种公认的现象，文献报道其发生率高达 89%[28]。尤其行闭合楔形截骨术后，由于胫骨结节与胫骨平台距离减小，导致髌腱进一步缩短。其他潜在原因包括术后固定导致髌腱挛缩以及截骨术恢复后肌腱钙化。

TKA 手术未处理低位髌骨可导致活动范围减小，伸肌装置杠杆力臂减少，随之能量消耗增加，伸肌滞后，髌骨撞击胫骨聚乙烯垫片或平台组件导致膝关节前部疼痛[29]。众多研究已经证实在截骨术失败后行 TKA 可导致低位髌骨，但其具体的临床意义尚不清楚。Haddad 等[5] 在其 50 例 HTO 失败后行 TKA 的患者中证实，与对照组（初次 TKA 术）相比，其低位髌骨的比例明显升高（28 例：6 例，P < 0.02）。然而，尽管如此，他们仍未能从髌股症状、活动范围、膝关节评分的角度来识别两组效果的显著差异。Amendola 等在最近研究中报道了类似的结果，在截骨术后行 TKA 术与未行截骨术的 TKA 术相比，低位髌骨的发生率更高。在其 29 例患者中，有 3 例低位髌骨患者出现膝关节前部疼痛症状，需再行髌骨表面成形术来进一步干预[30]。

图 19.1 内侧开放楔形 HTO 术后
胫骨近段外翻畸形

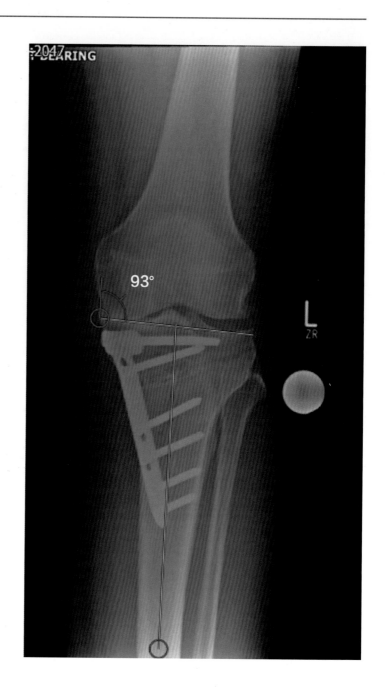

　　重要的是，术前方案可确定低位髌骨，这可通过各种手术技术来弥补。与加大髌骨切除使关节线远移 5mm 相比，在行表面成形术期间近端放置髌骨纽扣是公认的方法之一。Van Raaij 等在 HTO 失败后的 14 例 TKA 系列病例中很好地证明了这一点。术前将髌骨高度与未行截骨术的对照组相比，截骨术组存在明显程度的低位髌骨，并在手术过程中得以充分矫正[12]。

19.4.3 射线透射性

　　透亮带是指骨水泥和骨界面之间射线可透过的间隙。黏合之前骨表面和所使用黏合技术的准

图 19.2 内侧开放楔形 HTO 术后后倾增加

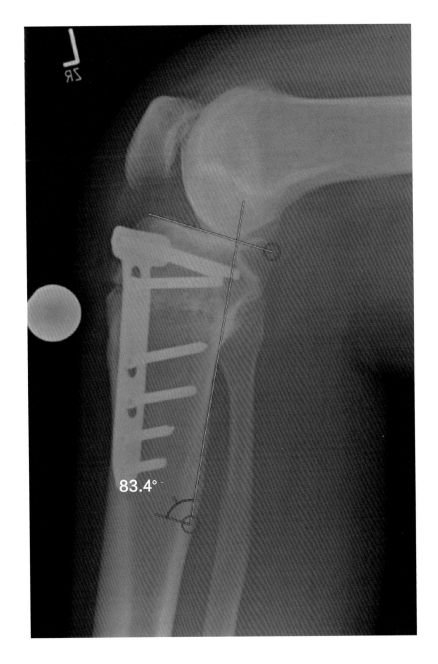

备可对射线透射性的出现产生影响。胫骨平台周围的透亮带是常见的表现，并随着时间的推移有溶解的趋势[10]。然而，射线透射性的进展与早期失败有关。透亮带的存在可促进关节液和磨屑的进入，导致进行性骨质溶解。

　　另外，这些影像学结果的临床相关性仍不明确。有文献报道，与先前未行截骨术相比，行先前截骨术后转 TKA 病例的透亮带发生率更高。Parvizi 等[17] 报道了亚组分析的一部分，HTO 术后转 TKA 透亮带增加，具有统计学意义。有趣的是，这种零散的报道与植入物的失败率增加并不相关，而是作者将较高失败率归为截骨术组的患者人口结构，即患者更年轻、更活跃、体重更重。

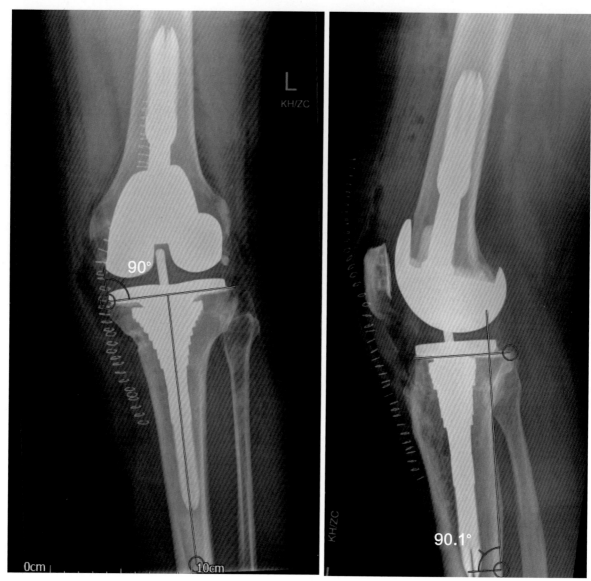

图 19.3 术后 X 线片显示胫骨后倾和机械轴的复位

Efe 等在他们的配对分析中，报道了在 HTO 术后无进展透亮带相似的高发生率。然而，他们并未证明两组之间统计学上有显著差异。

透亮带增加的可能解释是因未注意骨准备和骨水泥至之前截骨后硬化骨的密封情况所造成的黏合技术不佳有关。然而，尽管透亮带发生率增加，行截骨术患者 TKA 术后假体生存率仍较高[17]。

19.5 截骨术后 TKA 的植入物生存率

由于手术暴露困难和韧带失衡等因素，存在影响手术技术精确度和准确度的潜在风险，这反过来影响植入物的长期生存率[31]。此外，先前截骨术可能会导致冠状位和矢状位对线不良，进而影响髌骨轨迹，导致旋转不稳，进一步导致植入物机械性损伤[32]。然而，尽管如此，在最近的文献中，有许多注册研究报道了胫骨截骨术后 TKA 假体长期生存率的积极结果，10 年后达到91%~93%[33, 34]。

Badawy 等[33] 进行的一项研究报道了挪威关节成形术登记中心记录的 TKA 生存分析。结果显示 10 年生存率为 92.6%，RR 为 0.97。这与对照组（之前未行截骨术）的生存分析相似，两组之间没有显著的统计学差异。此外，Niinimaki[34] 等对芬兰关节成形术登记中心的分析报道了 10 年 Kaplan–Meier 生存率为 92%。

尽管总体生存率结果令人鼓舞，但值得注意的是，许多研究报道了 HTO 术后行 TKA 有较高的总体翻修率。2004 年，Parvizi 等[17] 的一项研究报道了他们在 166 例胫骨近端截骨术失败后的病例中使用骨水泥单髁系统行 TKA 的结局。结果表明，在平均随访 5.9 年时，有 8% 的翻修率。在他们的病例系列中，翻修的常见原因包括聚乙烯磨损（4 例）和组件松动（6 例）。Haslam 等[35]也报道了 HTO 术后行 TKA 相似的高失败率。他们报告了在平均随访 6 年时，截骨术后行 TKA 的失败率为 20%，而对照组为 8%。此外，在他们的病例系列中，失败的最常见原因是组件松动（4 例）。尽管最初审查时，这些结果可能令人担忧，但纵观以往，与先前行 HTO 手术相比，膝关节单间室置换术（UKA）后行 TKA 的翻修风险仍然很高（2.3∶1.4）[8]。

从目前文献来看，很难确定截骨术的类型是否对随后的 TKA 术的生存率造成影响。主要是由于已经发表的关于此问题的文章存在方法学上的异质性。关于胫骨近端截骨术，Robertsson 和 W–Dahl[8] 报道了与开放楔形截骨术相比，闭合楔形截骨术后行 TKA 翻修率明显升高。然而，这些结果并没有在其他开展类似的亚组分析中得到证实[36]。

19.6　未来展望

我们现在正处于使用机器人辅助手术来达到最佳膝关节置换术的时代。与传统基于支具的 TKA 相比，该技术有望改善植入物力线和位置，据报道，它能缓解疼痛，提高早期功能恢复，减少住院时间[37]。机器人辅助手术可能是改善截骨术失败后行 TKA 结局的解决方案，这类似于 Saragaglia 等[38] 报道的导航下膝关节成形术的结果。在一项中期比较研究中，报道了使用计算机辅助导航系统后，内侧开放楔形截骨术后行 TKA 与未先行截骨术的 TKA 的结果。令人欣慰的是，这两组在国际膝关节协会评分（IKS）、患者满意度、髋 – 膝 – 踝角和胫骨机械力线方面无显著的统计学差异。然而，正如目前关于这个问题的文献一样，缺少高质量的随机对照试验来得出具体的结论。

19.7 结论

截骨术失败后行 TKA 手术操作具有挑战性。既往手术可能会影响随后膝关节成形术的结局，然而，迄今为止，文献中很少有确凿证据证明既往截骨术对于将来行关节成形术的结局有重大影响。另一方面，截骨手术在年轻活跃患者单间室骨性关节炎的治疗中发挥重要作用，在这些患者中，关节置换术是禁忌的。目前文献报道，多数手术医生建议截骨术后行 TKA 的手术失败风险的轻微增加和功能结局下降是一种折衷的结果，目的是为了让年轻患者从关节保留中获益。

参考文献

[1] Akizuki S, Shibakawa A, Takizawa T, Yamazaki I, Horiuchi H. The long-term outcome of high tibial osteotomy: a ten-to 20-year follow-up. J Bone Joint Surg Br. 2008;90(5):592–596. Available from: http://online.boneandjoint.org.uk/doi/10.1302/0301-620X.90B5.20386. Accessed 20 Oct 2018.

[2] Flecher X, Parratte S, Aubaniac J-M, Argenson J-NA. A 12–28-year follow-up study of closing wedge high tibial osteotomy. Clin Orthop Relat Res. 2006;452:91–96. Available from: https://insights.ovid.com/crossref?an=00003086-200611000-00018. Accessed 20 Oct 2018.

[3] Katz MM, Hungerford DS, Krackow KA, Lennox DW. Results of total knee arthroplasty after failed proximal tibial osteotomy for osteoarthritis. J Bone Joint Surg Am. 1987;69(2):225–233. Available from: http://www.ncbi.nlm.nih.gov/pubmed/3805083. Accessed 20 Oct 2018.

[4] Windsor RE, Insall JN, Vince KG. Technical considerations of total knee arthroplasty after proximal tibial osteotomy. J Bone Joint Surg Am. 1988;70(4):547–555. Available from: http://www.ncbi.nlm.nih.gov/pubmed/3356722. Accessed 20 Oct 2018.

[5] Haddad FS, Bentley G. Total knee arthroplasty after high tibial osteotomy a medium-term review. 2000. Available from: https://ac-els-cdn-com.libproxy.ucl.ac.uk/S0883540300787894/1-s2.0-S0883540300787894-main.pdf?_tid=a9ee4403-963d-49bc-a5df-2cc868cb79f3&acdnat=154 0066505_28d40e9fa6dfe57df0b03ca9f39b57eb. Accessed 20 Oct 2018.

[6] Nizard RS, Cardinne L, Bizot P, Witvoet J. Total knee replacement after failed tibial osteotomy: results of a matched-pair study. J Arthroplast. 1998;13(8):847–853. Available from: http://www.ncbi.nlm.nih.gov/pubmed/9880174. Accessed 20 Oct 2018.

[7] Karabatsos B, Mahomed NN, Maistrelli GL. Functional outcome of total knee arthroplasty after high tibial osteotomy. Can J Surg. 2002;45(2):116–119. Available from: http://www.ncbi.nlm.nih.gov/pubmed/11939653. Accessed 20 Oct 2018.

[8] Robertsson O, W-Dahl A. The risk of revision after TKA is affected by previous HTO or UKA. Clin Orthop Relat Res. 2015;473(1):90–93. Available from: http://www.ncbi.nlm.nih.gov/pubmed/24898530. Accessed 20 Oct 2018.

[9] Mutsuzaki H, Takeuchi R, Mataki Y, Wadano Y. Target range of motion for rehabilitation after total knee arthroplasty. J Rural Med. 2017;12(1):33–37. Available from: http://www.ncbi.nlm.nih.gov/pubmed/28593015. Accessed 28 Oct 2018.

[10] Mont MA, Alexander N, Krackow KA, Hungerford DS. Total knee arthroplasty after failed high tibial osteotomy. Orthop Clin North Am. 1994;25(3):515–525. Available from: http://www.ncbi.nlm.nih.gov/pubmed/8028892. Accessed 21 Oct 2018.

[11] Zhou Z, Yew KSA, Arul E, Chin P-L, et al. Recovery in knee range of motion reaches a plateau by 12 months after total knee arthroplasty. Knee Surg Sports Traumatol Arthrosc. 2015;23(6):1729–1733. Available from: http://www.ncbi.nlm.nih.gov/pubmed/25178534. Accessed 21 Oct 2018.

[12] Van Raaij TM, Bakker W, Reijman M, Verhaar JAN. The effect of high tibial osteotomy on the results of total knee arthroplasty: a matched case control study. BMC Musculoskelet Disord. 2007;8:74.

[13] Efe T, Heyse TJ, Boese C, Timmesfeld N, et al. TKA following high tibial osteotomy versus primary TKA—a matched pair analysis. BMC Musculoskelet Disord. 2010;11(1):207. Available from: http://bmcmusculoskeletdisord.biomedcentral.com/articles/10.1186/1471-2474-11-207. Accessed 17 Oct 2018.

[14] Gupta H, Dahiya V, Vasdev A, Rajgopal A. Outcomes of total knee arthroplasty following high tibial osteotomy. Indian J Orthop. 2013;47(5):469–473. Available from: http://www.ncbi.nlm.nih.gov/pubmed/24133306. Accessed 21 Oct 2018.

[15] Huang HT, Su JY, Su KN, Tien YC. Total knee arthroplasty after failed dome osteotomy. Kaohsiung J Med Sci.

2002;18(10):485–491. Available from: http://www.ncbi.nlm.nih.gov/pubmed/12517064. Accessed 21 Oct 2018.

[16] Jabalameli M, Rahbar M, Moradi A, Hadi H. The mid-term outcome of total knee arthroplasty in patients with prior high tibial osteotomy: a prospective study. Shafa Orthop J. 2016. Available from: http://shafaorthoj.com/en/articles/4133.html. Accessed 21 Oct 2018.

[17] Parvizi J, Hanssen AD, Spangehl MJ. Total knee arthroplasty following proximal tibial osteotomy: risk factors for failure. J Bone Joint Surg Am. 2004;86-A(3):474–479. Available from: http://www.ncbi.nlm.nih.gov/pubmed/14996871. Accessed 20 Oct 2018.

[18] Noda T, Yasuda S, Nagano K, Takahara Y, et al. Clinico-radiological study of total knee arthroplasty after high tibial osteotomy. J Orthop Sci. 2000;5(1):25–36. Available from: http://www. ncbi.nlm.nih.gov/pubmed/10664436. Accessed 21 Oct 2018.

[19] Erak S, Naudie D, MacDonald SJ, McCalden RW, et al. Total knee arthroplasty following medial opening wedge tibial osteotomy. Knee. 2011;18(6):499–504. Available from: http://www.ncbi.nlm.nih.gov/pubmed/21138790. Accessed 21 Oct 2018.

[20] Longstaff LM, Sloan K, Stamp N, Scaddan M, Beaver R. Good alignment after total knee arthroplasty leads to faster rehabilitation and better function. J Arthroplast. 2009;24(4):570–578. Available from: http://www.ncbi.nlm.nih.gov/pubmed/18534396. Accessed 30 July 2018.

[21] Choong PF, Dowsey MM, Stoney JD. Does accurate anatomical alignment result in better function and quality of life? Comparing conventional and computer-assisted total knee arthroplasty. J Arthroplast. 2009;24(4):560–569. Available from: http://www.ncbi.nlm.nih.gov/pubmed/18534397. Accessed 30 July 2018.

[22] Ritter MA, Davis KE, Meding JB, Pierson JL, et al. The effect of alignment and BMI on failure of total knee replacement. J Bone Joint Surg Am. 2011;93(17):1588–1596. Available from: http://www.ncbi.nlm.nih.gov/pubmed/21915573. Accessed 30 July 2018.

[23] Benjamin J. Component alignment in total knee arthroplasty. Instr Course Lect. 2006;55:405–12. Available from: http://www. ncbi.nlm.nih.gov/pubmed/16958475. Accessed 31 July 2018.

[24] Fang DM, Ritter MA, Davis KE. Coronal alignment in total knee arthroplasty. J Arthroplast. 2009;24(6):39–43. Available from: http://www.ncbi.nlm.nih.gov/pubmed/19553073. Accessed 11 Aug 2018.

[25] Allen AM, Ward WG, Pope TL. Imaging of the total knee arthroplasty. Radiol Clin N Am. 1995;33(2):289–303. Available from: http://www.ncbi.nlm.nih.gov/pubmed/7871170. Accessed 12 Aug 2018.

[26] Ducat A, Sariali E, Lebel B, Mertl P, et al. Posterior tibial slope changes after opening- and closing-wedge high tibial osteotomy: a comparative prospective multicenter study. Orthop Traumatol Surg Res. 2012;98(1):68–74. Available from: http://www.ncbi.nlm.nih.gov/pubmed/22244250. Accessed 28 Oct 2018.

[27] Orban H, Mares E, Dragusanu M, Stan G. Maedica—a journal of clinical medicine total knee arthroplasty following high tibial osteotomy—a radiological evaluation. 2011. Available from: https://www.ncbi.nlm.nih.gov/pmc/articles/PMC3150017/pdf/maed-06-23.pdf. Accessed 20 Oct 2018.

[28] Scuderi GR, Windsor RE, Insall JN. Observations on patellar height after proximal tibial osteotomy. J Bone Joint Surg Am. 1989;71(2):245–248. Available from: http://www.ncbi.nlm.nih. gov/pubmed/2918009. Accessed 21 Oct 2018.

[29] Chonko DJ, Lombardi AV, Berend KR. Patella baja and total knee arthroplasty (TKA): etiology, diagnosis, and management. Surg Technol Int. 2004;12:231–238. Available from: http://www.ncbi.nlm.nih.gov/pubmed/15455331. Accessed 21 Oct 2018.

[30] Amendola L, Fosco M, Cenni E, Tigani D. Knee joint arthroplasty after tibial osteotomy. Int Orthop. 2010;34(2):289–295. Available from: http://link.springer.com/10.1007/s00264-009-0894-y. Accessed 21 Oct 2018.

[31] Mason JB, Fehring TK, Estok R, Banel D, Fahrbach K. Meta-analysis of alignment outcomes in computer-assisted total knee arthroplasty surgery. J Arthroplast. 2007;22(8):1097–1106. Available from: http://linkinghub.elsevier.com/retrieve/pii/S0883540307004573. Accessed 20 Oct 2018.

[32] Callaghan JJ, O'rourke MR, Saleh KJ. Why knees fail: lessons learned. J Arthroplast. 2004;19(4 Suppl 1):31–34. Available from: http://www.ncbi.nlm.nih.gov/pubmed/15190546. Accessed 20 Oct 2018.

[33] Badawy M, Fenstad AM, Indrekvam K, Havelin LI, Furnes O. The risk of revision in total knee arthroplasty is not affected by previous high tibial osteotomy. Acta Orthop. 2015;86(6):734–739. Available from: http://www.ncbi.nlm.nih.gov/pubmed/26058747. Accessed 20 Oct 2018.

[34] Niinimäki T, Eskelinen A, Ohtonen P, Puhto A-P, et al. Total knee arthroplasty after high tibial osteotomy: a registry-based case–control study of 1,036 knees. Arch Orthop Trauma Surg. 2014;134(1):73–77. Available from: http://www.ncbi.nlm.nih.gov/pubmed/24276363. Accessed 20 Oct 2018.

[35] Haslam P, Armstrong M, Geutjens G, Wilton TJ. Total knee arthroplasty after failed high tibial osteotomy. J Arthroplast. 2007;22(2):245–250. Available from: http://www.ncbi.nlm.nih.gov/pubmed/17275642. Accessed 20 Oct 2018.

[36] Preston S, Howard J, Naudie D, Somerville L, Mcauley J. Symposium: 2013 Knee Society proceedings total knee arthroplasty after high tibial osteotomy no differences between medial and lateral osteotomy approaches. n.d. Available from: https://europepmc.org/backend/ptpmcrender. fcgi?accid=PMC3889445&blobtype=pdf. Accessed 17 Oct 2018.

[37] Kayani B, Konan S, Tahmassebi J, Pietrzak JRT, Haddad FS. Robotic-arm assisted total knee arthroplasty is associated with improved early functional recovery and reduced time to hospital discharge compared with conventional jig-based total knee arthroplasty. Bone Joint J. 2018;100-B(7):930–937. Available from: http://www.ncbi.nlm.nih.gov/pubmed/29954217. Accessed 28 Oct 2018.

[38] Saragaglia D, Massfelder J, Refaie R, Rubens-Duval B, et al. Computer-assisted total knee replacement after medial opening wedge high tibial osteotomy: medium-term results in a series of ninety cases. Int Orthop. 2016;40(1):35–40. Available from: http://www.ncbi.nlm. nih.gov/pubmed/25947901. Accessed 30 Oct 2018.